中国少数民族特需商品
传统生产工艺和技术保护工程
第十一期工程

中国民族药医院制剂目录

第三卷

中央民族大学民族药医院制剂目录课题组　编著

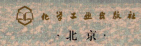
·北京·

内容提要

《中国民族药医院制剂目录》分四卷出版：第一卷收载藏药医院制剂，第二卷收载蒙药医院制剂，第三卷收载维吾尔药、傣药和彝药医院制剂，第四卷收载苗药和其他民族药医院制剂。民族药医院制剂是已获省（自治区）食药监督管理部门批准的、有制剂批准文号的民族药成药。本目录还适当收载民族医医疗机构的协定处方剂。

《中国民族药医院制剂目录》收载医院制剂时涉及的少数民族，均设有民族医医院或民族医专科，包括藏、蒙古、维吾尔、傣、彝、苗、土家、畲、侗、壮、瑶、朝鲜、满、哈萨克、回、白、纳西、水、羌、傈僳、布依共21个民族。共计收入这些民族药医院制剂（含部分临床协定处方剂）共1882种。本目录为全面展示民族药医院制剂，选择了89家医疗机构，既有公立医院，又有民营医院；既有部队医院，又有寺庙医院；既有专门的民族医医院，又有中医院或中西医结合医院内设的民族医专科。

《中国民族药医院制剂目录》可供中医特别是少数民族地区的医务工作者、民族药生产和经销人员参考。

图书在版编目（CIP）数据

中国民族药医院制剂目录.第三卷/中央民族大学民族药医院制剂目录课题组编著.—北京：化学工业出版社，2020.10
中国少数民族特需商品传统生产工艺和技术保护工程第十一期工程
ISBN 978-7-122-37403-5

Ⅰ.①中⋯ Ⅱ.①中⋯ Ⅲ.①少数民族-民族医学-制剂-中国-目录 Ⅳ.①R29-62

中国版本图书馆CIP数据核字（2020）第126052号

责任编辑：刘俊之　褚红喜　姜　静　　　　　　美术编辑：韩　飞
责任校对：王佳伟

出版发行：化学工业出版社（北京市东城区青年湖南街13号　邮政编码100011）
印　　装：北京缤索印刷有限公司
787mm×1092mm　1/16　印张30½　字数646千字　2020年10月北京第1版第1次印刷

购书咨询：010-64518888　　　　　　　　　　　售后服务：010-64518899
网　　址：http://www.cip.com.cn
凡购买本书，如有缺损质量问题，本社销售中心负责调换。

定　　价：228.00元　　　　　　　　　　　　　　　版权所有　违者必究

中国少数民族特需商品传统生产工艺和技术保护工程第十一期工程
中国民族药医院制剂目录

项目指导小组成员

顾　　问：陈改户
主　　任：张志刚
副 主 任：彭泽昌　张丽君
成　　员：叶　青　马　磊

项目组成员

主　　任：张丽君
副 主 任：杨思远　马　博　王润球
成　　员：黎　明　王天瑞　成瑞雪　艾　舒　石　越　宋志娇　戴婧妮　宋希双
　　　　　罗红艳　唐思蓉　孙　咏　张　鹏

专家评审组成员

叶祖光　中国中医科学院首席研究员、中国中医科学院药物安全评价中心主任、教授
谢雁鸣　中国中医科学院首席研究员、中国中医科学院临床基础所常务所长、教授、
　　　　民族药再评价专家
包金山　内蒙古民族大学附属医院主任医师、国医大师
占　堆　西藏藏医医院原院长、国医大师
阿尔甫·买买提尼亚孜
　　　　现任新疆维吾尔自治区人民政府参事、新疆维吾尔自治区科学技术协会委
　　　　员、原新疆维吾尔自治区卫生厅副巡视员、中医民族医管理处处长、新疆维
　　　　吾尔医学专科学校特聘教授
孙亚丽　中国民族医药协会副秘书长、教授（组长）
郝应芬　西昌彝医药研究所所长、研究员、四川省彝族医药非物质文化遗产传承人

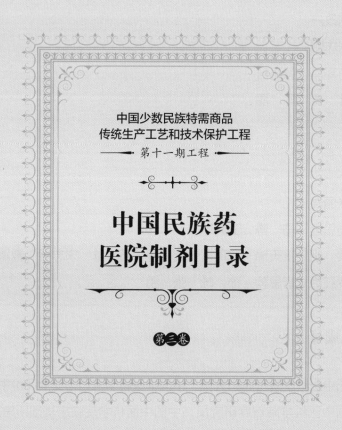

中国少数民族特需商品
传统生产工艺和技术保护工程
—— 第十一期工程 ——

中国民族药
医院制剂目录

第二卷

CONTENTS 目录

第一卷

前言　论中国民族药医院制剂

《中国民族药医院制剂目录》编制方法

第一章　藏药医院制剂

附录　藏药协定处方剂

第二卷

第二章　蒙药医院制剂

附录　蒙药协定处方剂

第三卷

第三章　维吾尔药医院制剂

第一节　新疆维吾尔自治区维吾尔医医院

一、皮肤科 —— 003
　艾赛力糖浆 —— 003
　白热斯蜜膏 —— 004
　司马甫软膏 —— 005
　苏孜阿甫片 —— 006
　阿提日拉力片 —— 007
　玫瑰花油 —— 008
　依提尔菲力开比尔蜜膏 —— 009
　依提尔菲力开西尼孜蜜膏 —— 010
　依提尔菲力艾皮提蒙蜜膏 —— 011

依提尔菲力艾克木艾力蜜膏 —— 012
依提尔菲力阿玛尼片 —— 013
依提尔菲力赛合尔蜜膏 —— 014
复方巴布奇搽剂 —— 015
复方克比热提片 —— 016
复方沙那蜜膏 —— 017
夏塔热露 —— 018
润肤克比热提软膏 —— 019
通窍阿亚然及派克日片 —— 020
清血吾血白丸 —— 021
清浊曲比亲艾拉蜜膏 —— 022

二、肺病科 —— 023
乃孜来颗粒 —— 023
止汗平喘颗粒 —— 024
玉太力合剂 —— 025
苏阿勒散 —— 026
纳气平喘颗粒 —— 027
咳息颗粒 —— 028
复方祖帕糖浆 —— 029
润肺阿里红片 —— 030
爽神平喘颗粒 —— 031
清涩比黑马尔江散 —— 032

三、妇科 —— 033
复方没食子栓 —— 033

四、骨伤科 —— 034
阿扎拉克油 —— 034
复方苏润江片 —— 035
复方益拉尼油 —— 036
强筋阿扎拉克蜜膏 —— 037

五、脾胃病科 —— 038
土木香颗粒 —— 038
小茴香露 —— 039
开胃加瓦日西阿米勒蜜膏 —— 040
平溃加瓦日西麦尔瓦衣特蜜膏 —— 041
加瓦日西库木尼蜜膏 —— 042
加瓦日西昆都尔蜜膏 —— 043
亚力甫孜糖膏 —— 044
再尔吾尼蜜膏 —— 045
行气坦尼卡尔片 —— 046
安胃加瓦日西吾地吐如西蜜膏 —— 047
肠安艾布力阿斯糖浆 —— 048
孜日克糖浆 —— 049
其拉帕片 —— 050
罗乐胃蜜膏 —— 051
复方合牙日仙拜尔蜜膏 —— 052
复方那尼花蜜膏 —— 053
复方班鲁提散 —— 054
粉尼露 —— 055
消食阿米勒努西蜜膏 —— 056
斯日坎吉本布祖热合剂 —— 057
温散加瓦日西加里奴司蜜膏 —— 058

六、心脑血管科 —— 059
安神高孜斑蜜膏 —— 059
库克亚片 —— 060
玫瑰花露 —— 061
其拉尼糖浆 —— 062
松布力糖浆 —— 063
松补力口服液 —— 064
宝心艾维西木口服液 —— 065
参德力糖浆 —— 066

| 复方巴迪然吉布亚合剂 —— 067
| 凉血参德力露 —— 068
| 益脑吾斯提库都斯糖浆 —— 069

七、男科 —— 070
| 艾克热甫蜜膏 —— 070
| 色坎库尔蜜膏 —— 071
| 库吾提艾拉壮阳口服液 —— 072
| 依本斯纳蜜膏 —— 073
| 复方苏拉甫蜜膏 —— 074

八、内分泌科 —— 075
| 小艾飞蜜膏 —— 075
| 孜亚比提片 —— 076

九、神经内科 —— 077
| 复方努加蜜膏 —— 077
| 高滋斑露 —— 078

十、内科 —— 079
| 止血开日瓦片 —— 079
| 拜尔西夏片 —— 080
| 复方艾皮提蒙合剂 —— 081
| 复方西红花口服液 —— 082
| 复方则海甫片 —— 083
| 糖宁孜牙比土斯片 —— 084

十一、全科 —— 085
| 木尼孜其百尕木合剂 —— 085
| 木尼孜其赛甫拉合剂 —— 086
| 木尼孜其赛吾达合剂 —— 087
| 艾飞蜜膏 —— 088
| 复方卡森糖浆 —— 089
| 复方抗病毒口服液 —— 090
| 强力玛得土力阿亚特蜜膏 —— 091

第二节　喀什地区维吾尔医医院

一、消炎类 —— 093
| 三给达那莫尔散 —— 093
| 开西尼孜散 —— 094
| 比黑马尔江散 —— 095
| 止血开日瓦片 —— 096
| 艾米热孜软膏 —— 097
| 行气坦尼卡尔片 —— 098
| 那尼花露 —— 099
| 辛日甫软膏 —— 100
| 附卡甫软膏 —— 101
| 驱白马日白热斯丸 —— 102
| 驱白艾力勒思亚散 —— 103
| 玫瑰花油 —— 104
| 依提尔菲力散 —— 105
| 复方那尼花蜜膏 —— 106
| 复方克比热提片 —— 107
| 复方赛比尔片 —— 108
| 派甫云软膏 —— 109
| 润肤克比热提软膏 —— 110
| 菊苣子露 —— 111
| 清血司马甫丸 —— 112
| 清浊曲比亲艾拉蜜膏 —— 113

二、安神补益类 — 114

- 加瓦日西库木尼蜜膏 — 114
- 加瓦日西昆都尔蜜膏 — 115
- 安神巴迪然吉布亚露 — 116
- 库克亚片 — 117
- 参德力糖浆 — 118
- 复方巴迪然吉布亚糖浆 — 119
- 通窍阿亚然及派克日片 — 120

三、补益类 — 121

- 再尔吾尼蜜膏 — 121
- 合米尔麦尔瓦衣特蜜膏 — 122
- 米西克阿日蜜膏 — 123
- 米黑尔给亚蜜膏 — 124
- 如曼糖浆 — 125
- 吾尔米勒蜜膏 — 126
- 孜比甫合剂 — 127
- 玫瑰花露 — 128
- 松补力口服液 — 129
- 依本斯纳蜜膏 — 130
- 依提尔菲力阿扎拉克丸 — 131
- 复方罗补甫开比尔蜜膏 — 132
- 莫木斯克蜜膏 — 133
- 健心合米尔高滋斑蜜膏 — 134
- 强力玛得土力阿亚特蜜膏 — 135
- 强心艾维西木口服液 — 136
- 强筋阿扎拉克丸 — 137

四、接骨类 — 138

- 木米亚片 — 138
- 阿扎拉克油 — 139

五、止咳化痰类 — 140

- 止咳哈西哈西糖浆 — 140

苏阿勒散 — 141
复方祖帕糖浆 — 142

六、肛肠类 — 143

- 卡比孜散 — 143
- 复方穆库利丸 — 144
- 莫合日其丸 — 145

七、健胃消食类 — 146

- 小茴香露剂 — 146
- 比亚糖浆 — 147
- 甫迪那露 — 148
- 肠安艾布力阿斯糖浆 — 149
- 依提尔菲力开比尔蜜膏 — 150
- 复方艾洁力散 — 151
- 粉尼糖膏 — 152
- 消食阿米勒努西蜜膏 — 153
- 温药茶 — 154

八、明目类 — 155

- 苏尔曼散 — 155
- 依提尔菲力巴迪央蜜膏 — 156

九、糖尿病类 — 157

- 糖宁孜亚比土斯片 — 157

十、镇痛类 — 158

- 拜尔西夏蜜膏 — 158
- 复方苏润江片 — 159
- 复方库斯特油 — 160
- 洁德瓦尔丸 — 161
- 镇痛西帕丸 — 162
- 镇痛库斯特油 — 163

十一、止血类 — 164

- 复方安吉杷尔糖浆 — 164

第三节　和田地区维吾尔医医院

一、心病科 —— 166
　比得米西克露 —— 166
　米西克木提地力片 —— 167
　苹果糖浆 —— 168
　降压口服液 —— 169
　降压参德力片 —— 170
　复方巴迪然吉布亚合剂 —— 171
　复方麦尔瓦依特片 —— 172
　复方爱维心颗粒 —— 173
　高滋斑露 —— 174
　凉血参德力露 —— 175
　强心口服液 —— 176

二、骨伤科 —— 177
　止痛苏润江片 —— 177
　耶合亚片 —— 178
　复方比那甫西片 —— 179
　复方阿扎热克片 —— 180
　复方夏提然吉片 —— 181

三、妇科 —— 182
　古力那尔消炎散 —— 182
　曲比亲露 —— 183
　玫瑰花油 —— 184
　依提尔菲力曲比亲片 —— 185
　复方合牙日仙拜尔片 —— 186
　消炎木尼孜其颗粒 —— 187
　曼亭片 —— 188

　清血吾血白片 —— 189
　舒肢巴亚待都司片 —— 190
　舒喉乐露 —— 191
　普鲁尼亚丸 —— 192

四、脑病科 —— 193
　止疼努加片 —— 193
　百西夏丸 —— 194
　依提尔菲力开西尼孜片 —— 195
　依提尔菲力艾皮提蒙片 —— 196
　依提尔菲力吾斯提库都斯片 —— 197
　复方扎哈甫片 —— 198
　复方比那甫西片 —— 199
　复方艾皮提蒙合剂 —— 200
　复方夏比亚尔片 —— 201
　益脑吾斯提库都斯口服液 —— 202
　通窍阿亚然及派克日片 —— 203
　温胃阿亚然及片 —— 204
　醒脑库克亚片 —— 205

五、脾胃科 —— 206
　小茴香露剂 —— 206
　开胃加瓦日西阿米勒片 —— 207
　比亚糖浆 —— 208
　止泻塔巴西尔片 —— 209
　平纳糖膏 —— 210
　加瓦日西安比尔片 —— 211
　加瓦日西库木尼片 —— 212

行气坦尼卡尔片 —— 213
安胃加瓦日西吾地吐如西片 —— 214
那尼花米西克片 —— 215
复方木卡力片 —— 216
复方仙亚然片 —— 217
复方米西克片 —— 218
复方麦斯提克片 —— 219
调理药茶 —— 220
温散加瓦日西加里奴司片 —— 221

六、皮肤科 —— 222
木尼孜其白热斯合剂 —— 222
行滞罗哈尼孜牙片 —— 223
驱白派甫云片 —— 224
依提尔菲力开比尔片 —— 225
依提尔菲力阿玛尼片 —— 226
依提尔菲力夏塔热片 —— 227
复方克比热提片 —— 228
复方欧西白合剂 —— 229
复方索木片 —— 230
祛斑白热斯合剂 —— 231
消白白热斯丸 —— 232
斯马甫软膏 —— 233

七、康复科 —— 234
祛寒玛得土力阿亚特丸 —— 234

八、肾病科 —— 235
卡克乃其消炎散 —— 235
加瓦日西昆都尔片 —— 236

再尔吾尼片 —— 237
孜亚比提片 —— 238
固涩伊木萨克丸 —— 239
复方巴那都克片 —— 240
复方卡克乃其片 —— 241
复方苏拉甫丸 —— 242
复方沙拉吉提片 —— 243
复方哈比沙拉吉提片 —— 244
温身阿扎热克丸 —— 245

九、血液科 —— 246
止血开日瓦片 —— 246
复方粉尼口服液 —— 247
消食阿米勒努西片 —— 248

十、肺病科 —— 249
复方巴旦仁颗粒 —— 249
复方祖帕片 —— 250
润肺阿里红片 —— 251
清热卡西卡甫颗粒 —— 252

十一、肝胆科 —— 253
木卡力痔疮片 —— 253
玫瑰花露 —— 254
松补力糖浆 —— 255
依提尔菲力赛合尔片 —— 256
复方布祖热合剂 —— 257
复方待比地力片 —— 258
基盖尔吾提口服液 —— 259
菊苣子露 —— 260

第四节　墨玉县维吾尔医医院

一、安神补益类 —— 262
　达瓦依木提地里蜜膏 —— 262
　达瓦依阿热蜜膏 —— 263
　罗勒颗粒 —— 264
　依提尔菲力吾斯提库都斯蜜膏 —— 265
　复方努加蜜膏 —— 266

二、补益类 —— 267
　木尼孜其赛吾达合剂 —— 267
　艾皮蜜膏 —— 268
　加瓦日西赞吉维蜜膏 —— 269
　罗补甫艾斯热蜜膏 —— 270
　依本斯纳蜜膏 —— 271
　依提尔菲力开比尔蜜膏 —— 272
　穆派日克力甫蜜膏 —— 273

三、肛肠类 —— 274
　克热甫西合剂 —— 274
　迪娜尔木提地里合剂 —— 275
　斯日坎吉本布祖热合剂 —— 276

四、健胃消食类 —— 277
　开胃加瓦日西阿米勒蜜膏 —— 277
　加瓦日西安比尔蜜膏 —— 278
　加瓦日西吾地西任蜜膏 —— 279
　加瓦日西库木尼蜜膏 —— 280
　加瓦日西昆都尔蜜膏 —— 281
　安胃加瓦日西吾地吐如西蜜膏 —— 282
　那尔粉尼合剂 —— 283
　库尔斯尼格片（行气坦尼卡尔丸） —— 284
　消食阿米勒努西蜜膏 —— 285
　温散加瓦日西加里奴司蜜膏 —— 286

五、接骨类 —— 287
　沙再尼吉蜜膏 —— 287
　耶合亚蜜膏 —— 288

六、明目类 —— 289
　小茴香露剂 —— 289
　依提尔菲力开西尼孜蜜膏 —— 290

七、排石类 —— 291
　恰热梅合颗粒 —— 291

八、消炎类 —— 292
　玛吾力吾苏利颗粒 —— 292
　帕萨提洪合剂 —— 293
　依提尔菲力夏塔热蜜膏 —— 294
　复方艾皮提蒙合剂 —— 295
　复方合牙日仙拜尔蜜膏 —— 296
　清血曲比亲蜜膏 —— 297
　清血吾血白蜜膏 —— 298

九、心血管类 —— 299
　合米尔麦尔瓦衣特蜜膏 —— 299
　红宝舒心口服液 —— 300
　穆派日卡力富合剂 —— 301
　穆派日参德力口服液 —— 302

十、止咳化痰类 —— 303
　其乐胡扎蜜膏 —— 303
　复方巴旦仁蜜膏 —— 304
　复方祖帕糖浆 —— 305
　斯比亚尼蜜膏 —— 306

第四章 傣药医院制剂

西双版纳傣族自治州傣医医院

一、风湿关节类 —— 309
  外用追风镇痛酒（劳雅打拢玫兰申）—— 309

二、耳鼻喉科 —— 310
  版纳凉剂（雅英何忠）—— 310
  棉榔青止咳液（雅罕唉喃火烘）—— 311
  喉舒宝含片（雅翁沙拢接火）—— 312

三、皮肤科 —— 313
  疮毒酊（劳雅打麻想）—— 313
  神药油（雅喃满雅底帕召）—— 314

四、消化科 —— 315
  泻痢灵胶囊（雅罕鲁短）—— 315
  溃疡胶囊（雅崩·晒兵洞哦勒）—— 316

五、内分泌科 —— 317
  尿糖消胶囊（雅尤宛）—— 317

六、妇科 —— 318
  妇安康胶囊（雅朴英利）—— 318

七、男科 —— 319
  双桂液（劳雅拔想）—— 319

八、肝胆科 —— 320
  护肝散（雅沙坝案）—— 320

九、呼吸科 —— 321
  灯台叶止咳合剂（雅罕唉喃）—— 321

十、解毒类 —— 322
  百解胶囊（雅解沙把）—— 322

目 录

第五章 彝药医院制剂

第一节 凉山彝族自治州第二人民医院

一、皮肤科 —— 325
    光敏清热袋泡茶 —— 325

二、肺病科 —— 326
    桔梅咽炎袋泡茶 —— 326

三、口腔科 —— 327
    愈疡胶囊 —— 327

四、补益类 —— 328
    益肾补气强身茶 —— 328

第二节 楚雄彝族自治州中医医院（云南省彝医医院）

一、骨伤科 —— 330
    血竭外用搽剂 —— 330
    跌打止痛药酒 —— 332
    腰椎合剂 —— 334

二、肛肠科 —— 336
    止泻胶囊 —— 336
    民药胶囊 —— 338
    便血合剂 —— 340
    痔消洗剂 —— 342

三、肺病科 —— 343
    补肺益气胶囊 —— 343
    咽舒合剂（彝咽舒合剂）—— 344
    复方银翘解毒胶囊 —— 346
    复方清火栀麦胶囊 —— 348

四、妇科 —— 349
    甲珠胶囊 —— 349
    复方蛇黄洗剂 —— 350
    益母草合剂 —— 352

五、泌尿科 —— 354
    金虎通淋胶囊 —— 354
    金鬃排石合剂 —— 356
    金鬃排石胶囊 —— 358

六、肾病科 —— 359
    加味地黄胶囊 —— 359

七、脾胃科 —— 361
    健脾益气胶囊 —— 361

八、补益类 —— 363
    生脉合剂 —— 363
    逍遥胶囊 —— 365
    彝龙神韵（彝温肾药酒）—— 366

九、止痛类 —— 368
    活血通络胶囊 —— 368

十、消炎类 —— 369
    抗炎合剂 —— 369

第三节　云南黄家医圈中医肿瘤医院（云南南疆肿瘤医院）

一、肿瘤科 ———————————— 372
　　天仙茯鳖丸（软坚散结丸）————— 372
　　复方女贞子颗粒 ——————————— 373
　　复方伸筋草颗粒 ——————————— 374
　　复方苦参颗粒 ———————————— 375
　　复方金荞麦颗粒 ——————————— 376
　　复方香附颗粒 ———————————— 377
　　复方莪术颗粒 ———————————— 378
　　复方菖蒲颗粒 ———————————— 379
　　复方槐米颗粒 ———————————— 380

二、风湿病科 ————————————— 381
　　三乌通痹丸 ————————————— 381

三、心脑血管科 ———————————— 382
　　七参颗粒 —————————————— 382
　　丹芎血竭丸（丹茶降脂丸）—————— 383

四、皮肤科 —————————————— 384
　　双紫丸（美肤美颜丸）———————— 384
　　健足粉 ——————————————— 385

五、妇科 ——————————————— 386
　　天葵丸（调经回春丸）———————— 386

六、肝胆科 —————————————— 387
　　三金石韦丸（溶石利胆丸）—————— 387
　　蜜桶花丸 —————————————— 388

七、肺病科 —————————————— 389
　　百贝丸 ——————————————— 389

八、泌尿科 —————————————— 390
　　十味水木丸 ————————————— 390

九、内分泌科 ————————————— 391
　　粉葛三消丸（消渴养益丸）—————— 391

十、神经科 —————————————— 392
　　天蚕丸（头痛定丸）————————— 392

十一、脾胃科 ————————————— 393
　　胃仙丹片 —————————————— 393
　　胃肠乐丸（胃肠乐）————————— 394

附录　维吾尔药、彝药协定处方剂

一、新疆维吾尔自治区维吾尔医医院————396
　　吾西帕蜜膏————396
　　依特皮力曲皮亲蜜膏（妇科）————397
　　依提尔菲力曲比亲蜜膏（皮肤科）————398
　　药茶————399

二、墨玉县维吾尔医医院————400
　　石榴糖浆————400
　　布祖热阿热糖浆————401
　　苏润江阿热糖浆————402
　　吾血白糖浆————403
　　吾斯提库都斯糖浆————404
　　玫瑰花露剂————405

三、凉山州中西医结合医院（彝药）————406
　　一号药水————407
　　一号敷药————408
　　二号药水————409
　　二号敷药————410
　　七号敷药————411
　　三号敷药————412
　　五号敷药————413
　　止痛膏————414
　　六号敷药————415
　　火草条子————416
　　四号敷药————417
　　曲洛方擦剂————418
　　血藤————419
　　两头毛————420
　　金黄膏————421
　　活血膏————422
　　接骨木————423
　　菊三七————424
　　斯乌————425
　　痛风丸————426
　　腰突丸————427

四、凉山彝族自治州第二人民医院————428
　　凉水痔血胶囊————428

五、大凉山彝医馆————429
　　湿毒清————430
　　彝药肺咽舒————431
　　彝药泡脚粉————432
　　彝药类风灵————433
　　彝药痛风灵————434
　　彝咽茶————435

六、齐苏堂彝医馆————436
　　开胃健脾粉————437
　　开音润肺散————438
　　止血一号粉————439
　　孕子粉————440
　　齐苏缘护肝茶————441
　　安神定志散————442
　　轻盈散————443
　　胃炎二号粉————444
　　美肤祛斑粉————445
　　祛痘外敷粉————446

调经一号粉 —— 447
疏肝散结粉 —— 448
彝药回春散 —— 449
彝药补肝养血散 —— 450
癥瘕一号粉 —— 451

七、老拨云堂彝医馆 —— 452
产后活血散寒方 —— 453
产后活血散寒汤 —— 454
产后温阳养颜方 —— 455
产后温阳养颜方（合剂）—— 456
产道回归内服方 —— 457
妇科外用方 —— 458
妇科冲洗方 —— 459

盆腔炎症方 —— 460
养心粉 —— 461
养颜美白面膜粉 —— 462
祛风散寒通络止痛汤 —— 463
除风止痒抗过敏汤 —— 464
通络降脂粉 —— 465
温经散寒活血方 —— 466
温经散寒活血方（合剂）—— 467
彝人天地人三贴（天贴）—— 468
彝人天地人三贴（地贴）—— 469
彝人天地人三贴（人贴）—— 470
彝人回春丸（回春丸）—— 471

第四卷

第六章　苗药医院制剂
第七章　土家药医院制剂
第八章　畲、侗药医院制剂
第九章　壮、瑶药医院制剂

第十章　朝、满药医院制剂
第十一章　哈萨克、回药医院制剂
第十二章　白、纳西、水药医院制剂
附录　苗等14个民族药协定处方剂

第三章

维吾尔药医院制剂

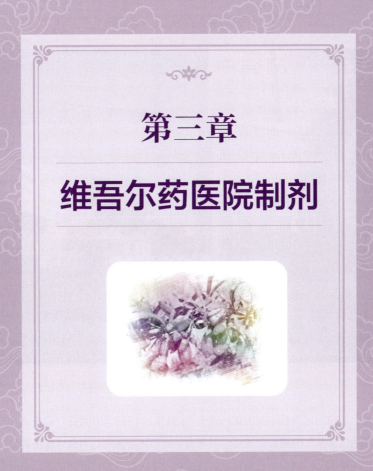

第一节
新疆维吾尔自治区维吾尔医医院

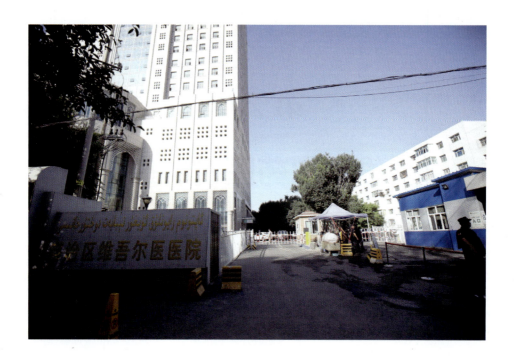

新疆维吾尔自治区维吾尔医医院始建于1954年,1976年6月在"乌鲁木齐市天山区维吾尔医联合门诊部"的基础上成立了"乌鲁木齐市民族医院",1984年更名为"乌鲁木齐市维吾尔医医院",1989年经自治区人民政府批准,更名为"新疆维吾尔自治区维吾尔医医院",隶属自治区卫生和计划生育委员会,是集医疗、教学、科研、保健于一体的综合型三级甲等维吾尔医医院。

医院拥有国家卫生计生委"维吾尔医皮肤病、维吾尔医肺病、妇产科、维吾尔药学"4个临床重点专科,国家中医药管理局"维吾尔医皮肤科、维吾尔医骨伤科、维吾尔医妇科、维吾尔医肺病科、维吾尔医脾胃病科、维吾尔医密杂吉科、临床维吾尔药学(培育项目)"7个重点专科。

医院制剂室建立于1992年,目前医院配制的维吾尔药制剂共有13个剂型、92个品种,除满足本院临床和科研需求外,还为全疆30多家维吾尔医医院提供维药制剂。

一、皮肤科

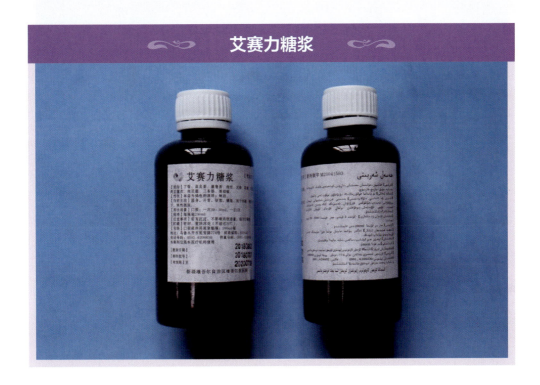

艾赛力糖浆

【药品名称】艾赛力糖浆 Aisaili Tangjiang

【批准文号】新药制字M20041593

【执行标准】新疆维吾尔自治区食品药品监督管理局医疗机构制剂标准（MZJ-W-0007-2009）

【处方组成】丁香、高良姜、薰鲁香、肉桂、沉香、草果、小豆蔻、肉豆蔻衣、肉豆蔻、三条筋、黑胡椒。

【性　　状】本品为褐色液体；味甜。

【功能主治】温身，开胃，驱寒，燥湿。用于体弱，免疫力低下，寒性腹胀。

【用法用量】口服；一次20～30mL，一日2次。

【规　　格】每瓶装200mL。

【不良反应】尚不明确。

【禁　　忌】尚不明确。

【注意事项】尚不明确。

【贮　　藏】密封，置阴凉处（不超过20℃）。

【包　　装】口服液体药用聚酯瓶。

【有 效 期】24个月。

【生产单位】新疆维吾尔自治区维吾尔医医院

本制剂仅限本医疗机构使用

白热斯蜜膏

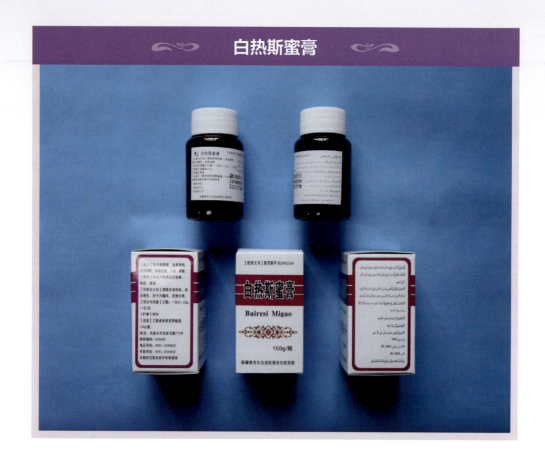

【药品名称】白热斯蜜膏 Bairesi Migao

【批准文号】新药制字M20041569

【执行标准】新疆维吾尔自治区食品药品监督管理局医疗机构制剂标准（MZJ-W-0012-2013）

【处方组成】驱虫斑鸠菊、盒果藤根、阿纳其根、玫瑰花瓣、干姜、蒺藜。

【性　　状】本品为棕褐色蜜膏；味甜、微苦。

【功能主治】清除异常体液，活血着色。用于白癜风、皮肤白斑。

【用法用量】口服；一次10～15g，一日2次。

【规　　格】每瓶装100g。

【不良反应】尚不明确。

【禁　　忌】尚不明确。

【注意事项】尚不明确。

【贮　　藏】密封。

【包　　装】口服液体药用聚酯瓶。

【有 效 期】36个月。

【生产单位】新疆维吾尔自治区维吾尔医医院

　　　　　　本制剂仅限本医疗机构使用

司马甫软膏

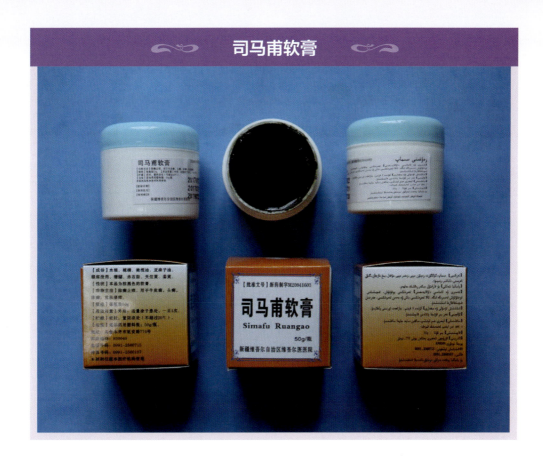

- 【药品名称】司马甫软膏 Simafu Ruangao
- 【批准文号】新药制字M20041603
- 【执行标准】新疆维吾尔自治区维吾尔医医疗机构制剂标准（MZJ-W-0148-2013）
- 【处方组成】水银（制）、硫磺（制）、橄榄油、亚麻子油、穆库没药、珊瑚、赤石脂、天竺黄、姜黄。
- 【性　　状】本品为棕色软膏。
- 【功能主治】除癣止痒。用于牛皮癣，头癣，体癣，皮肤瘙痒。
- 【用法用量】外用；取适量涂于患处，一日1次。
- 【规　　格】每瓶装50g。
- 【不良反应】尚不明确。
- 【禁　　忌】尚不明确。
- 【注意事项】尚不明确。
- 【贮　　藏】遮光，密闭。
- 【包　　装】固体药用塑料瓶。
- 【有 效 期】24个月。
- 【生产单位】新疆维吾尔自治区维吾尔医医院

  本制剂仅限本医疗机构使用

苏孜阿甫片

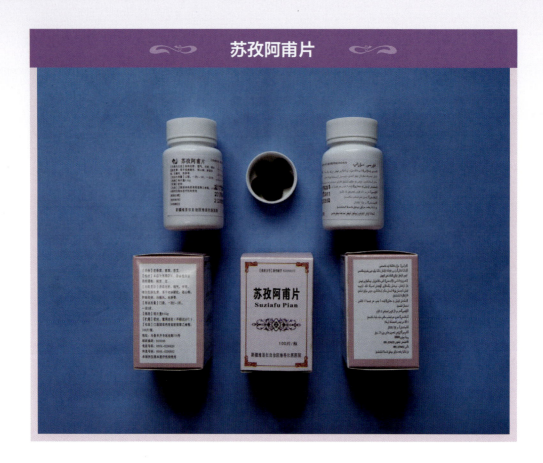

【药品名称】苏孜阿甫片 Suziafu Pian

【批准文号】新药制字M20040476

【执行标准】新疆维吾尔自治区维吾尔医疗机构制剂标准（MZJ-W-0155-2013）

【处方组成】芸香草、紫草、苦艾。

【性　　状】本品为薄膜衣片，除去包衣后显棕褐色；味苦、涩。

【功能主治】活血化瘀，理气，开窍，增加皮肤色素。用于动脉硬化，冠心病，肝脏疾病，白癜风，水肿等。

【用法用量】口服；一次2～3片，一日3次。

【规　　格】每片重0.52g。100片/瓶。

【不良反应】尚不明确。

【禁　　忌】尚不明确。

【注意事项】尚不明确。

【贮　　藏】密封。

【包　　装】口服固体药用高密度聚乙烯瓶。

【有 效 期】36个月。

【生产单位】新疆维吾尔自治区维吾尔医医院

　　　　　　本制剂仅限本医疗机构使用

阿提日拉力片

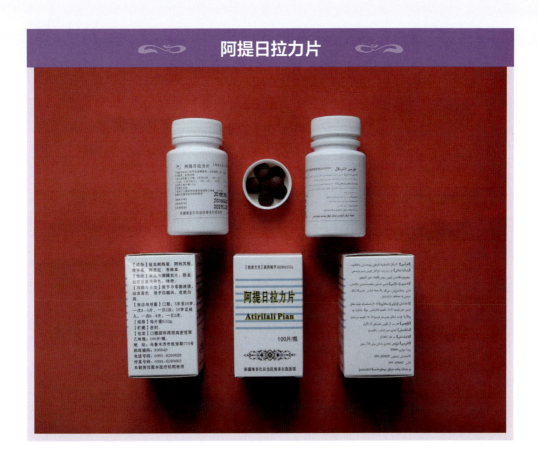

- 【药品名称】阿提日拉力片 Atirilali Pian
- 【批准文号】新药制字M20041551
- 【执行标准】新疆维吾尔自治区维吾尔医医疗机构制剂标准（MZJ-W-0001-2013）
- 【处方组成】驱虫斑鸠菊、阿纳其根、茴芹果、阿里红、荨麻草。
- 【性　　状】本品为薄膜衣片，除去包衣后显浅黄色；味苦。
- 【功能主治】调节异常黏液质，活血着色。用于白癜风，皮肤白斑。
- 【用法用量】口服；5～10岁，一次3～5片，一日2次；10岁至成人，一次6～8片，一日2次。
- 【规　　格】每片重0.52g。100片/瓶。
- 【不良反应】尚不明确。
- 【禁　　忌】尚不明确。
- 【注意事项】尚不明确。
- 【贮　　藏】密封。
- 【包　　装】口服固体药用高密度聚乙烯瓶。
- 【有 效 期】36个月。
- 【生产单位】新疆维吾尔自治区维吾尔医医院

　　　　　　本制剂仅限本医疗机构使用

玫瑰花油

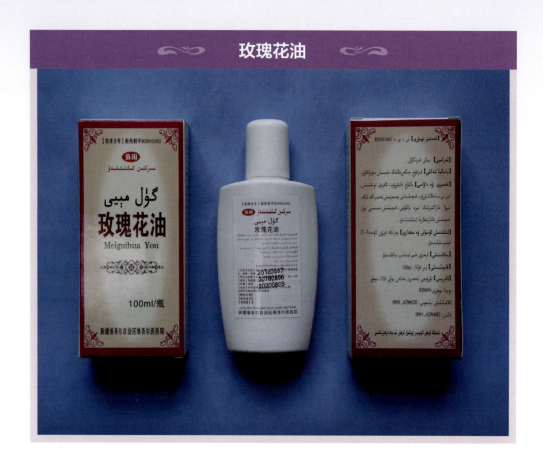

- 【药品名称】玫瑰花油 Meiguihua You
- 【批准文号】新药制字M20041602
- 【执行标准】新疆维吾尔自治区维吾尔医医疗机构制剂标准（MZJ-W-0108-2013）
- 【处方组成】新鲜玫瑰花瓣。
- 【性　　状】本品为棕红色油状液体。
- 【功能主治】消炎止痛，润肤止痒。用于神经性皮炎，瘙痒，阴痒。
- 【用法用量】外用；取适量涂于患处，一日2～3次。
- 【规　　格】每瓶装100mL。
- 【不良反应】尚不明确。
- 【禁　　忌】尚不明确。
- 【注意事项】尚不明确。
- 【贮　　藏】密封。
- 【包　　装】外用液体高密度聚乙烯瓶。
- 【有 效 期】24个月。
- 【生产单位】新疆维吾尔自治区维吾尔医医院

本制剂仅限本医疗机构使用

依提尔菲力开比尔蜜膏

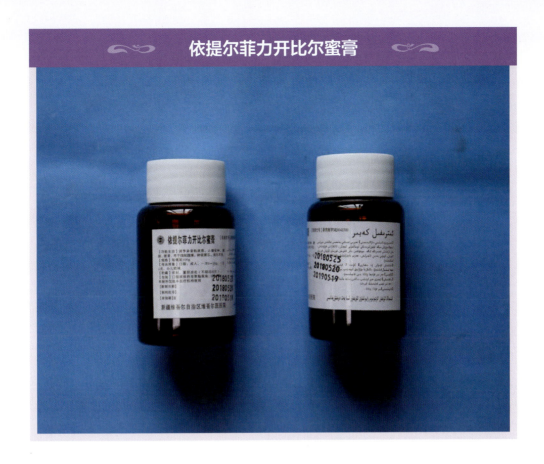

【药品名称】依提尔菲力开比尔蜜膏 Yiti'erfeili Kaibi'er Migao

【批准文号】新药制字M20041559

【执行标准】新疆维吾尔自治区维吾尔医医疗机构制剂标准（MZJ-W-0183-2013）

【处方组成】白花丹、阿育魏果、薄荷、卡布尔诃子肉、硇砂、毛诃子肉、余甘子、芹菜子、白胡椒、黑胡椒、铁力木、大青盐、甘松、驱虫斑鸠菊、小豆蔻、水菖蒲、肉桂。

【性　　状】本品为棕褐色蜜膏；味苦。

【功能主治】调节异常黏液质，止痛安神，清脑，健胃。用于腹胀腹痛，神疲健忘，消化不良。

【用法用量】口服；成人，一次6～10g；一日2次。小儿酌减。

【规　　格】每瓶装100g。

【不良反应】尚不明确。

【禁　　忌】尚不明确。

【注意事项】尚不明确。

【贮　　藏】密封。

【包　　装】口服液体药用聚酯瓶。

【有 效 期】12个月。

【生产单位】新疆维吾尔自治区维吾尔医医院

本制剂仅限本医疗机构使用

依提尔菲力开西尼孜蜜膏

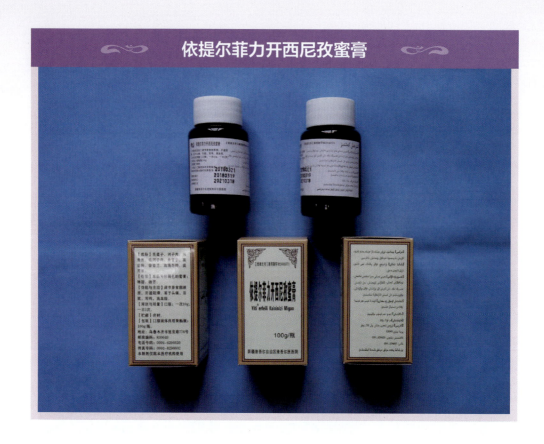

【药品名称】依提尔菲力开西尼孜蜜膏 Yiti'erfeili Kaixinizi Migao

【批准文号】新药制字M20041571

【执行标准】新疆维吾尔自治区维吾尔医医疗机构制剂标准（MZJ-W-0184-2013）

【处方组成】芫荽子、诃子肉、西青果、毛诃子肉、余甘子、高兹班、香青兰、玫瑰花瓣、茴芹果。

【性　　状】本品为棕褐色蜜膏；味甜、微苦。

【功能主治】调节异常胆液质，开通阻滞。用于头痛，目眩，耳鸣，高血脂。

【用法用量】口服；一次10g，一日2次。

【规　　格】每瓶装100g。

【不良反应】尚不明确。

【禁　　忌】尚不明确。

【注意事项】尚不明确。

【贮　　藏】密封。

【包　　装】口服液体药用聚酯瓶。

【有 效 期】36个月。

【生产单位】新疆维吾尔自治区维吾尔医医院

本制剂仅限本医疗机构使用

依提尔菲力艾皮提蒙蜜膏

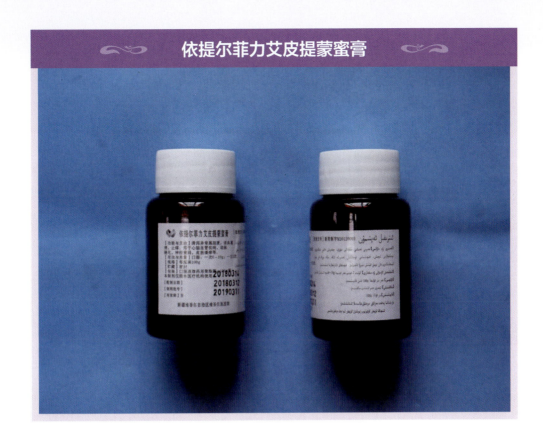

【药品名称】依提尔菲力艾皮提蒙蜜膏 Yiti'erfeili Aipitimeng Migao

【批准文号】新药制字M20041551

【执行标准】新疆维吾尔自治区维吾尔医医疗机构制剂标准（MZJ-W-0001-2013）

【处方组成】卡布尔诃子肉，余甘子，毛诃子肉，盒果藤根，菟丝草，番泻叶，白花丹，水龙骨，薰衣草，玫瑰花，茴芹果，青盐。

【性　　状】本品为棕褐色蜜膏；味微苦。

【功能主治】清除异常黑胆质，活血通滞，净血止痒。用于心脑血管疾病，动脉硬化，神经衰弱，皮肤瘙痒等。

【用法用量】口服；一次6～10g，一日2次。

【规　　格】每瓶装100g。

【不良反应】尚不明确。

【禁　　忌】尚不明确。

【注意事项】尚不明确。

【贮　　藏】密封，置阴凉处（不得超过20℃）。

【包　　装】口服液体药用聚酯瓶。

【有 效 期】12个月。

【生产单位】新疆维吾尔自治区维吾尔医医院

本制剂仅限本医疗机构使用

依提尔菲力艾克木艾力蜜膏

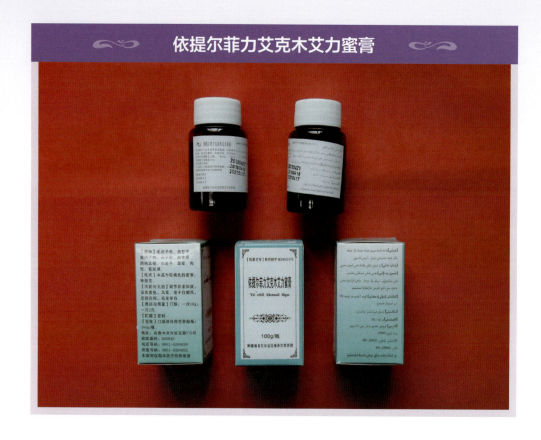

【药品名称】依提尔菲力艾克木艾力蜜膏 Yiti'erfeili Aikemuaili Migao

【批准文号】新药制字M20041570

【执行标准】新疆维吾尔自治区维吾尔医医疗机构制剂标准（MZJ-W-0180-2013）

【处方组成】毛诃子肉、余甘子、黄诃子肉、诃子肉、西青果、阿纳其根、白花丹、荜茇、肉桂、菟丝草。

【性　　状】本品为棕褐色蜜膏；味微苦。

【功能主治】调节异常体液，活血着色，乌发。用于白癜风，皮肤白斑，毛发早白。

【用法用量】口服；一次10g，一日2次。

【规　　格】每瓶装100g。

【不良反应】尚不明确。

【禁　　忌】尚不明确。

【注意事项】尚不明确。

【贮　　藏】密封。

【包　　装】口服液体药用聚酯瓶。

【有 效 期】36个月。

【生产单位】新疆维吾尔自治区维吾尔医医院

　　　　　　本制剂仅限本医疗机构使用

依提尔菲力阿玛尼片

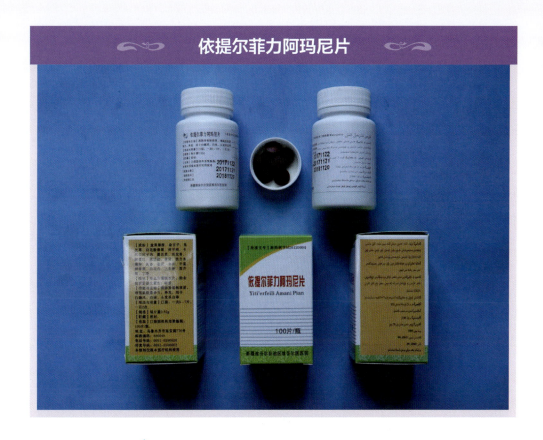

- 【药品名称】依提尔菲力阿玛尼片 Yiti'erfeili Amani Pian
- 【批准文号】新药制字M20120004
- 【执行标准】新疆维吾尔自治区食品药品监督管理局医疗机构制剂标准（MZJ-W-0003-2012）
- 【处方组成】盒果藤根、余甘子、菟丝草、白花酸藤果、诃子肉、卡布尔诃子肉、薰衣草、水龙骨、阿里红、黑胡椒、荜茇、铁力木、薄荷、乳香、香附、木香、干姜、神香草、白花丹、三条筋、茴芹果、丁香。
- 【性　　状】本品为薄膜衣片，除去包衣后显土黄色；味苦。
- 【功能主治】清除异常黏液质，增强肌肤营养力，养发。用于白癜风，白斑，头发早白等。
- 【用法用量】口服；一次5～7片，一日2次。
- 【规　　格】每片重0.52g。100片/瓶。
- 【不良反应】尚不明确。
- 【禁　　忌】尚不明确。
- 【注意事项】尚不明确。
- 【贮　　藏】密封。
- 【包　　装】口服固体药用聚酯瓶。
- 【有 效 期】12个月。
- 【生产单位】新疆维吾尔自治区维吾尔医医院

　　　　　　本制剂仅限本医疗机构使用

依提尔菲力赛合尔蜜膏

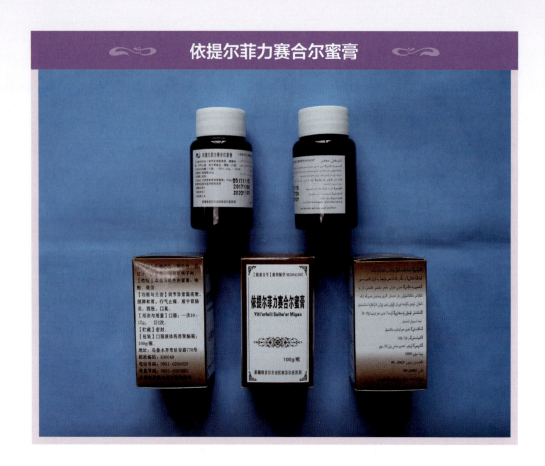

【药品名称】依提尔菲力赛合尔蜜膏 Yiti'erfeili Saihe'er Migao

【批准文号】新药制字M20041567

【执行标准】新疆维吾尔自治区维吾尔医医疗机构制剂标准（MZJ-W-0186-2013）

【处方组成】毛诃子肉、诃子肉、余甘子、西青果、卡布尔诃子肉。

【性　　状】本品为棕色蜜膏；味酸、微涩。

【功能主治】调节异常黏液质，健脾和胃，行气止痛。用于胃肠炎，腹胀，口臭。

【用法用量】口服；一次10～15g，一日2次。

【规　　格】每瓶装100g。

【不良反应】尚不明确。

【禁　　忌】尚不明确。

【注意事项】尚不明确。

【贮　　藏】密封。

【包　　装】口服液体药用聚酯瓶。

【有 效 期】36个月。

【生产单位】新疆维吾尔自治区维吾尔医医院

　　　　　　本制剂仅限本医疗机构使用

复方巴布奇搽剂

【药品名称】复方巴布奇搽剂 Fufang Babuqi Chaji
【批准文号】新药制字M20041591
【执行标准】新疆维吾尔自治区食品药品监督管理局医疗机构制剂标准（MZJ-W-0265-2009）
【处方组成】补骨脂、白花丹、芥子、黑种草子、驱虫斑鸠菊。
【性　　状】本品为棕色液体。
【功能主治】除湿着色。用于白斑，白癜风。
【用法用量】外用；适量涂于患处，一日1～2次。
【规　　格】每瓶装100mL。
【不良反应】尚不明确。
【禁　　忌】尚不明确。
【注意事项】尚不明确。
【贮　　藏】密封，置阴凉处（不超过20℃）。
【包　　装】口服液体药用高密度聚乙烯瓶。
【有 效 期】24个月。
【生产单位】新疆维吾尔自治区维吾尔医医院
　　　　　　本制剂仅限本医疗机构使用

复方克比热提片

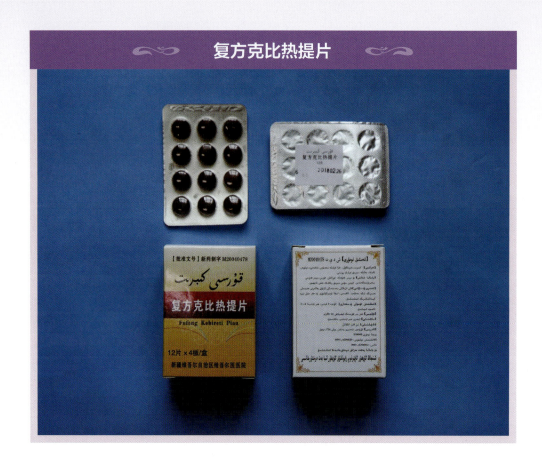

【药品名称】复方克比热提片 Fufang Kebireti Pian

【批准文号】新药制字M20040478

【执行标准】新疆维吾尔自治区维吾尔医医疗机构制剂标准（MZJ-W-0047-2013）

【处方组成】硫磺（制）、玫瑰花瓣、甘草、地锦草、睡莲花、余甘子、毛诃子肉、西青果、诃子肉。

【性　　状】本品为薄膜衣片，除去包衣后显黄色；味苦。

【功能主治】清理血液，理气。用于疥疮，肛瘘，淋巴结核及各种皮肤病等。

【用法用量】口服；一次2～4片，一日2次。

【规　　格】每片重0.52g。12片/板，4板/盒。

【不良反应】尚不明确。

【禁　　忌】尚不明确。

【注意事项】尚不明确。

【贮　　藏】密封。

【包　　装】药用PVC硬片和药品包装用铝箔。

【有 效 期】36个月。

【生产单位】新疆维吾尔自治区维吾尔医医院

本制剂仅限本医疗机构使用

复方沙那蜜膏

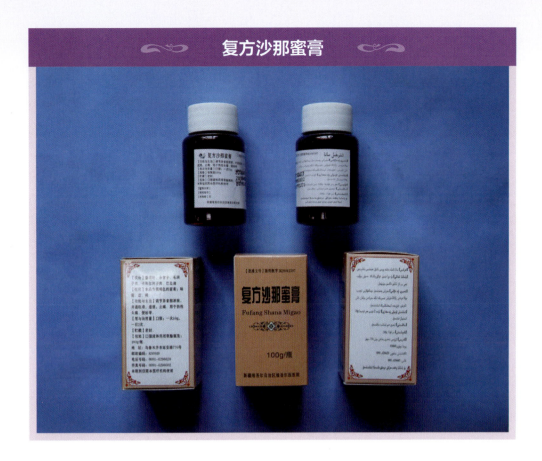

【药品名称】复方沙那蜜膏 Fufang Shana Migao
【批准文号】新药制字M20041597
【执行标准】新疆维吾尔自治区维吾尔医疗机构制剂标准（MZJ-W-0060-2013）
【处方组成】番泻叶、余甘子、毛诃子肉、卡布尔诃子肉、巴旦油。
【性　　状】本品为黑褐色蜜膏；味甜、涩、辣。
【功能主治】调节异常胆液质，开通阻滞，通便，止痛。用于热性头痛，便秘等。
【用法用量】口服；一次10g，一日2次。
【规　　格】每瓶装100g。
【不良反应】尚不明确。
【禁　　忌】尚不明确。
【注意事项】尚不明确。
【贮　　藏】密封。
【包　　装】口服液体药用聚酯瓶装。
【有 效 期】12个月。
【生产单位】新疆维吾尔自治区维吾尔医医院
　　　　　　本制剂仅限本医疗机构使用

夏塔热露

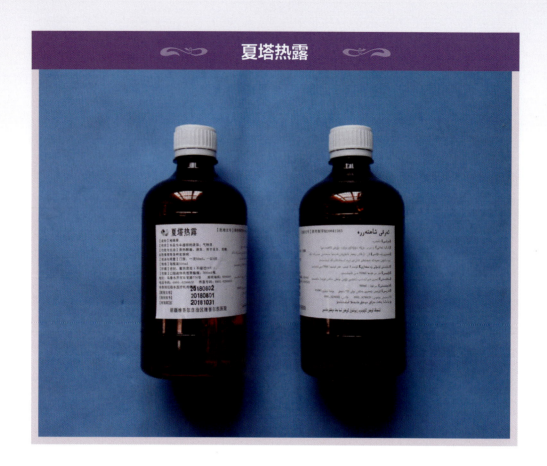

【药品名称】夏塔热露 Xiatare Lu

【批准文号】新药制字M20041585

【执行标准】新疆维吾尔自治区维吾尔医医疗机构制剂标准（MZJ-W-0166-2013）

【处方组成】地锦草。

【性　　状】本品为半透明液体；气特异。

【功能主治】清热解毒，清血。用于皮炎，皮癣，皮肤瘙痒等各种皮肤病。

【用法用量】口服；一次50mL，一日3次。

【规　　格】每瓶装500mL。

【不良反应】尚不明确。

【禁　　忌】尚不明确。

【注意事项】尚不明确。

【贮　　藏】密封，置阴凉处（不超过20℃）。

【包　　装】口服液体药用聚酯瓶。

【有 效 期】3个月。

【生产单位】新疆维吾尔自治区维吾尔医医院

　　　　　　本制剂仅限本医疗机构使用

润肤克比热提软膏

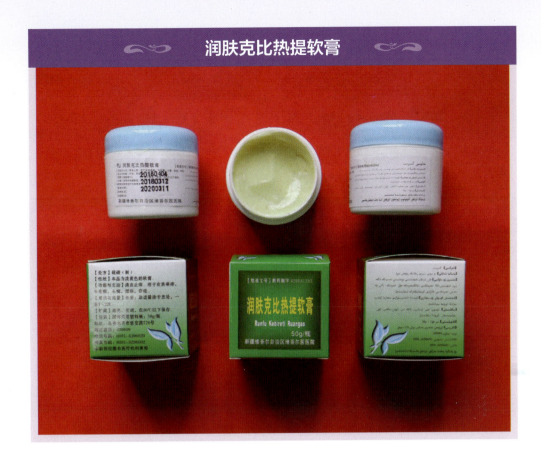

- 【药品名称】润肤克比热提软膏 Runfu Kebireti Ruangao
- 【批准文号】新药制字M20041592
- 【执行标准】新疆维吾尔自治区维吾尔医医疗机构制剂标准（MZJ-W-0142-2013）
- 【处方组成】硫磺（制）。
- 【性　　状】本品为淡黄色软膏。
- 【功能主治】清血止痒。用于皮肤瘙痒，牛皮癣，头癣，湿疹，疥疮。
- 【用法用量】外用；取适量涂于患处，一日1～2次。
- 【规　　格】每瓶装50g。
- 【不良反应】尚不明确。
- 【禁　　忌】尚不明确。
- 【注意事项】尚不明确。
- 【贮　　藏】遮光，密闭，在30℃以下保存。
- 【包　　装】固体药用塑料瓶。
- 【有 效 期】24个月。
- 【生产单位】新疆维吾尔自治区维吾尔医医院

　　　　　　本制剂仅限本医疗机构使用。

通窍阿亚然及派克日片

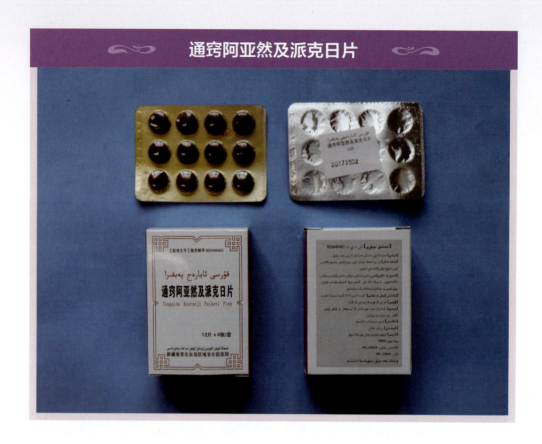

【药品名称】通窍阿亚然及派克日片 Tongqiao Ayaranji Paikeri Pian
【批准文号】新药制字M20040482
【执行标准】新疆维吾尔自治区维吾尔医医疗机构制剂标准（MZJ-W-0158-2013）
【处方组成】芦荟、阿萨容、薰鲁香、香没药树子、肉桂、西红花、甘松。
【性　　状】本品为薄膜衣片，除去包衣后显棕褐色；味苦。
【功能主治】清除异常体液，强身健脑。用于头痛，神经衰弱，癫痫。
【用法用量】口服；一次2～3片，一日1次。
【规　　格】每片重0.52g。12片/板，4板/盒。
【不良反应】尚不明确。
【禁　　忌】孕妇及月经期、哺乳期妇女和急性肠炎患者禁用。
【注意事项】尚不明确。
【贮　　藏】密封。
【包　　装】药用PVC硬片和药用铝箔包装。
【有 效 期】36个月。
【生产单位】新疆维吾尔自治区维吾尔医医院
　　　　　　本制剂仅限本医疗机构使用

清血吾血白丸

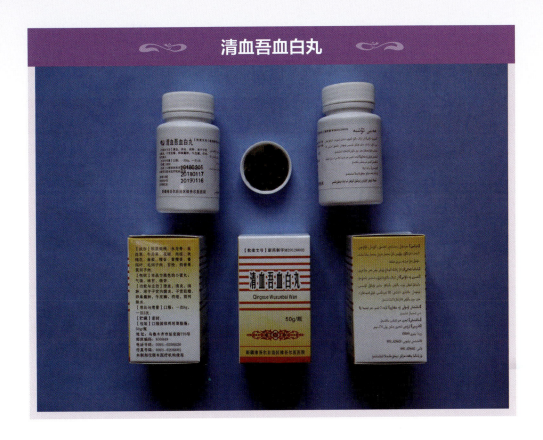

- 【药品名称】清血吾血白丸 Qingxue Wuxuebai Wan
- 【批准文号】新药制字M20120002
- 【执行标准】新疆维吾尔自治区食品药品监督管理局医疗机构制剂标准（MZJ-W-0002-2012）
- 【处方组成】欧菝葜根、水龙骨、菟丝草、牛舌草、花椒、肉桂、玫瑰花、菝葜、檀香、紫檀香、番泻叶、毛诃子肉、甘松、西青果、黄诃子肉。
- 【性　　状】本品为黑色小蜜丸；气微，味甘、微苦。
- 【功能主治】清血，消炎，消肿。用于子宫内膜炎，子宫肌瘤，卵巢囊肿，牛皮癣，疥疮，前列腺炎。
- 【用法用量】口服；一次8g，一日2次。
- 【规　　格】50g/瓶。
- 【不良反应】尚不明确。
- 【禁　　忌】尚不明确。
- 【注意事项】尚不明确。
- 【贮　　藏】密封。
- 【包　　装】口服固体药用聚酯瓶。
- 【有 效 期】12个月。
- 【生产单位】新疆维吾尔自治区维吾尔医医院

　　　　　　本制剂仅限本医疗机构使用

清浊曲比亲艾拉蜜膏

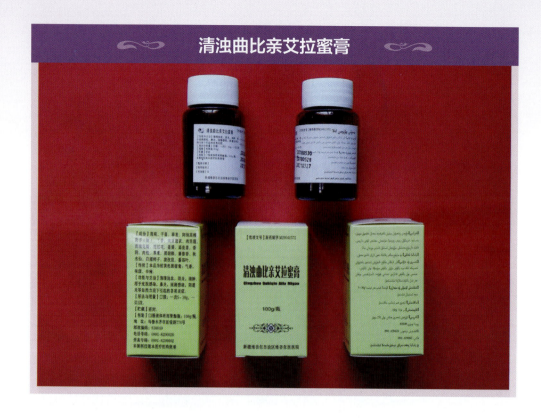

- 【药品名称】清浊曲比亲艾拉蜜膏 Qingzhuo Qubiqin Aila Migao
- 【批准文号】新药制字M20041572
- 【执行标准】新疆维吾尔自治区维吾尔医医疗机构制剂标准（MZJ-W-0138-2013）
- 【处方组成】菝葜、干姜、荜茇、阿纳其根、附子（制）、丁香、肉豆蔻衣、肉豆蔻、玫瑰花瓣、西红花、姜黄、高良姜、香附、肉桂、草果、黑胡椒、薰鲁香、秋水仙、白蜡树子、波孜旦、番泻叶。
- 【性　　状】本品为棕黄色蜜膏；气香，味甜、辛辣。
- 【功能主治】清理浊血，消炎，消肿。用于皮肤感染，鼻炎，尿路感染，阴道炎等自然力低下引起的各类炎症。
- 【用法用量】口服；一次5～10g，一日2次。
- 【规　　格】每瓶装 100g
- 【不良反应】尚不明确。
- 【禁　　忌】尚不明确。
- 【注意事项】尚不明确。
- 【贮　　藏】密封。
- 【包　　装】口服液体药用聚酯瓶。
- 【有 效 期】36个月。
- 【生产单位】新疆维吾尔自治区维吾尔医医院

  本制剂仅限本医疗机构使用

二、肺病科

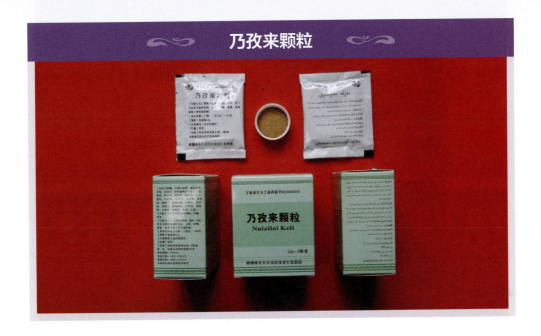

【药品名称】乃孜来颗粒 Naizilai Keli
【批准文号】新药制字M20052636
【执行标准】新疆维吾尔自治区维吾尔医医疗机构制剂标准（MZJ-W-0126-2013）
【处方组成】刺糖、卡西卡甫枣、破布木果、甘草、罂粟子、无核葡萄干（红）、罂粟壳、神香草、铁线蕨、睡莲花、天山堇菜、小茴香、椴梓子、无花果、高兹班、蜀葵子、玫瑰花瓣、香青兰、茴芹果、冬葵子、茴香根皮、芹菜根、鸢尾根、小檗果、龙葵果、芸香、大黄。
【性　　状】本品为浅棕色颗粒；味甜、微苦。
【功能主治】清除乃孜来，退热，止咳。用于乃孜来引起的发热、头疼、咳嗽、鼻塞、流鼻涕等上呼吸道疾病。
【用法用量】口服；一次12g，一日3次。
【规　　格】每袋装12g。6袋/盒。
【不良反应】尚不明确。
【禁　　忌】尚不明确。
【注意事项】运动员慎用。
【贮　　藏】密封。
【包　　装】药品包装用复合袋。
【有 效 期】24个月。
【生产单位】新疆维吾尔自治区维吾尔医医院
　　　　　　本制剂仅限本医疗机构使用

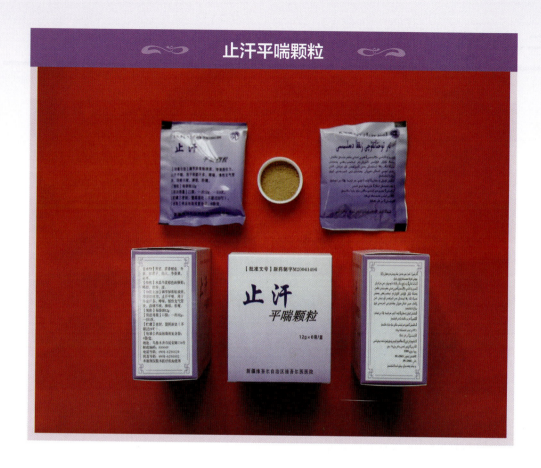

止汗平喘颗粒

【药品名称】止汗平喘颗粒 Zhihan Pingchuan Keli

【批准文号】新药制字M20041496

【执行标准】新疆维吾尔自治区食品药品监督管理局医疗机构制剂标准（MZJ-W-0260-2009）

【处方组成】黄芪、茴香根皮、牛至、红花子、防风、冬葵果、白术。

【性　　状】本品为黄棕色颗粒；味甜、微苦涩。

【功能主治】调节异常黏液质，增强捏住力，止汗平喘。用于体虚汗多，哮喘，慢性支气管炎，咳痰不爽，脾弱，形瘦。

【用法用量】口服；一次12g，一日3次。

【规　　格】每袋装12g。6袋/盒。

【不良反应】尚不明确。

【禁　　忌】尚不明确。

【注意事项】尚不明确。

【贮　　藏】密封，置阴凉处（不超过20℃）。

【包　　装】药品包装用复合袋。

【有 效 期】12个月。

【生产单位】新疆维吾尔自治区维吾尔医医院

　　　　　　本制剂仅限本医疗机构使用

玉太力合剂

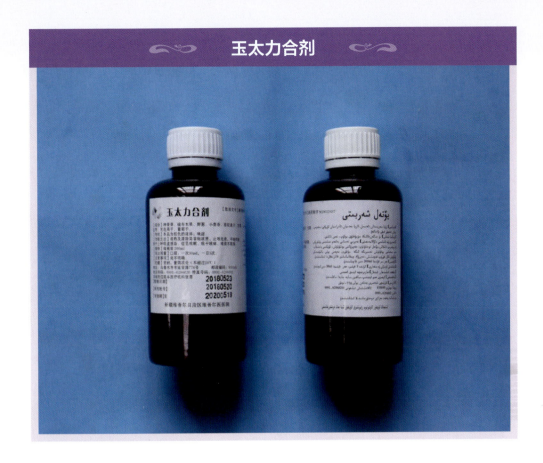

- 【药品名称】玉太力合剂 Yutaili Heji
- 【批准文号】新药制字M20052637
- 【执行标准】新疆维吾尔自治区食品药品监督管理局医疗机构制剂标准（MZJ-W-0264-2009）
- 【处方组成】神香草、破布木果、野葱、小茴香、骆驼蓬子、甘草、红枣、无花果干、葡萄干。
- 【性　　状】本品为棕色液体；味甜。
- 【功能主治】成熟及清除异常黏液质，止咳化痰，平喘利肺。用于上呼吸道感染，症见咳嗽、喉干喉痒、咳痰不爽等。
- 【用法用量】口服；一次30mL，一日3次。
- 【规　　格】每瓶装200mL。
- 【不良反应】尚不明确。
- 【禁　　忌】尚不明确。
- 【注意事项】尚不明确。
- 【贮　　藏】密封，置阴凉处（不超过20℃）。
- 【包　　装】口服液体药用聚酯瓶。
- 【有 效 期】24个月。
- 【生产单位】新疆维吾尔自治区维吾尔医医院

本制剂仅限本医疗机构使用

苏阿勒散

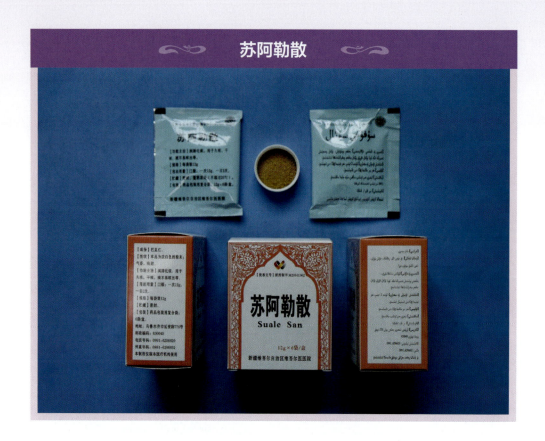

- 【药品名称】苏阿勒散 Su'ale San
- 【批准文号】新药制字M20041562
- 【执行标准】新疆维吾尔自治区维吾尔医医疗机构制剂标准（MZJ-W-0152-2013）
- 【处方组成】巴旦仁。
- 【性　　状】本品为淡白色粉末；气香，味甜。
- 【功能主治】润肺化痰。用于久咳，干咳，痰不易咳出等。
- 【用法用量】口服；一次12g，一日2次。
- 【规　　格】每袋装12g。6袋/盒。
- 【不良反应】尚不明确。
- 【禁　　忌】尚不明确。
- 【注意事项】尚不明确。
- 【贮　　藏】密封。
- 【包　　装】药品包装用复合袋。
- 【有 效 期】12个月。
- 【生产单位】新疆维吾尔自治区维吾尔医医院

本制剂仅限本医疗机构使用

纳气平喘颗粒

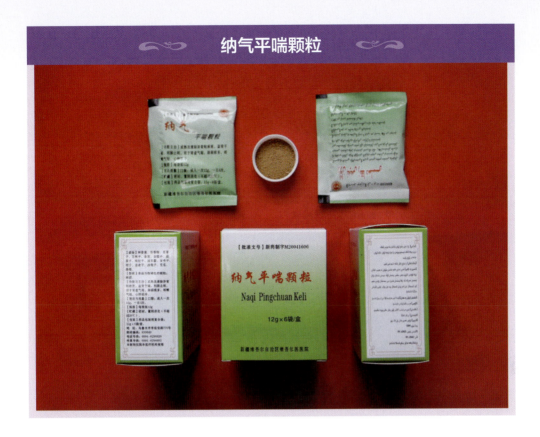

- 【药品名称】纳气平喘颗粒 Naqi Pingchuan Keli
- 【批准文号】新药制字M20041606
- 【执行标准】新疆维吾尔自治区食品药品监督管理局医疗机构制剂标准（MZJ-W-0268-2009）
- 【处方组成】神香草、补骨脂、芜菁子、五味子、蚕茧、金樱子、莳萝子、枸杞子、淫羊藿、女贞子、附子、没食子、沙苑子、芡实、桑椹。
- 【性　　状】本品为棕褐色颗粒；味甜。
- 【功能主治】成熟及清除异常黏液质，益肾平喘，利肺止咳。用于肾虚气喘，肺弱痰多，咳嗽气短，心悸肢冷。
- 【用法用量】口服；成人一次12g，一日3次。
- 【规　　格】每袋装12g。6袋/盒。
- 【不良反应】尚不明确。
- 【禁　　忌】尚不明确。
- 【注意事项】尚不明确。
- 【贮　　藏】密封，置阴凉处（不超过20℃）。
- 【包　　装】药品包装用复合袋。
- 【有 效 期】12个月。
- 【生产单位】新疆维吾尔自治区维吾尔医医院

  本制剂仅限本医疗机构使用

咳息颗粒

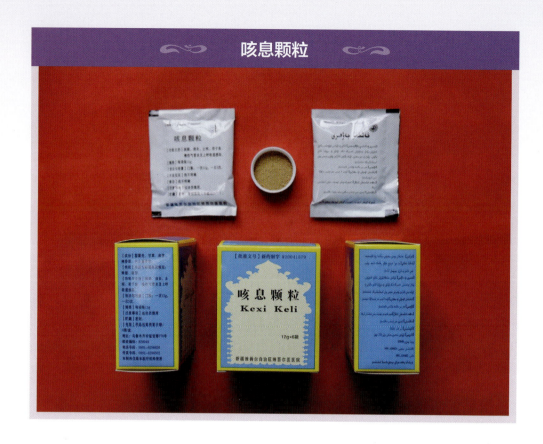

- 【药品名称】咳息颗粒 Kexi Keli
- 【批准文号】新药制字M20041579
- 【执行标准】新疆维吾尔自治区维吾尔医医疗机构制剂标准（MZJ-W-0097-2013）
- 【处方组成】罂粟壳、甘草、麻黄、神香草、天山堇菜花。
- 【性　　状】本品为棕褐色颗粒；味甜、微苦。
- 【功能主治】润肺，消炎，止咳。用于急、慢性气管炎及上呼吸道感染。
- 【用法用量】口服；一次12g，一日3次。
- 【规　　格】每袋装12g。6袋/盒。
- 【不良反应】尚不明确。
- 【禁　　忌】尚不明确。
- 【注意事项】运动员慎用。
- 【贮　　藏】密封。
- 【包　　装】药品包装用复合袋。
- 【有 效 期】36个月。
- 【生产单位】新疆维吾尔自治区维吾尔医医院

　　　　　　本制剂仅限本医疗机构使用

复方祖帕糖浆

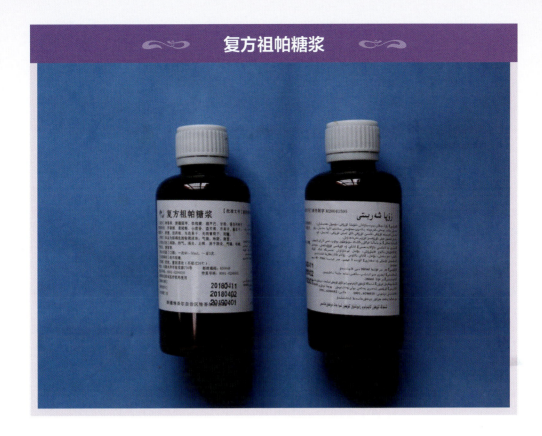

【药品名称】复方祖帕糖浆 Fufang Zupa Tangjiang

【批准文号】新药制字M20041595

【执行标准】新疆维吾尔自治区维吾尔医疗机构制剂标准（MZJ-W-0070-2013）

【处方组成】神香草、卡西卡甫枣、铁线蕨、葫芦巴、甘松、香没药树子、茴香根皮、芹菜根、鸢尾根、小茴香、茴芹果、芹菜子、菊苣子、蜀葵子、野葱、没药枝、无花果、无核葡萄干（红）、刺糖。

【性　　状】本品为棕褐色黏稠液体；气微，味甜、微苦。

【功能主治】润肺，化痰，纳气，消炎，止咳。用于肺炎，气喘，咳嗽，气管炎，感冒等。

【用法用量】口服；一次40～50mL，一日3次。

【规　　格】每瓶装200mL。

【不良反应】尚不明确。

【禁　　忌】尚不明确。

【注意事项】尚不明确。

【贮　　藏】密封，置阴凉处（不超过20℃）。

【包　　装】口服液体药用聚酯瓶。

【有 效 期】12个月。

【生产单位】新疆维吾尔自治区维吾尔医医院

本制剂仅限本医疗机构使用

润肺阿里红片

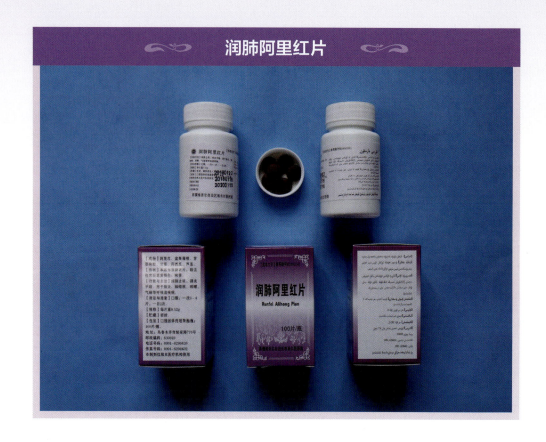

【药品名称】润肺阿里红片 Runfei Alihong Pian

【批准文号】新药制字M20041561

【执行标准】新疆维吾尔自治区维吾尔医医疗机构制剂标准（MZJ-W-0140-2013）

【处方组成】阿里红、盒果藤根、甘草味胶、甘草、药西瓜、芦荟。

【性　　状】本品为薄膜衣片，除去包衣后显黄褐色；味苦。

【功能主治】润肺止咳，消炎平喘。用于肺炎，肺结核，咳嗽，气喘等呼吸道疾病。

【用法用量】口服：一次3~4片，一日2次。

【规　　格】每片重0.52g。每瓶装100片。

【不良反应】尚不明确。

【禁　　忌】尚不明确。

【注意事项】尚不明确。

【贮　　藏】密封。

【包　　装】口服固体药用聚酯瓶。

【有 效 期】24个月。

【生产单位】新疆维吾尔自治区维吾尔医医院

本制剂仅限本医疗机构使用

爽神平喘颗粒

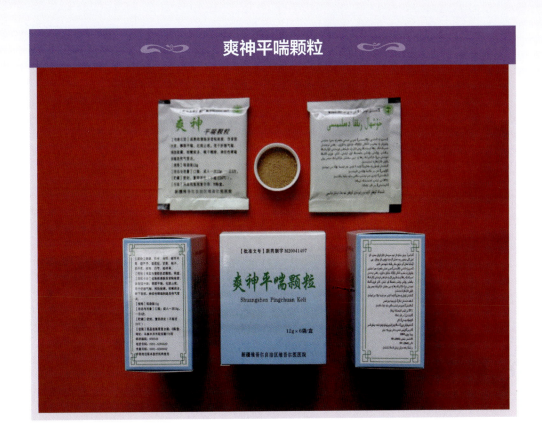

- 【药品名称】爽神平喘颗粒 Shuangshen Pingchuan Keli
- 【批准文号】新药制字M20041497
- 【执行标准】新疆维吾尔自治区食品药品监督管理局医疗机构制剂标准（MZJ-W-0267-2009）
- 【处方组成】柴胡、白术、当归、破布木果、葫芦子、蜀葵花、甘草、栀子、牡丹皮、茯苓、白芍、榅桲果。
- 【性　　状】本品为黄棕色颗粒；味甜。
- 【功能主治】成熟和清除异常黏液质、异常胆汁质，解郁平喘，化痰止咳。用于肝郁气喘，两肋胀满，咳嗽痰多，喉干咽痒，神经性哮喘和喘息性气管炎。
- 【用法用量】口服；成人一次12g，一日3次。
- 【规　　格】每袋装12g。6袋/盒。
- 【不良反应】尚不明确。
- 【禁　　忌】尚不明确。
- 【注意事项】尚不明确。
- 【贮　　藏】密封，置阴凉处（不超过20℃）。
- 【包　　装】药品包装用复合袋。
- 【有 效 期】12个月。
- 【生产单位】新疆维吾尔自治区维吾尔医医院

　　本制剂仅限本医疗机构使用

清涩比黑马尔江散

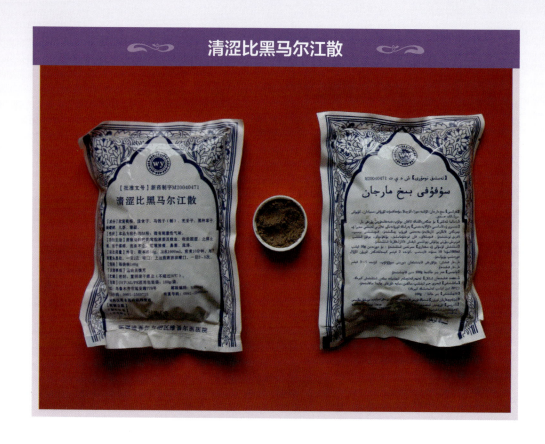

- 【药品名称】清涩比黑马尔江散 Qingse Biheimaerjiang San
- 【批准文号】新药制字M20040471
- 【执行标准】新疆维吾尔自治区维吾尔医医疗机构制剂标准（MZJ-W-0135-2013）
- 【处方组成】欧菝葜根、没食子、马钱子（制）、芫荽子、黑种草子、海螵蛸、儿茶、珊瑚。
- 【性　　状】本品为棕色细粉；微有刺激性气味。
- 【功能主治】清除局部的异常胆液质及败血，收敛固涩，止痒止痛。用于瘙痒，流血不止，咽喉肿痛，鼻塞，流涕。
- 【用法用量】外用：取本品10g，加水1000mL，煎煮10分钟，用煎液熏洗患处，一日2次；漱口：上述煎液放凉漱口，一日3～5次。
- 【规　　格】每袋装100g。
- 【不良反应】尚不明确。
- 【禁　　忌】尚不明确。
- 【注意事项】运动员慎用。
- 【贮　　藏】密封。
- 【包　　装】OPP/AL/PE医用包装袋。
- 【有 效 期】36个月。
- 【生产单位】新疆维吾尔自治区维吾尔医医院

本制剂仅限本医疗机构使用

三、妇科

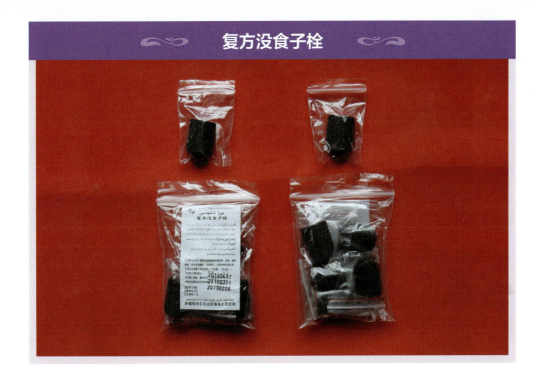

复方没食子栓

- 【药品名称】复方没食子栓 Fufang Moshizi Shuan
- 【批准文号】新药制字M20080642
- 【执行标准】新疆维吾尔自治区食品药品监督管理局医疗机构制剂标准［MZJ-0001-2008（XJ）］
- 【处方组成】没食子、紫草、黄柏、苦参、人参、枯矾、儿茶、冰片。
- 【性　　状】本品为棕褐色的扁鱼形栓剂。
- 【功能主治】清除异常黏液质和黑胆质，收敛，清热解毒。用于宫颈糜烂，宫颈肥大，非特异性阴道炎等。
- 【用法用量】阴道给药；一次1粒，一日1次。
- 【规　　格】每粒重4g。5粒/盒。
- 【不良反应】尚不明确。
- 【禁　　忌】尚不明确。
- 【注意事项】妊娠期妇女慎用。
- 【贮　　藏】密封，置阴凉处（不超过20℃）。
- 【包　　装】VC/PE封装。
- 【有 效 期】18个月。
- 【生产单位】新疆维吾尔自治区维吾尔医医院

本制剂仅限本医疗机构使用

四、骨伤科

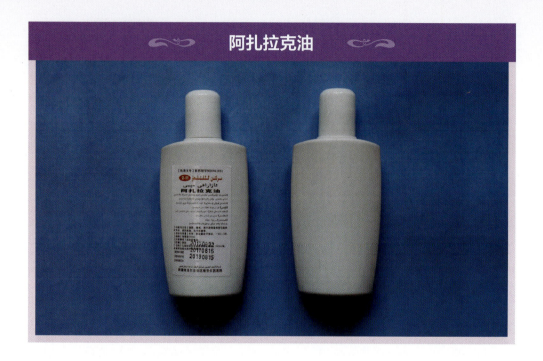

阿扎拉克油

【药品名称】阿扎拉克油 Azhalake You
【批准文号】新药制字M20041601
【执行标准】新疆维吾尔自治区维吾尔医医疗机构制剂标准（MZJ-W-0002-2013）
【处方组成】马钱子（生）。
【性　　状】本品为棕色油状液体。
【功能主治】强筋，镇痛。用于异常黏液质引起的关节炎、筋肌松弛、关节疼痛等。
【用法用量】外用；取适量涂于患处，一日2~3次。
【规　　格】每瓶装100mL。
【不良反应】尚不明确。
【禁　　忌】尚不明确。
【注意事项】运动员慎用。
【贮　　藏】密封。
【包　　装】口服液体药用高密度聚乙烯瓶装。
【有 效 期】24个月。
【生产单位】新疆维吾尔自治区维吾尔医医院

本制剂仅限本医疗机构使用

复方苏润江片

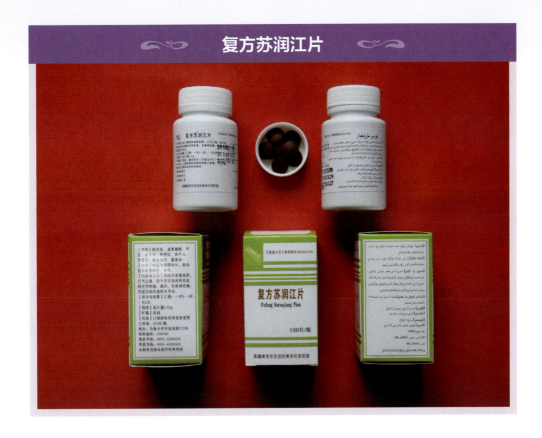

- 【药品名称】复方苏润江片 Fufang Surunjiang Pian
- 【批准文号】新药制字M20041590
- 【执行标准】新疆维吾尔自治区维吾尔医医疗机构制剂标准（MZJ-W-0063-2013）
- 【处方组成】秋水仙、盒果藤根、芦荟、牵牛子、阿里红、茴芹果、芹菜子、穆库没药、薰鲁香。
- 【性　　状】本品为薄膜衣片，除去包衣后显棕色；味苦。
- 【功能主治】清除异常黏液质，行气止痛。用于异常黏液质引起的关节疼痛，痛风，坐骨神经痛，风湿及类风湿性关节炎。
- 【用法用量】口服；一次3～4片，一日2次。
- 【规　　格】每片重0.52g。
- 【不良反应】尚不明确。
- 【禁　　忌】尚不明确。
- 【注意事项】尚不明确。
- 【贮　　藏】密封。
- 【包　　装】口服固体药用高密度聚乙烯瓶；100片/瓶。
- 【有 效 期】36个月。
- 【生产单位】新疆维吾尔自治区维吾尔医医院

本制剂仅限本医疗机构使用

复方益拉尼油

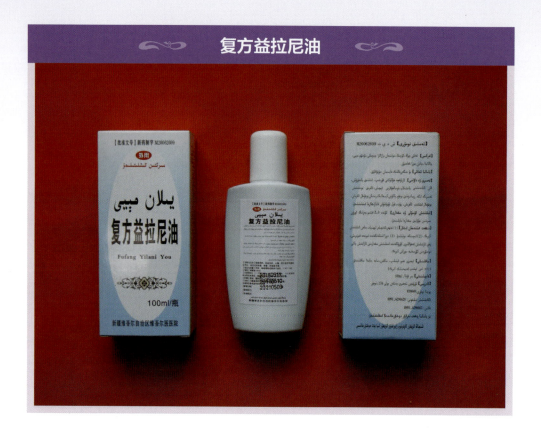

- 【药品名称】复方益拉尼油 Fufang Yilani You
- 【批准文号】新药制字M20062699
- 【执行标准】新疆维吾尔自治区食品药品监督管理局医疗机构制剂标准（MZJ-W-0266-2009）
- 【处方组成】乌梢蛇、高良姜、马钱子、红花、蛋黄油、麻黄、全蝎、没食子、丁香。
- 【性　　状】本品为棕色油状液体。
- 【功能主治】除湿消肿，活血化瘀，止痛。用于治疗风湿性关节炎，症见关节疼痛、肿痛、四肢麻木等。
- 【用法用量】外用：视病情取适量涂于患处，一日2～3次。
- 【规　　格】每瓶装100mL。
- 【不良反应】尚不明确。
- 【禁　　忌】尚不明确。
- 【注意事项】（1）严禁口服；（2）运动员慎用；（3）用药时如出现皮肤发红、抽筋等症状，可减少用量或遵医嘱。
- 【贮　　藏】密封，置阴凉处（不超过20℃）。
- 【包　　装】口服液体药用高密度聚乙烯瓶。
- 【有 效 期】24个月。
- 【生产单位】新疆维吾尔自治区维吾尔医医院

　　　　　　本制剂仅限本医疗机构使用

强筋阿扎拉克蜜膏

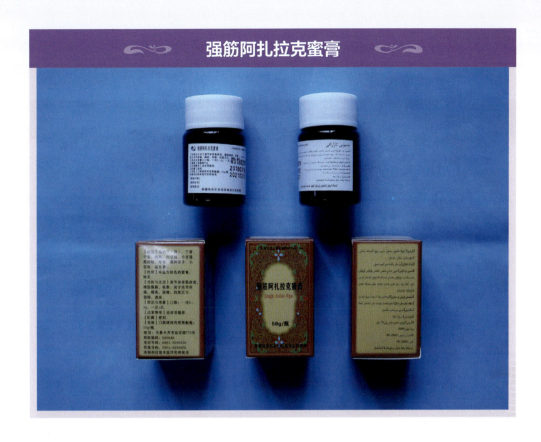

【药品名称】强筋阿扎拉克蜜膏 Qiangjin Azhalake Migao

【批准文号】新药制字M20041545

【执行标准】新疆维吾尔自治区维吾尔医医疗机构制剂标准（MZJ-W-0131-2013）

【处方组成】马钱子（制）、丁香、干姜、肉桂、肉豆蔻、小豆蔻、黑胡椒、荜茇、黑种草子、小茴香、高良姜。

【性　　状】本品为棕色蜜膏；味苦。

【功能主治】调节异常黏液质，燥湿强筋，祛寒。用于关节疼痛，瘫痪，面瘫，四肢无力，遗精，遗尿。

【用法用量】口服；一次2～3g，一日1次。

【规　　格】每瓶装50g。

【不良反应】尚不明确。

【禁　　忌】尚不明确。

【注意事项】运动员慎用。

【贮　　藏】密封。

【包　　装】口服液体药用聚酯瓶。

【有 效 期】36个月。

【生产单位】新疆维吾尔自治区维吾尔医医院

　　　　　　本制剂仅限本医疗机构使用

五、脾胃病科

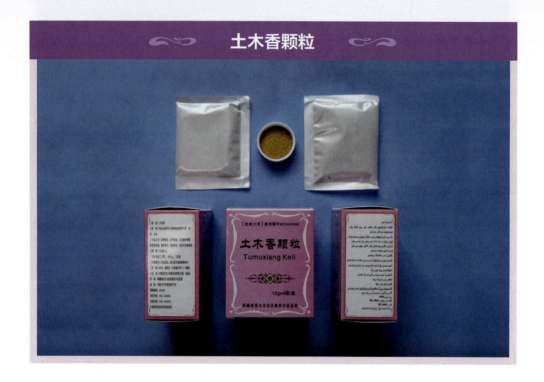

【药品名称】土木香颗粒 Tumuxiang Keli
【批准文号】新药制字M20080669
【执行标准】新疆维吾尔自治区食品药品监督管理局医疗机构制剂标准［MZJ-W-0003-2008（XJ）］
【处方组成】土木香。
【性　　状】本品为棕黄色至淡黄色颗粒；气香，味甜、微苦。
【功能主治】驱寒燥湿，通气除胀。主治寒性或黏液质性疾病，慢性胃炎，胃寒纳差，消化不良等疾病。
【用法用量】口服；一次12g，一日2次。
【规　　格】每袋装12g。6袋/盒。
【不良反应】尚不明确。
【禁　　忌】尚不明确。
【注意事项】孕妇慎用；置儿童不易接触的地方。
【贮　　藏】密封，置阴凉（不超过20℃）干燥处。
【包　　装】药品包装用复合袋。
【有 效 期】18个月。
【生产单位】新疆维吾尔自治区维吾尔医医院
　　　　　　本制剂仅限本医疗机构使用

小茴香露

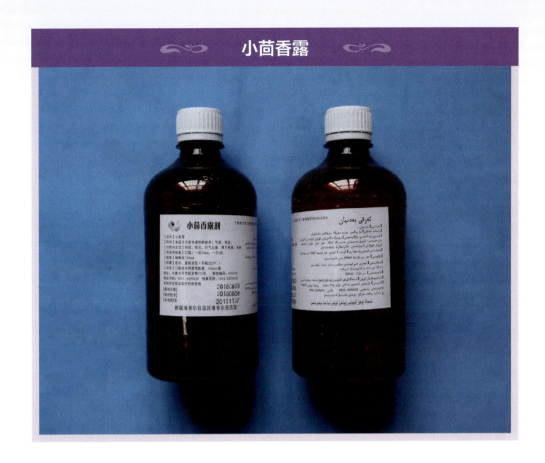

【药品名称】小茴香露 Xiaohuixiang Lu

【批准文号】新药制字M20041605

【执行标准】新疆维吾尔自治区维吾尔医医疗机构制剂标准（MZJ-W-0168-2013）

【处方组成】小茴香。

【性　　状】本品为无色至半透明液体；气香，味微苦。

【功能主治】利尿，明目，行气止痛。用于视弱，水肿。

【用法用量】口服；一次50mL，一日3次。

【规　　格】每瓶装500mL。

【不良反应】尚不明确。

【禁　　忌】尚不明确。

【注意事项】尚不明确。

【贮　　藏】密封，置阴凉处（不超过20℃）。

【包　　装】口服液体药用聚酯瓶。

【有 效 期】3个月。

【生产单位】新疆维吾尔自治区维吾尔医医院

　　　　　　本制剂仅限本医疗机构使用

开胃加瓦日西阿米勒蜜膏

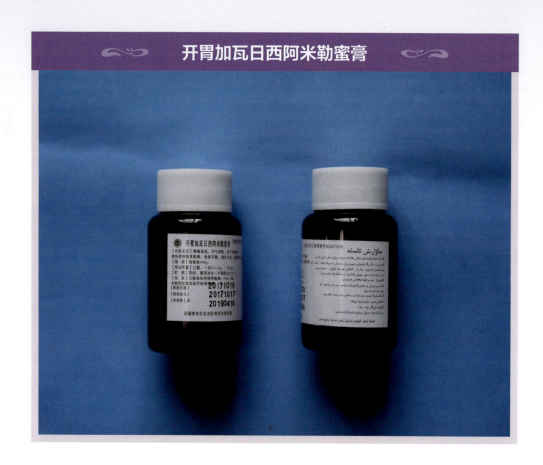

【药品名称】开胃加瓦日西阿米勒蜜膏 Kaiwei Jiawarixi'amile Migao

【批准文号】新药制字M20070508

【执行标准】新疆维吾尔自治区维吾尔医医疗机构制剂标准（MZJ-W-0095-2013）

【处方组成】芜荽子、玫瑰花瓣、蒺藜、铁落（制）、陈皮、肉桂、薰鲁香、余甘子、丁香罗勒、高兹班、诃子肉、芝麻油。

【性　　状】本品为黑棕色蜜膏；味微甜。

【功能主治】增强食欲，行气消胀。用于肝胆疾患所致的腹胃胀满，食欲不振，消化不良，腹泻等。

【用法用量】口服；一次10～15g，一日2次。

【规　　格】每瓶装100g。

【不良反应】尚不明确。

【禁　　忌】尚不明确。

【注意事项】尚不明确。

【贮　　藏】密封。

【包　　装】口服液体药用聚酯瓶。

【有 效 期】18个月

【生产单位】新疆维吾尔自治区维吾尔医医院

　　　　　　本制剂仅限本医疗机构使用

平溃加瓦日西麦尔瓦衣特蜜膏

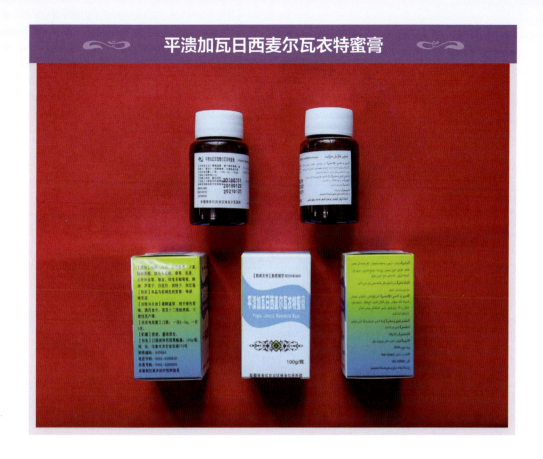

- 【药品名称】平溃加瓦日西麦尔瓦衣特蜜膏 Pingkui Jiawarixi Maierwayite Migao
- 【批准文号】新药制字M20040466
- 【执行标准】卫生部药品标准维吾尔药分册（WS3-BW-0121-98）
- 【处方组成】珍珠、肉桂、肉豆蔻衣、干姜、阿纳其根、欧矢车菊根、草果、乳香、大叶补血草、郁金、印度多椰菊根、酥油、芹菜子、白花丹、肉桂子、肉豆蔻。
- 【性　　状】本品为棕褐色蜜膏；味甜、略苦涩。
- 【功能主治】健脾温胃。用于寒性胃痛，腹泻食少，胃及十二指肠溃疡，习惯性流产等。
- 【用法用量】口服；一次3～5g，一日3次。
- 【规　　格】每瓶装100g。
- 【不良反应】尚不明确。
- 【禁　　忌】尚不明确。
- 【注意事项】尚不明确。
- 【贮　　藏】密封，置阴凉处。
- 【包　　装】口服液体药用聚酯瓶。
- 【有 效 期】36个月。
- 【生产单位】新疆维吾尔自治区维吾尔医医院

  本制剂仅限本医疗机构使用

加瓦日西库木尼蜜膏

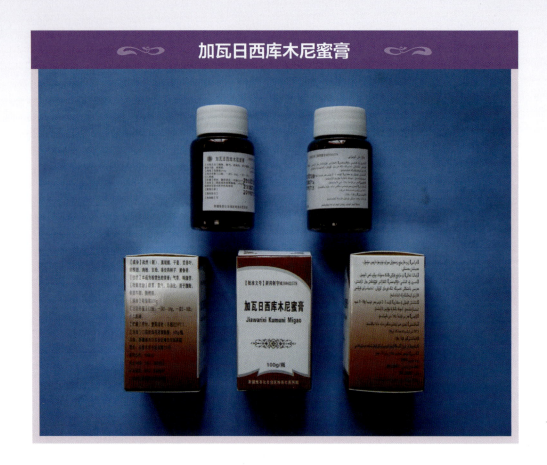

- 【药品名称】加瓦日西库木尼蜜膏 Jiawarixi Kumuni Migao
- 【批准文号】新药制字M20041578
- 【执行标准】新疆维吾尔自治区维吾尔医医疗机构制剂标准（MZJ-W-0081-2013）
- 【处方组成】孜然（制）、黑胡椒、干姜、芸香、胡桐泪、肉桂、甘松、香没药树子、薰鲁香。
- 【性　　状】本品为棕黄色蜜膏；气香，味微苦。
- 【功能主治】温胃消食，散气。用于慢性胃炎，腹胀，食欲不振，肠梗阻。
- 【用法用量】口服；一次5～10g，一日2～3次；小儿酌减。
- 【规　　格】每瓶装100g。
- 【不良反应】尚不明确。
- 【禁　　忌】尚不明确。
- 【注意事项】尚不明确。
- 【贮　　藏】密封。
- 【包　　装】口服固体药用聚酯瓶。
- 【有效期】12个月。
- 【生产单位】新疆维吾尔自治区维吾尔医医院

　　　　　　本制剂仅限本医疗机构使用

加瓦日西昆都尔蜜膏

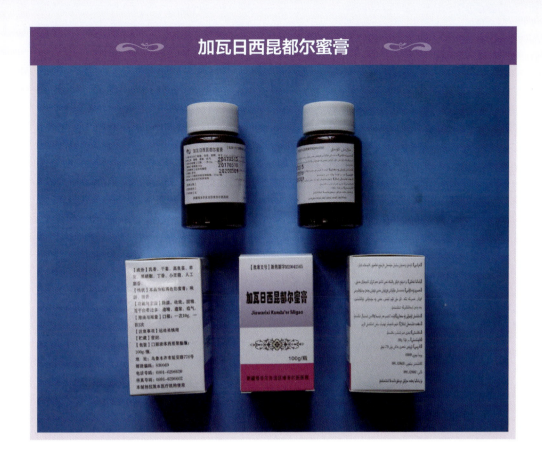

【药品名称】加瓦日西昆都尔蜜膏 Jiawarixi Kundu'er Migao
【批准文号】新药制字M20041565
【执行标准】新疆维吾尔自治区维吾尔医医疗机构制剂标准（MZJ-W-0082-2013）
【处方组成】乳香、干姜、高良姜、荜茇、黑胡椒、丁香、小豆蔻、人工麝香。
【性　　状】本品为棕褐色蜜膏；味甜、微苦。
【功能主治】除湿，收敛，固精。用于白带过多，遗精，遗尿，疝气。
【用法用量】口服；一次10g，一日2次。
【规　　格】每瓶装100g。
【不良反应】尚不明确。
【禁　　忌】尚不明确。
【注意事项】运动员慎用。
【贮　　藏】密封。
【包　　装】口服液体药用聚酯瓶。
【有 效 期】36个月。
【生产单位】新疆维吾尔自治区维吾尔医医院
　　　　　　本制剂仅限本医疗机构使用

亚力甫孜糖膏

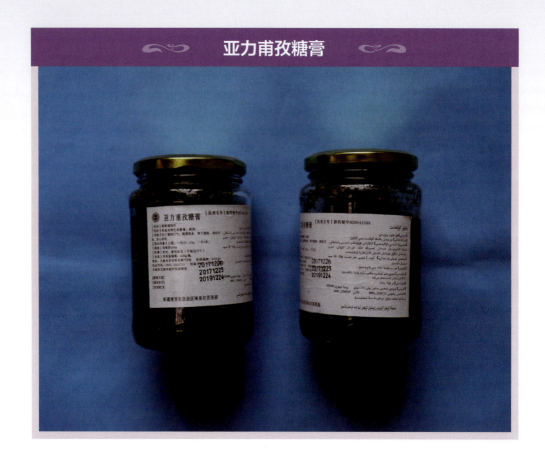

【药品名称】亚力甫孜糖膏 Yalifuzi Tanggao
【批准文号】新药制字M20041588
【执行标准】新疆维吾尔自治区维吾尔医医疗机构制剂标准（MZJ-W-0173-2013）
【处方组成】新鲜薄荷叶。
【性　　状】本品为绿色糖膏；味甜。
【功能主治】散热行气，健胃消食。用于腹胀，消化不良，恶心欲呕。
【用法用量】口服；一次10～20g，一日2次。
【规　　格】每瓶装400g。
【不良反应】尚不明确。
【禁　　忌】尚不明确。
【注意事项】尚不明确。
【贮　　藏】密封。
【包　　装】药用玻璃瓶。
【有 效 期】24个月。
【生产单位】新疆维吾尔自治区维吾尔医医院
　　　　　　本制剂仅限本医疗机构使用

再尔吾尼蜜膏

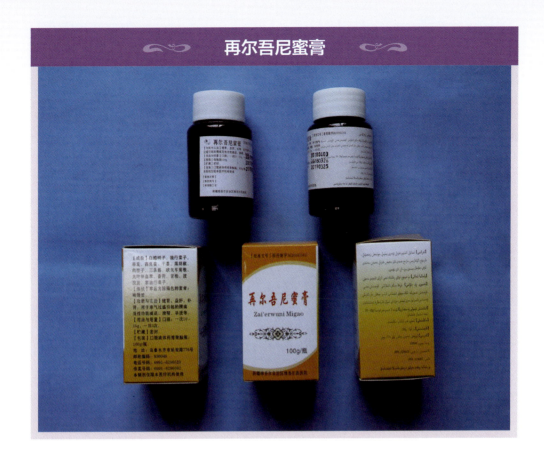

- 【药品名称】再尔吾尼蜜膏 Zai'erwuni Migao
- 【批准文号】新药制字M20041564
- 【执行标准】新疆维吾尔自治区维吾尔医医疗机构制剂标准（MZJ-W-0193-2013）
- 【处方组成】白蜡树子、独行菜子、荜茇、高良姜、干姜、黑胡椒、肉桂子、三条筋、欧矢车菊根、大叶补血草、香附、甘松、波孜旦、家独行菜子。
- 【性　　状】本品为棕褐色蜜膏；味微苦。
- 【功能主治】健胃，益肝，补肾。用于寒气过盛引起的腰痛及性功能减退，滑精，早泄等。
- 【用法用量】口服；一次10～15g，一日3次。
- 【规　　格】每瓶装100g。
- 【不良反应】尚不明确。
- 【禁　　忌】尚不明确。
- 【注意事项】尚不明确。
- 【贮　　藏】密封。
- 【包　　装】口服液体药用聚酯瓶。
- 【有 效 期】12个月。
- 【生产单位】新疆维吾尔自治区维吾尔医医院

   本制剂仅限本医疗机构使用

行气坦尼卡尔片

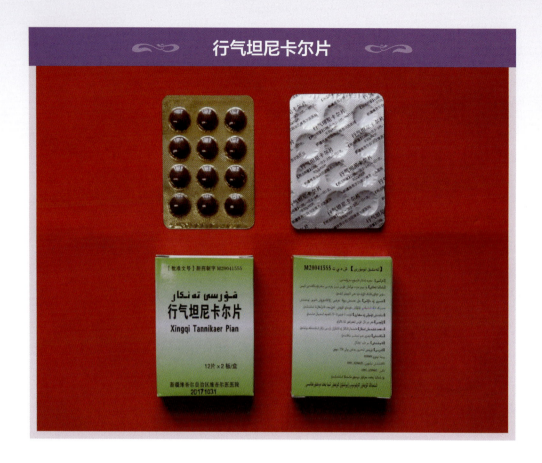

【药品名称】行气坦尼卡尔片 Xingqi Tannikaer Pian
【批准文号】新药制字M20041555
【执行标准】新疆维吾尔自治区维吾尔医医疗机构制剂标准（MZJ-W-0170-2013）
【处方组成】芦荟、黑胡椒、天仙子、硼砂。
【性　　状】本品为薄膜衣片，除去包衣后显棕褐色；味苦。
【功能主治】行气，通便，止痛。用于食欲减退，腹胀，便秘等。
【用法用量】口服：一次2～3片，一日1次。
【规　　格】每片重0.52g。12片/板，2板/盒。
【不良反应】尚不明确。
【禁　　忌】尚不明确。
【注意事项】孕妇及胃溃疡患者忌服。
【贮　　藏】密封。
【包　　装】药用PVC硬片和药用铝箔。
【有 效 期】36个月。
【生产单位】新疆维吾尔自治区维吾尔医医院
　　　　　　本制剂仅限本医疗机构使用

安胃加瓦日西吾地吐如西蜜膏

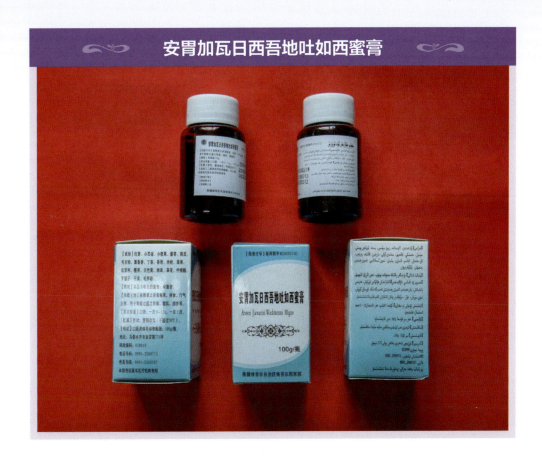

- 【药品名称】安胃加瓦日西吾地吐如西蜜膏 Anwei Jawarixi Wudituruxi Migao
- 【批准文号】新药制字M20062702
- 【执行标准】新疆维吾尔自治区维吾尔医疗机构制剂标准（MZJ-W-0007-2013）
- 【处方组成】沉香、小豆蔻、小檗果、平纳、陈皮、毛甘松、薰鲁香、丁香、香附、肉桂、草果、红豆杉、檀香、天竺黄、阿萨容、荜茇、柠檬酸、罗望子、干姜、罗勒。
- 【性　　状】本品为棕色蜜膏；味微苦。
- 【功能主治】清除胃中异常黏液质，健胃消食，行气止痛。用于寒湿过盛之胃痛，腹泻，腹胀等。
- 【用法用量】口服；一次8～12g，一日2次。
- 【规　　格】每瓶装100g。
- 【不良反应】尚不明确。
- 【禁　　忌】尚不明确。
- 【注意事项】尚不明确。
- 【贮　　藏】密封。
- 【包　　装】口服固体药用聚酯瓶。
- 【有 效 期】24个月。
- 【生产单位】新疆维吾尔自治区维吾尔医医院

本制剂仅限本医疗机构使用

肠安艾布力阿斯糖浆

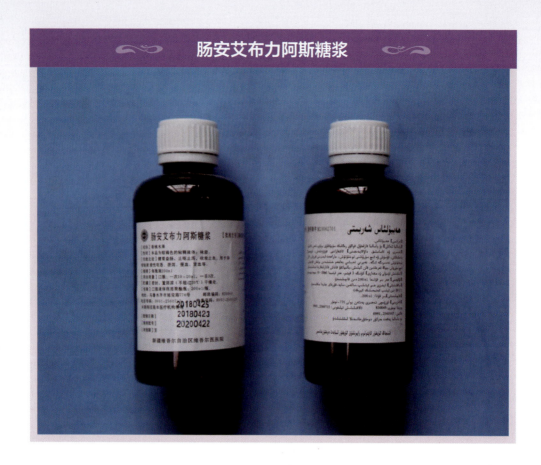

【药品名称】肠安艾布力阿斯糖浆 Chang'an Aibuli'asi Tangjiang

【批准文号】新药制字M20062701

【执行标准】卫生部药品标准维吾尔药分册（WS3-BW-0138-98）

【处方组成】香桃木果。

【性　　状】本品为棕褐色黏稠液体；味甜。

【功能主治】健胃益肠，止呕止泻，收敛止血。用于异常黏液质性呕恶，泄泻，便血，宫血等。

【用法用量】口服：一次10～20mL，一日3次。

【规　　格】每瓶装200mL。

【不良反应】尚不明确。

【禁　　忌】尚不明确。

【注意事项】尚不明确。

【贮　　藏】密封，置阴凉干燥处。

【包　　装】口服液体药用聚酯瓶。

【有 效 期】24个月。

【生产单位】新疆维吾尔自治区维吾尔医医院

本制剂仅限本医疗机构使用

孜日克糖浆

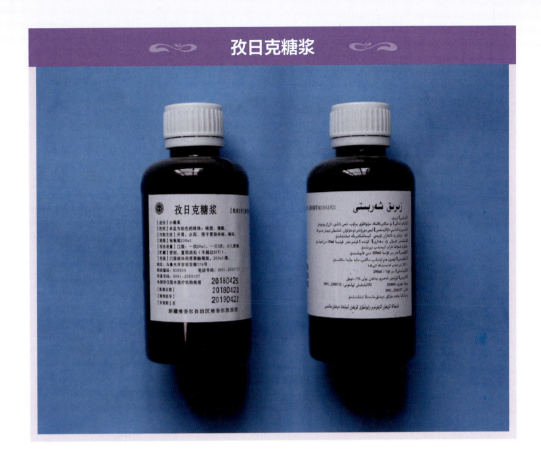

- 【药品名称】孜日克糖浆 Zirike Tangjiang
- 【批准文号】新药制字M20041921
- 【执行标准】新疆维吾尔自治区维吾尔医医疗机构制剂标准（MZJ-W-0201-2013）
- 【处方组成】小檗果。
- 【性　　状】本品为棕色液体；味微酸。
- 【功能主治】开胃，止泻。用于胃肠疾病，痢疾。
- 【用法用量】口服；一次20mL，一日3次；小儿酌减。
- 【规　　格】每瓶装200mL。
- 【不良反应】尚不明确。
- 【禁　　忌】尚不明确。
- 【注意事项】尚不明确。
- 【贮　　藏】密封，置阴凉处（不超过20℃）。
- 【包　　装】口服液体药用聚酯瓶。
- 【有 效 期】12个月。
- 【生产单位】新疆维吾尔自治区维吾尔医医院

本制剂仅限本医疗机构使用

其拉帕片

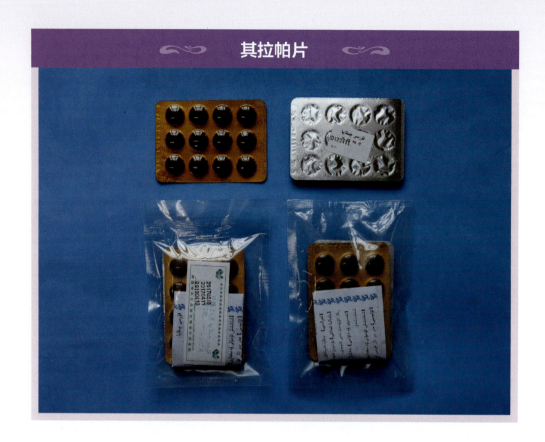

- 【药品名称】其拉帕片 Qilapa Pian
- 【批准文号】新药制字M20041559
- 【执行标准】新疆维吾尔自治区维吾尔医医疗机构制剂标准（MZJ-W-0130-2013）
- 【处方组成】药喇叭根、玫瑰花瓣。
- 【性　　状】本品为薄膜衣片，除去包衣后显棕色；味苦。
- 【功能主治】泻热行滞。用于便秘症。
- 【用法用量】口服；一次3~5片，一日1次。
- 【规　　格】每片重0.52g。12片/板，2板/盒。
- 【不良反应】尚不明确。
- 【禁　　忌】尚不明确。
- 【注意事项】尚不明确。
- 【贮　　藏】密封。
- 【包　　装】药用PVC硬片和药品包装用铝箔。
- 【有效期】24个月。
- 【生产单位】新疆维吾尔自治区维吾尔医医院

本制剂仅限本医疗机构使用

罗乐胃蜜膏

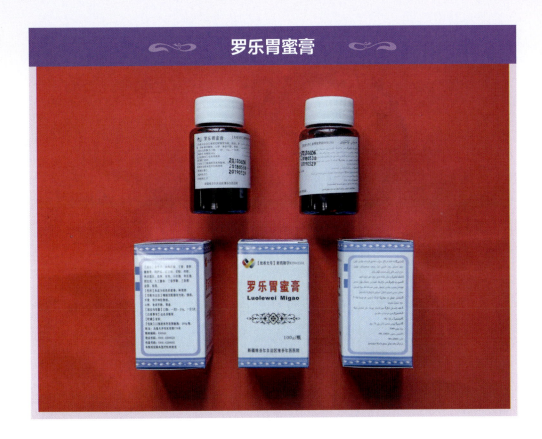

- 【药品名称】罗乐胃蜜膏 Luolewei Migao
- 【批准文号】新药制字M20041544
- 【执行标准】新疆维吾尔自治区维吾尔医医疗机构制剂标准（MZJ-W-0104-2013）
- 【处方组成】余甘子、玫瑰花瓣、丁香、香附、薰鲁香、阿萨容、红豆杉、甘松、肉桂、肉豆蔻衣、草果、珍珠、小豆蔻、肉豆蔻、西红花、人工麝香、丁香罗勒、三条筋、金箔、银箔。
- 【性　　状】本品为棕色蜜膏；味微甜。
- 【功能主治】增强支配器官功能，强筋，开胃。用于神经衰弱，心悸，食欲不振，胃虚。
- 【用法用量】口服；一次5～10g，一日2次。
- 【规　　格】每瓶装100g。
- 【不良反应】尚不明确。
- 【禁　　忌】尚不明确。
- 【注意事项】运动员慎用。
- 【贮　　藏】密封。
- 【包　　装】口服液体药用聚酯瓶。
- 【有 效 期】12个月。
- 【生产单位】新疆维吾尔自治区维吾尔医医院

本制剂仅限本医疗机构使用

复方合牙日仙拜尔蜜膏

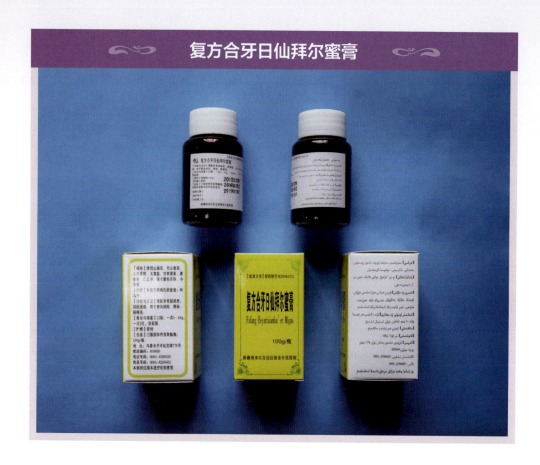

【药品名称】复方合牙日仙拜尔蜜膏 Fufang Heyarixianbai'er Migao

【批准文号】新药制字M20041573

【执行标准】新疆维吾尔自治区维吾尔医医疗机构制剂标准（MZJ-W-0040-2013）

【处方组成】清泻山扁豆、天山堇菜、盒果藤根、大青盐、甘草浸膏、薰鲁香、巴旦油、司卡摩尼亚脂、小茴香。

【性　　状】本品为黑褐色蜜膏；味微苦。

【功能主治】清除异常胆液质，润肠通便。用于瘀血闭经、便秘、肠梗阻。

【用法用量】口服；一次5～10g，一日2次，饭前服。

【规　　格】每瓶装100g

【不良反应】尚不明确。

【禁　　忌】尚不明确。

【注意事项】尚不明确。

【贮　　藏】密封。

【包　　装】口服固体药用聚酯瓶。

【有 效 期】12个月。

【生产单位】新疆维吾尔自治区维吾尔医医院

　　　　　　本制剂仅限本医疗机构使用

复方那尼花蜜膏

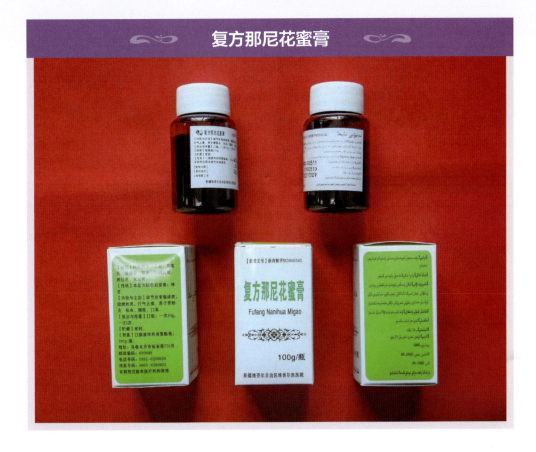

- 【药品名称】复方那尼花蜜膏 Fufang Nanihua Migao
- 【批准文号】新药制字M20041542
- 【执行标准】新疆维吾尔自治区维吾尔医医疗机构制剂标准（MZJ-W-0054-2013）
- 【处方组成】阿育魏果、干姜、芹菜根、薰鲁香、降香、阿纳其根、西红花、水龙骨。
- 【性　　状】本品为棕色蜜膏；味苦。
- 【功能主治】调节异常黏液质，健脾和胃，行气止痛。用于胃肠炎，祛虫，腹胀，口臭。
- 【用法用量】口服；一次10g，一日2次。
- 【规　　格】每瓶装100g。
- 【不良反应】尚不明确。
- 【禁　　忌】尚不明确。
- 【注意事项】尚不明确。
- 【贮　　藏】密封。
- 【包　　装】口服液体药用聚酯瓶。
- 【有 效 期】36个月。
- 【生产单位】新疆维吾尔自治区维吾尔医医院

　　　　　　本制剂仅限本医疗机构使用

复方班鲁提散

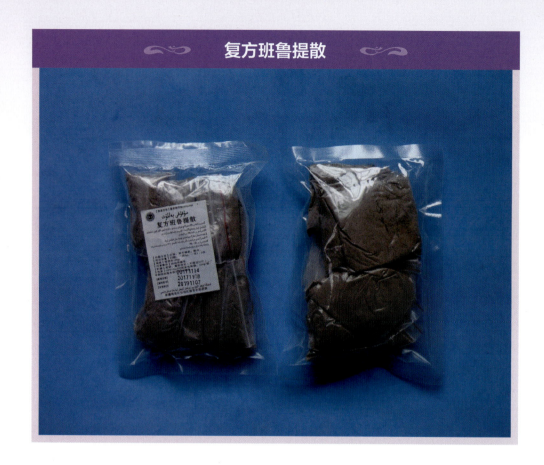

【药品名称】复方班鲁提散 Fufang Banluti San
【批准文号】新药制字M20041589
【执行标准】新疆维吾尔自治区维吾尔医医疗机构制剂标准（MZJ-W-0037-2013）
【处方组成】橡子、没食子、石榴皮、罂粟子、鞣漆树果、香桃木果。
【性　　状】本品为棕色粉末；味苦。
【功能主治】止泻。用于痢疾，肠炎。
【用法用量】口服；一次6g，一日1～2次。
【规　　格】每袋装100g。
【不良反应】尚不明确。
【禁　　忌】尚不明确。
【注意事项】运动员慎用。
【贮　　藏】密封。
【包　　装】OPP/AL/PE医用包装袋。
【有 效 期】18个月。
【生产单位】新疆维吾尔自治区维吾尔医医院
　　　　　　本制剂仅限本医疗机构使用

粉尼露

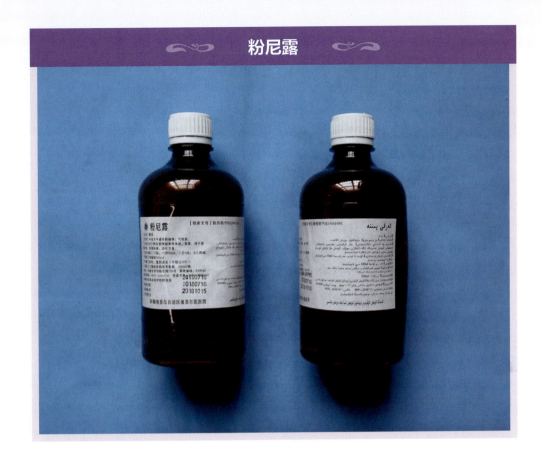

【药品名称】粉尼露 Fenni Lu
【批准文号】新药制字M20041604
【执行标准】新疆维吾尔自治区食品药品监督管理局医疗机构制剂标准（MZJ-W-0028-2009）
【处方组成】藿香。
【性　　状】本品为半透明液体；气特异。
【功能主治】熟化和清除寒性体液，养胃。用于胃寒呕恶，胃腹胀满，消化不良。
【用法用量】口服；一次50mL，一日3次；小儿酌减。
【规　　格】每瓶装500mL。
【不良反应】尚不明确。
【禁　　忌】尚不明确。
【注意事项】尚不明确。
【贮　　藏】密封，置阴凉处（不超过20℃）。
【包　　装】口服液体药用聚酯瓶。
【有 效 期】3个月。
【生产单位】新疆维吾尔自治区维吾尔医医院
　　　　　　本制剂仅限本医疗机构使用

消食阿米勒努西蜜膏

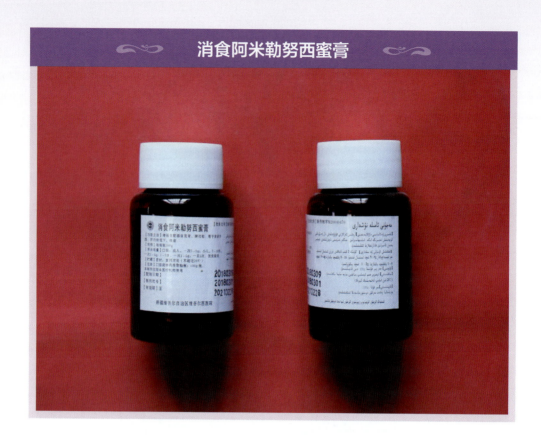

【药品名称】消食阿米勒努西蜜膏 Xiaoshi Amilenuxi Migao

【批准文号】新药制字M20040470

【执行标准】新疆维吾尔自治区维吾尔医医疗机构制剂标准（MZJ-W-0167-2013）

【处方组成】余甘子、玫瑰花瓣、丁香、香附、薰鲁香、阿萨容、红豆杉、甘松、肉桂、肉豆蔻衣、草果、小豆蔻、肉豆蔻、西红花。

【性　　状】本品为棕褐色蜜膏；味微甜。

【功能主治】增强支配器官及肾、脾功能。用于食欲不振，肝功能低下，体虚。

【用法用量】口服；成人，一次5~9g；小儿，5~10岁，一次3~4g；1~5岁，一次1~2g；一日2次，饭前服。

【规　　格】每瓶装100g。

【不良反应】尚不明确。

【禁　　忌】尚不明确。

【注意事项】尚不明确。

【贮　　藏】密封。

【包　　装】口服液体药用聚酯瓶。

【有 效 期】36个月。

【生产单位】新疆维吾尔自治区维吾尔医医院

本制剂仅限本医疗机构使用

斯日坎吉本布祖热合剂

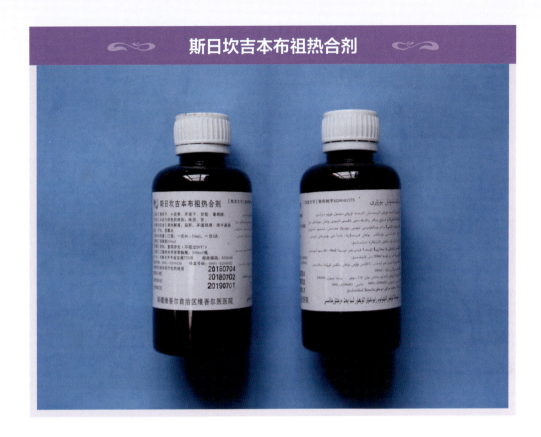

- 【药品名称】斯日坎吉本布祖热合剂 Sirikanjiben Buzure Heji
- 【批准文号】新药制字M20041575
- 【执行标准】新疆维吾尔自治区维吾尔医医疗机构制剂标准（MZJ-W-0150-2013）
- 【处方组成】菊苣子、小茴香、芹菜子、甘松、葡萄醋。
- 【性　　状】本品为棕色液体；味涩、苦。
- 【功能主治】清热解渴，益肝，开通阻滞。用于高脂血症，肝炎，胆囊炎。
- 【用法用量】口服；一次40～50mL，一日3次。
- 【规　　格】每瓶装200mL。
- 【不良反应】尚不明确。
- 【禁　　忌】尚不明确。
- 【注意事项】尚不明确。
- 【贮　　藏】密封，置阴凉处（不超过20℃）。
- 【包　　装】口服液体药用聚酯瓶。
- 【有 效 期】12个月。
- 【生产单位】新疆维吾尔自治区维吾尔医医院

　　　　　　本制剂仅限本医疗机构使用

温散加瓦日西加里奴司蜜膏

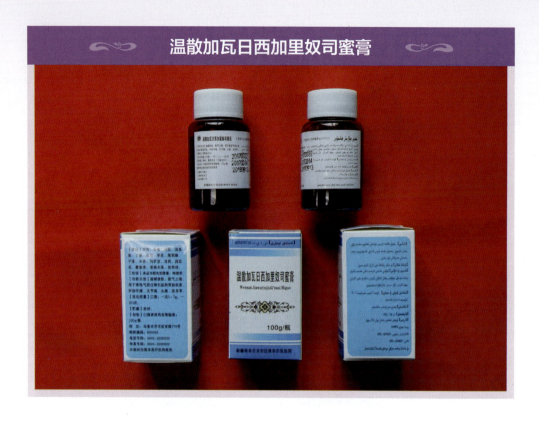

- 【药品名称】温散加瓦日西加里奴司蜜膏 Wensan Jiawarixijialinusi Migao
- 【批准文号】新药制字M20070710
- 【执行标准】新疆维吾尔自治区维吾尔医医疗机构制剂标准（MZJ-W-0161-2013）
- 【处方组成】甘松、草果、肉桂、高良姜、丁香、香附、荜芨、黑胡椒、干姜、木香、阿萨容、当药、西红花、薰鲁香、香桃木果、没药枝。
- 【性　　状】本品为棕色蜜膏；味微苦。
- 【功能主治】温暖诸脏，散气止痛。用于寒性气质过剩引起的胃肠疾患、肝胁作痛、关节痛、头痛、尿多等。
- 【用法用量】口服，一次5~7g，一日3次。
- 【规　　格】每瓶装100g。
- 【不良反应】尚不明确。
- 【禁　　忌】尚不明确。
- 【注意事项】尚不明确。
- 【贮　　藏】密封。
- 【包　　装】口服液体药用聚酯瓶。
- 【有 效 期】18个月。
- 【生产单位】新疆维吾尔自治区维吾尔医医院

本制剂仅限本医疗机构使用

六、心脑血管科

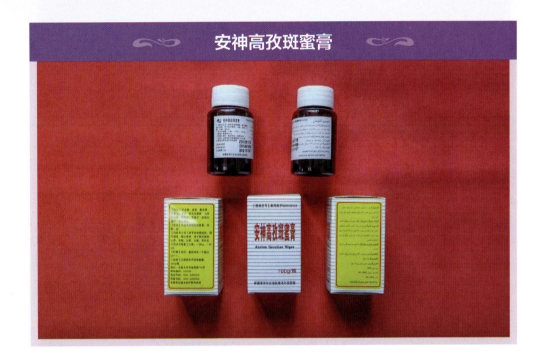

- 【药品名称】安神高孜斑蜜膏 Anshen Gaoziban Migao
- 【批准文号】新药制字M20041541
- 【执行标准】新疆维吾尔自治区食品药品监督管理局医疗机构制剂标准（MZJ-W-0262-2009）
- 【处方组成】牛舌草、蚕茧、薰衣草、香青兰、檀香、欧矢车菊根、大叶补血草、紫苏子、芫荽子、家独行菜子、牛舌草花。
- 【性　　状】本品为棕褐色蜜膏；味酸、涩。
- 【功能主治】调节异常黑胆质，理气通络，强心安神。用于神经衰弱，心悸，失眠，头晕，头痛，高血压。
- 【用法用量】口服；一次6g，一日2次。
- 【规　　格】每瓶装100g。
- 【不良反应】尚不明确。
- 【禁　　忌】尚不明确。
- 【注意事项】尚不明确。
- 【贮　　藏】密封，置阴凉处（不超过20℃）。
- 【包　　装】口服液体药用聚酯瓶。
- 【有 效 期】36个月。
- 【生产单位】新疆维吾尔自治区维吾尔医医院

　　　　　　本制剂仅限本医疗机构使用

库克亚片

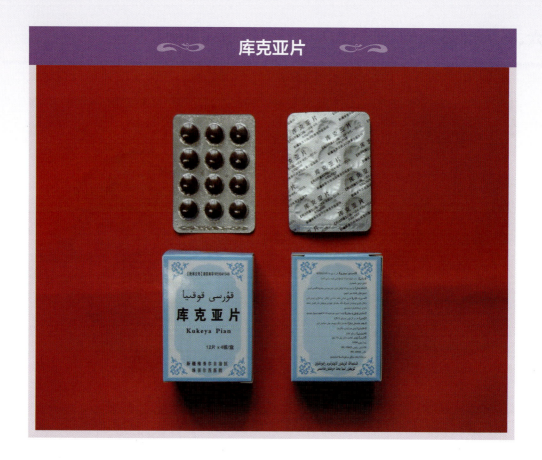

- 【药品名称】库克亚片 Kukeya Pian
- 【批准文号】新药制字M20041549
- 【执行标准】新疆维吾尔自治区维吾尔医医疗机构制剂标准（MZJ-W-0098-2013）
- 【处方组成】芦荟、盒果藤根、诃子肉、薰衣草、阿拉伯胶、西黄蓍胶、阿莫尼亚脂、阿里红、药西瓜。
- 【性　　状】本品为薄膜衣片，除去包衣后显棕褐色；味苦。
- 【功能主治】清除异常黏液质，开通阻滞，清血止痛。用于脑梗塞，头痛，偏头疼。
- 【用法用量】口服；一次4～6片，一日2次。
- 【规　　格】每片重0.52g。12片/板，4板/盒。
- 【不良反应】尚不明确。
- 【禁　　忌】尚不明确。
- 【注意事项】孕妇慎用。
- 【贮　　藏】密封。
- 【包　　装】药用PVC硬片和药品包装用铝箔。
- 【有 效 期】36个月。
- 【生产单位】新疆维吾尔自治区维吾尔医医院

　　　　　　本制剂仅限本医疗机构使用

玫瑰花露

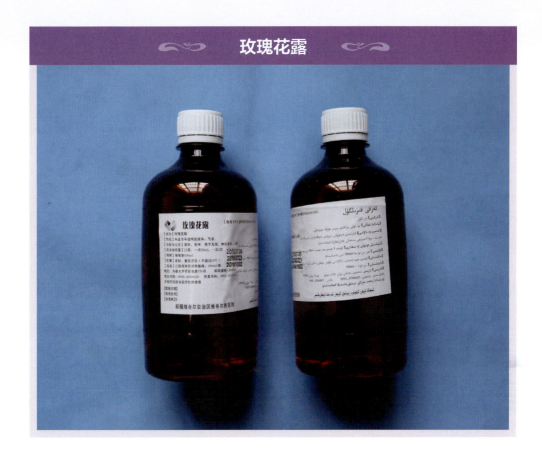

【药品名称】玫瑰花露 Meiguihua Lu
【批准文号】新药制字M20041580
【执行标准】新疆维吾尔自治区维吾尔医医疗机构制剂标准（MZJ-W-0107-2013）
【处方组成】玫瑰花瓣。
【性　　状】本品为半透明液体；气香。
【功能主治】清热，安神。用于发烧，神经衰弱，心慌。
【用法用量】口服；一次50mL，一日3次。
【规　　格】每瓶装500mL。
【不良反应】尚不明确。
【禁　　忌】尚不明确。
【注意事项】尚不明确。
【贮　　藏】密封，置阴凉处（不超过20℃）。
【包　　装】口服液体药用聚酯瓶。
【有 效 期】3个月。
【生产单位】新疆维吾尔自治区维吾尔医医院
　　　　　　本制剂仅限本医疗机构使用

其拉尼糖浆

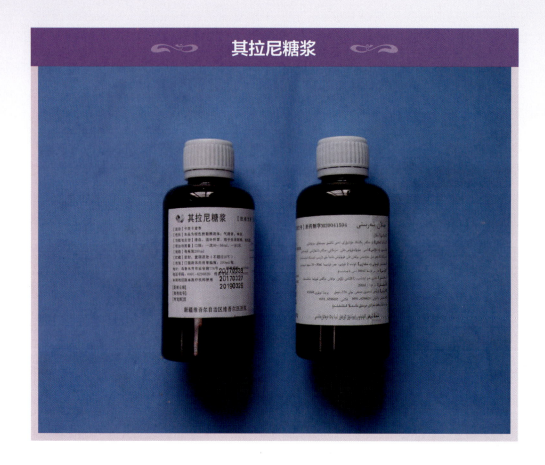

- 【药品名称】其拉尼糖浆 Qilani Tangjiang
- 【批准文号】新药制字M20041594
- 【执行标准】新疆维吾尔自治区维吾尔医医疗机构制剂标准（MZJ-W-0129-2013）
- 【处方组成】卡西卡甫枣。
- 【性　　状】本品为棕色黏稠液体；气清香，味甜。
- 【功能主治】清血，滋补肝胃。用于血液黏稠，高血脂。
- 【用法用量】口服；一次30～50mL，一日2次。
- 【规　　格】每瓶装200mL。
- 【不良反应】尚不明确。
- 【禁　　忌】尚不明确。
- 【注意事项】尚不明确。
- 【贮　　藏】密封，置阴凉处（不超过20℃）。
- 【包　　装】口服液体药用聚酯瓶。
- 【有 效 期】24个月。
- 【生产单位】新疆维吾尔自治区维吾尔医医院

　　　　　　本制剂仅限本医疗机构使用

松布力糖浆

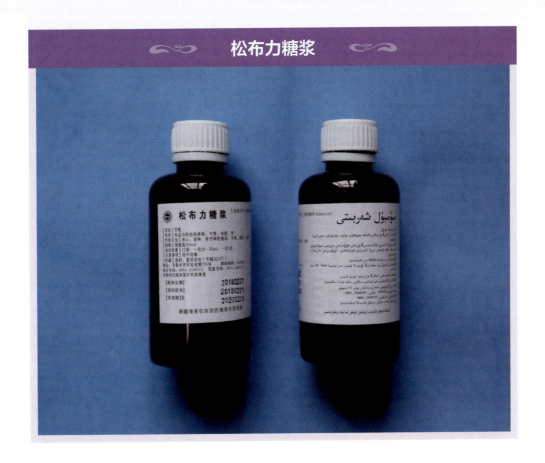

【药品名称】松布力糖浆 Songbuli Tangjiang
【批准文号】新药制字M20041557
【执行标准】新疆维吾尔自治区食品药品监督管理局医疗机构制剂标准(MZJ-W-0171-2009)
【处方组成】甘松。
【性　　状】本品为棕色液体；气香，味甜、辛。
【功能主治】养心，安神。用于神经衰弱，失眠，健忘，心悸。
【用法用量】口服；一次20～30mL，一日3次。
【规　　格】每瓶装200mL。
【不良反应】尚不明确。
【禁　　忌】尚不明确。
【注意事项】尚不明确。
【贮　　藏】密封，置阴凉处（不超过20℃）。
【包　　装】口服液体药用聚酯瓶。
【有 效 期】24个月。
【生产单位】新疆维吾尔自治区维吾尔医医院
　　　　　　本制剂仅限本医疗机构使用

松补力口服液

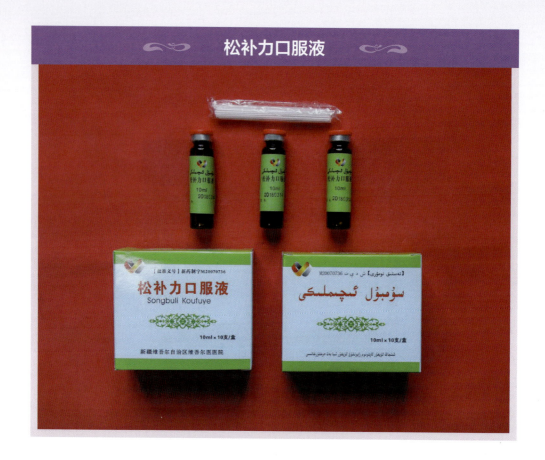

【药品名称】松补力口服液 Songbuli Koufuye
【批准文号】新药制字M20070736
【执行标准】卫生部药品标准维吾尔药分册（WS3-BW-0151-98）
【处方组成】甘松。
【性　　状】本品为黄棕色液体；气香，味甜、辛。
【功能主治】养心，安神，增强胃功能。用于心悸，神经衰弱，腹痛，胃病等。
【用法用量】口服；一次10～20mL，一日3次。
【规　　格】每支装10mL。10支/盒。
【不良反应】尚不明确。
【禁　　忌】尚不明确。
【注意事项】尚不明确。
【贮　　藏】密封，置阴凉干燥处。
【包　　装】钠钙玻璃管制口服液体瓶。
【有 效 期】18个月。
【生产单位】新疆维吾尔自治区维吾尔医医院
　　　　　　本制剂仅限本医疗机构使用

宝心艾维西木口服液

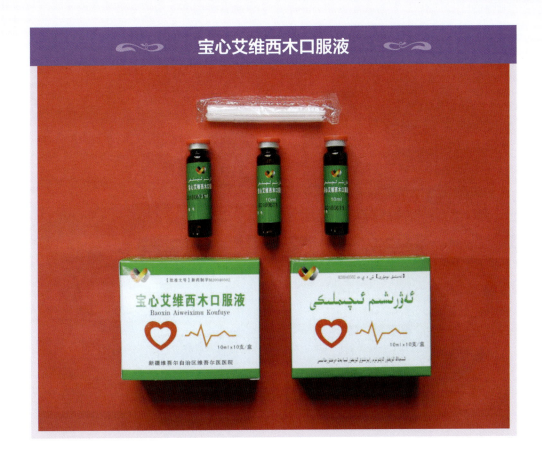

【药品名称】宝心艾维西木口服液 Baoxin Aiweiximu Koufuye

【批准文号】新药制字M20040502

【执行标准】新疆维吾尔自治区维吾尔医医疗机构制剂标准（MZJ-W-0017-2013）

【处方组成】蚕茧、高兹班、薰衣草、檀香、沉香、陈皮、三条筋、香青兰、丁香罗勒、西红花。

【性　　状】本品为棕色液体；味辛、微苦。

【功能主治】强心益肝，镇静安神。用于心慌气短，头晕目眩，恶心呕吐，食欲不振，营养不良，神经衰弱等。

【用法用量】口服；一次10mL，一日2次。

【规　　格】每支装10mL。10支/盒。

【不良反应】尚不明确。

【禁　　忌】尚不明确。

【注意事项】尚不明确。

【贮　　藏】密封。

【包　　装】低硼硅玻璃管制口服液瓶。

【有 效 期】24个月。

【生产单位】新疆维吾尔自治区维吾尔医医院

本制剂仅限本医疗机构使用

参德力糖浆

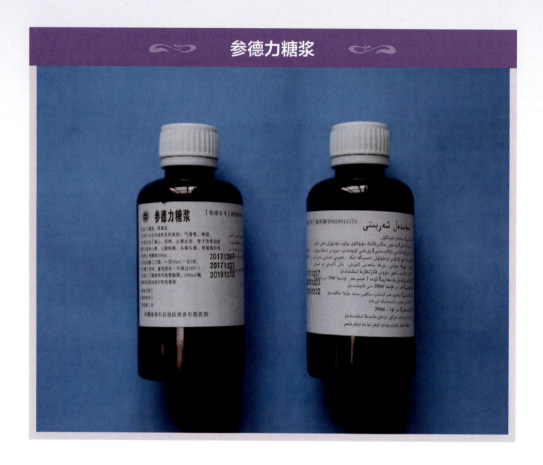

- 【药品名称】参德力糖浆 Shendeli Tangjiang
- 【批准文号】新药制字M20041576
- 【执行标准】新疆维吾尔自治区维吾尔医医疗机构制剂标准（MZJ-W-0021-2013）
- 【处方组成】檀香、玫瑰花瓣。
- 【性　　状】本品为淡棕色液体；气清香，味甜。
- 【功能主治】强心，安神，止痛止泻。用于异常胆汁质引起的心悸，心胸疼痛，头疼头晕，胃痛腹泻等。
- 【用法用量】口服；一次30mL，一日3次。
- 【规　　格】每瓶装200mL。
- 【不良反应】尚不明确。
- 【禁　　忌】尚不明确。
- 【注意事项】尚不明确。
- 【贮　　藏】密封，置阴凉处（不超过20℃）。
- 【包　　装】口服液体药用聚酯瓶。
- 【有 效 期】24个月。
- 【生产单位】新疆维吾尔自治区维吾尔医医院

本制剂仅限本医疗机构使用

复方巴迪然吉布亚合剂

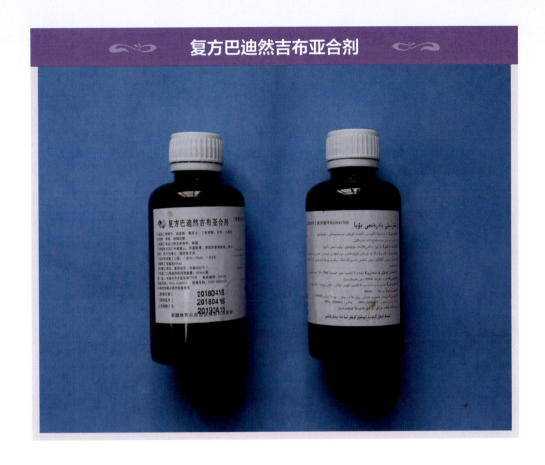

- 【药品名称】复方巴迪然吉布亚合剂 Fufang Badiranjibuya Heji
- 【批准文号】新药制字M20041582
- 【执行标准】新疆维吾尔自治区维吾尔医医疗机构制剂标准（MZJ-W-0035-2013）
- 【处方组成】香青兰、高兹班、菊苣子、丁香罗勒、甘草、小茴香、水龙骨、苹果、玫瑰花瓣。
- 【性　　状】本品为棕色液体；味甜。
- 【功能主治】补脑强心，开通阻滞，清泻异常黑胆质，爽心悦志。用于改善心、脑供血不足。
- 【用法用量】口服；一次10～20mL，一日2次。
- 【规　　格】每瓶装200mL。
- 【不良反应】尚不明确。
- 【禁　　忌】尚不明确。
- 【注意事项】尚不明确。
- 【贮　　藏】密封，置阴凉处（不超过20℃）。
- 【包　　装】口服液体药用聚酯瓶。
- 【有 效 期】12个月。
- 【生产单位】新疆维吾尔自治区维吾尔医医院

　　　　　　本制剂仅限本医疗机构使用

凉血参德力露

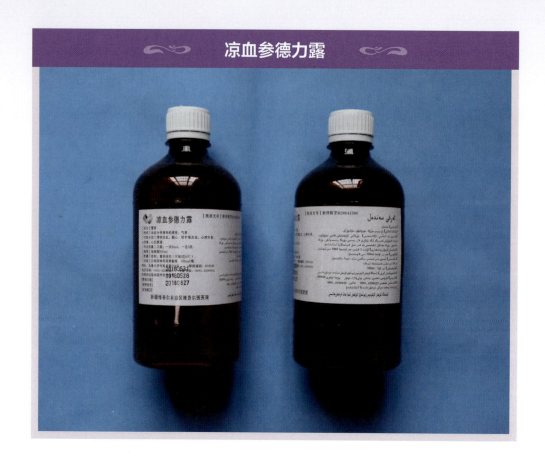

【药品名称】凉血参德力露 Liangxue Shendeli Lu
【批准文号】新药制字M20041586
【执行标准】新疆维吾尔自治区维吾尔医医疗机构制剂标准（MZJ-W-0100-2013）
【处方组成】檀香。
【性　　状】本品为无色至半透明液体；气香，味淡。
【功能主治】清热凉血，强心。用于高血压，心律失常，心绞痛，心肌梗塞。
【用法用量】口服；一次50mL，一日3次。
【规　　格】每瓶装500mL。
【不良反应】尚不明确。
【禁　　忌】尚不明确。
【注意事项】尚不明确。
【贮　　藏】密封，置阴凉处（不超过20℃）。
【包　　装】口服液体药用聚酯瓶。
【有 效 期】3个月。
【生产单位】新疆维吾尔自治区维吾尔医医院
　　　　　　本制剂仅限本医疗机构使用

益脑吾斯提库都斯糖浆

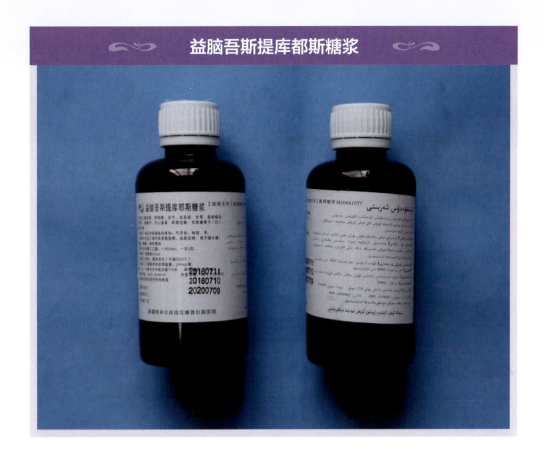

【药品名称】益脑吾斯提库都斯糖浆 Yinao Wusitikudusi Tangjiang

【批准文号】新药制字M20041577

【执行标准】新疆维吾尔自治区维吾尔医医疗机构制剂标准（MZJ-W-0191-2013）

【处方组成】薰衣草、铁线蕨、赤芍、高兹班、甘草、茴香根皮、芹菜子、蜀葵子、天山堇菜、玫瑰花瓣、无核葡萄干（红）、破布木果。

【性　　状】本品为棕褐色液体；气芳香，味甜、辛。

【功能主治】调节异常黑胆质，益脑安神。用于偏头痛，忧郁，癫痫，神经衰弱。

【用法用量】口服；一次30mL，一日2次。

【规　　格】每瓶装200mL。

【不良反应】尚不明确。

【禁　　忌】尚不明确。

【注意事项】尚不明确。

【贮　　藏】密封，置阴凉处（不超过20℃）。

【包　　装】口服液体药用聚酯瓶。

【有 效 期】24个月。

【生产单位】新疆维吾尔自治区维吾尔医医院

　　　　　　本制剂仅限本医疗机构使用

七、男科

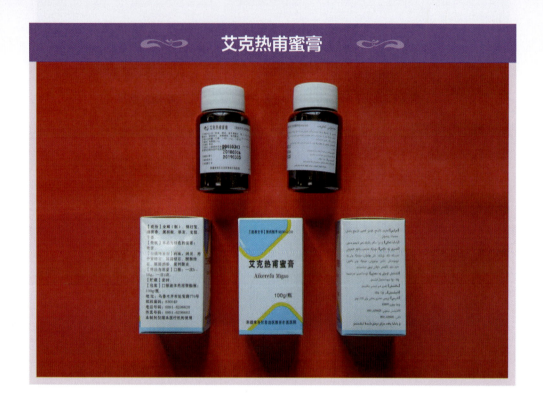

【药品名称】艾克热甫蜜膏 Aikerefu Migao

【批准文号】新药制字M20041600

【执行标准】新疆维吾尔自治区维吾尔医医疗机构制剂标准（MZJ-W-0003-2013）

【处方组成】全蝎（制）、锦灯笼、海狸香、黑胡椒、葫芦巴、龙胆、干姜。

【性　　状】本品为棕色蜜膏；味苦。

【功能主治】利尿，消炎。用于肾结石，尿路结石，膀胱结石，尿路感染，前列腺炎。

【用法用量】口服；一次5～10g，一日2次。

【规　　格】每瓶装100g。

【不良反应】尚不明确。

【禁　　忌】尚不明确。

【注意事项】尚不明确。

【贮　　藏】密封。

【包　　装】口服液体药用聚酯瓶。

【有 效 期】12个月。

【生产单位】新疆维吾尔自治区维吾尔医医院

本制剂仅限本医疗机构使用

色坎库尔蜜膏

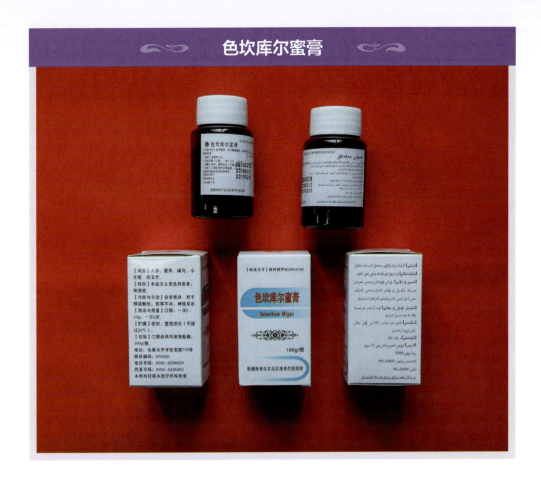

【药品名称】色坎库尔蜜膏 Sekankuer Migao
【批准文号】新药制字M20041596
【执行标准】新疆维吾尔自治区食品药品监督管理局医疗机构制剂标准（MZJ-W-0269-2009）
【处方组成】人参、鹿茸、海马、小豆蔻、欧玉竹。
【性　　状】本品为土黄色蜜膏；味微甜。
【功能主治】益肾强身。用于腰膝酸软，阳事不举，神疲早泄。
【用法用量】口服；一次6～10g，一日2次。
【规　　格】每瓶装100g。
【不良反应】尚不明确。
【禁　　忌】尚不明确。
【注意事项】尚不明确。
【贮　　藏】密封，置阴凉处（不超过20℃）。
【包　　装】口服液体药用聚酯瓶。
【有 效 期】12个月。
【生产单位】新疆维吾尔自治区维吾尔医医院
　　　　　　本制剂仅限本医疗机构使用

库吾提艾拉壮阳口服液

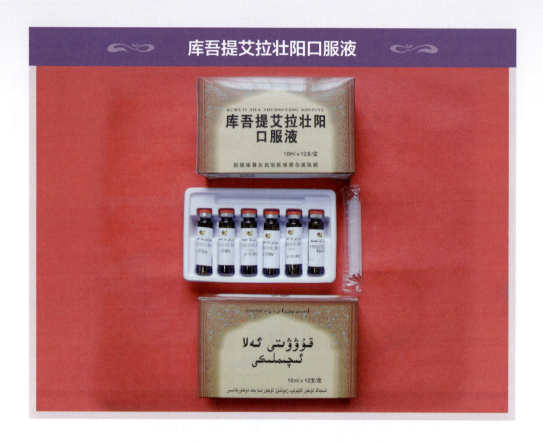

- 【药品名称】库吾提艾拉壮阳口服液 Kuwuti Aila Zhuangyang Koufuye
- 【批准文号】新药制字M20041607
- 【执行标准】新疆维吾尔自治区食品药品监督管理局医疗机构制剂标准（MZJ-W-0271-2009）
- 【处方组成】中亚白及、鹿茸、锁阳、牛鞭、菟丝子、红参、欧玉竹、枸杞子、肉桂子、小豆蔻、蛇床子、韭菜子、莱菔子、肉苁蓉、淫洋藿、胡萝卜子。
- 【性　　状】本品为棕色液体；味辛、微苦。
- 【功能主治】生精补髓，养血助阳。用于阳痿，早泄，遗精，精神萎靡，阴囊湿冷，头晕，耳鸣，目眩等症。
- 【用法用量】口服；一次10mL，一日2次。
- 【规　　格】每支装10mL。12支/盒。
- 【不良反应】尚不明确。
- 【禁　　忌】尚不明确。
- 【注意事项】尚不明确。
- 【贮　　藏】密封，置阴凉处（不超过20℃）。
- 【包　　装】钠钙玻璃管制口服液体瓶。
- 【有 效 期】12个月。
- 【生产单位】新疆维吾尔自治区维吾尔医医院

　　　　　　本制剂仅限本医疗机构使用

依本斯纳蜜膏

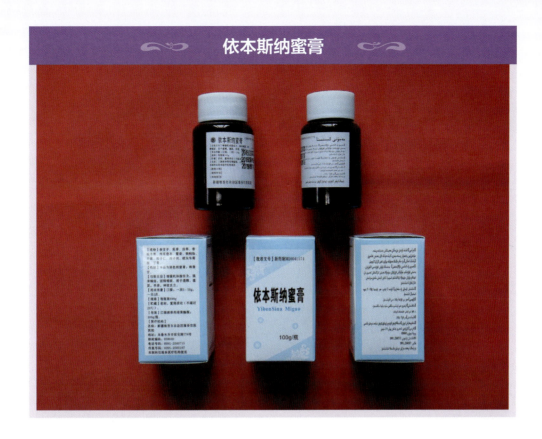

【药品名称】依本斯纳蜜膏 Yibensina Migao

【批准文号】新药制字M20041574

【执行标准】新疆维吾尔自治区维吾尔医医疗机构制剂标准（MZJ-W-0176-2013）

【处方组成】余甘子、没药、乳香、香桃木果、肉豆蔻衣、干姜、白皮松子仁、卡布尔诃子肉、欧矢车菊根、平纳、丁香。

【性　　状】本品为棕色蜜膏；味苦。

【功能主治】增强机体捏住力，强身燥湿，固精缩尿。用于遗精，遗尿，早泄，神疲乏力。

【用法用量】口服；一次5～10g，一日2次。

【规　　格】每瓶装100g。

【不良反应】尚不明确。

【禁　　忌】尚不明确。

【注意事项】尚不明确。

【贮　　藏】密封。

【包　　装】口服液体药用聚酯瓶。

【有 效 期】36个月。

【生产单位】新疆维吾尔自治区维吾尔医医院

　　　　　　本制剂仅限本医疗机构使用

复方苏拉甫蜜膏

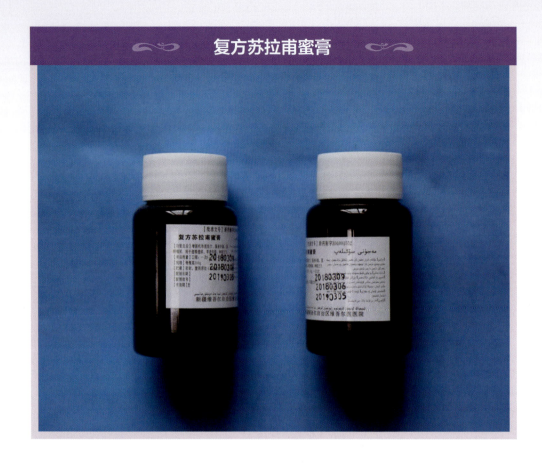

【药品名称】复方苏拉甫蜜膏 Fufang Sulafu Migao

【批准文号】新药制字M20041552

【执行标准】新疆维吾尔自治区维吾尔医医疗机构制剂标准（MZJ-W-0061-2013）

【处方组成】中亚白及、大叶补血草、欧玉竹、欧矢车菊根、巴旦仁、阿月浑子、欧榛、奶桃、黑芝麻、干姜、丁香、茴芹果、荜茇、西红花、肉桂子、肉桂、蛋黄（熟）。

【性　　状】本品为棕色蜜膏；味微甜。

【功能主治】增强机体捏住力，强身补脑，固精缩尿。用于遗精遗尿，早泄体弱，神疲乏力。

【用法用量】口服；一次6～10g，一日2次。

【规　　格】每瓶装100g。

【不良反应】尚不明确。

【禁　　忌】尚不明确。

【注意事项】尚不明确。

【贮　　藏】密封。

【包　　装】口服固体药用聚酯瓶。

【有 效 期】12个月。

【生产单位】新疆维吾尔自治区维吾尔医医院

本制剂仅限本医疗机构使用

八、内分泌科

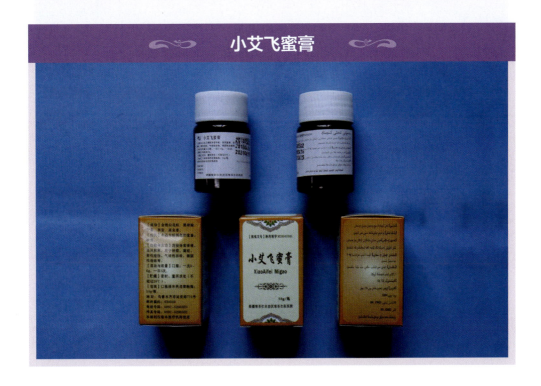

【药品名称】小艾飞蜜膏 Xiao'aifei Migao
【批准文号】新药制字M20041543
【执行标准】新疆维吾尔自治区食品药品监督管理局医疗机构制剂标准（MZJ-W-0261-2009）
【处方组成】金钱白花蛇、黑胡椒、干姜、荜茇、高良姜。
【性　　状】本品为棕褐色蜜膏；味苦。
【功能主治】清除异常体液，祛风散寒。用于肿瘤，漏症，寒性疮伤，气结性恶疮，顽固性疮疡等。
【用法用量】口服；一次3～6g，一日3次。
【规　　格】每瓶装50g。
【不良反应】尚不明确。
【禁　　忌】尚不明确。
【注意事项】尚不明确。
【贮　　藏】密封，置阴凉处（不超过20℃）。
【包　　装】口服液体药用聚酯瓶。
【有 效 期】36个月。
【生产单位】新疆维吾尔自治区维吾尔医医院
　　　　　　本制剂仅限本医疗机构使用

孜亚比提片

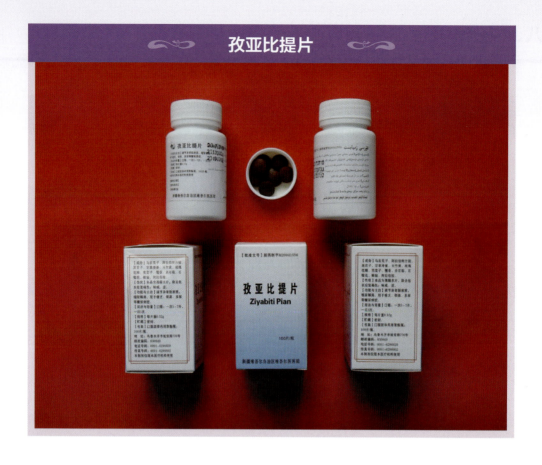

- 【药品名称】孜亚比提片 Ziyabiti Pian
- 【批准文号】新药制字M20041556
- 【执行标准】新疆维吾尔自治区维吾尔医医疗机构制剂标准（MZJ-W-0202-2013）
- 【处方组成】马齿苋子、阿拉伯树汁胶、莴苣子、甘草浸膏、天竺黄、玫瑰花瓣、芫荽子、檀香、赤石脂、石榴花、樟脑、阿拉伯胶。
- 【性　　状】本品为薄膜衣片，除去包衣后显褐色；味咸、涩。
- 【功能主治】调节异常胆液质，缩尿解渴。用于疲乏，烦渴，多尿等糖尿病症。
- 【用法用量】口服；一次5~7片，一日2次。
- 【规　　格】每片重0.52g。每瓶装100片。
- 【不良反应】尚不明确。
- 【禁　　忌】尚不明确。
- 【注意事项】尚不明确。
- 【贮　　藏】密封。
- 【包　　装】口服固体药用聚酯瓶。
- 【有 效 期】24个月。
- 【生产单位】新疆维吾尔自治区维吾尔医医院

  本制剂仅限本医疗机构使用

九、神经内科

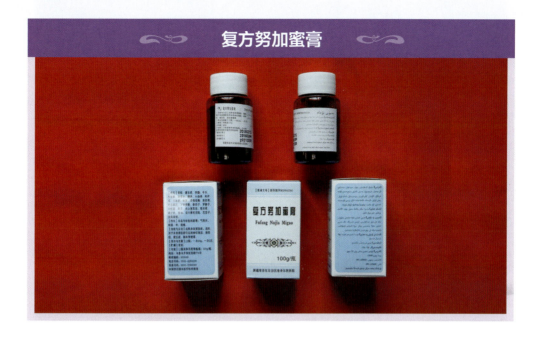

【药品名称】复方努加蜜膏 Fufang Nujia Migao
【批准文号】新药制字M20041566
【执行标准】新疆维吾尔自治区维吾尔医医疗机构制剂标准（MZJ-W-0055-2013）
【处方组成】甘松、薰衣草、罗勒、牛至、水龙骨、香青兰、檀香、小茴香、阿萨容、三条筋、松萝、玫瑰花瓣、高兹班、牛舌草花、丁香罗勒、紫苏子、罗勒子、小豆蔻、草果、天山堇菜花、菟丝草、诃子肉、赤芍、司卡摩尼亚脂、芜荽子、盒果藤根。
【性　　状】本品为棕色蜜膏；气特异，味甜、辛、微辣。
【功能主治】成熟异常黑胆质，通阻。用于异常黑胆质引起的神经衰弱，抑郁症，健忘症，脑血管梗塞。
【用法用量】口服；一次10g，一日2次。
【规　　格】每瓶装100g。
【不良反应】尚不明确。
【禁　　忌】尚不明确。
【注意事项】尚不明确。
【贮　　藏】密封。
【包　　装】口服液体药用聚酯瓶。
【有 效 期】36个月。
【生产单位】新疆维吾尔自治区维吾尔医医院
　　　　　　本制剂仅限本医疗机构使用

高滋斑露

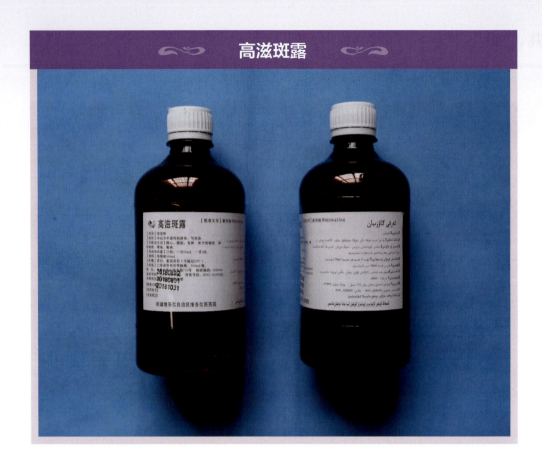

【药品名称】高滋斑露 Gaoziban Lu

【批准文号】新药制字M20041584

【执行标准】新疆维吾尔自治区维吾尔医医疗机构制剂标准（MZJ-W-0071-2013）

【处方组成】高兹班。

【性　　状】本品为半透明液体；气特异。

【功能主治】强心，健脑，安神。用于忧郁症，神经衰弱，哮喘，癫痫。

【用法用量】口服；一次50mL，一日3次。

【规　　格】每瓶装500mL。

【不良反应】尚不明确。

【禁　　忌】尚不明确。

【注意事项】尚不明确。

【贮　　藏】密封，置阴凉处（不超过20℃）。

【包　　装】口服液体药用聚酯瓶。

【有 效 期】3个月。

【生产单位】新疆维吾尔自治区维吾尔医医院

本制剂仅限本医疗机构使用

十、内科

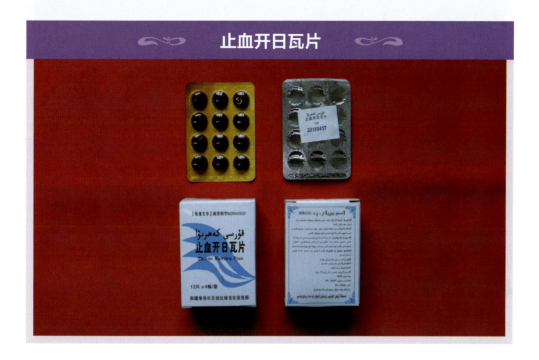

- 【药品名称】止血开日瓦片 Zhixue Kairiwa Pian
- 【批准文号】新药制字M20041553
- 【执行标准】新疆维吾尔自治区维吾尔医疗机构制剂标准（MZJ-W-0198-2013）
- 【处方组成】石榴花、阿拉伯胶、琥珀、玫瑰花瓣、蚤状车前子、香没药树子、赤石脂、血竭、西黄蓍胶。
- 【性　　状】本品为薄膜衣片，除去包衣后显棕红色；味微酸、涩。
- 【功能主治】收敛，止血，止泻。用于异常体液所致的各种出血症（胃肠出血、便血、尿血）及慢性腹泻。
- 【用法用量】口服；一次2～4片，一日2次。
- 【规　　格】每片重0.52g。12片/板，4板/盒。
- 【不良反应】尚不明确。
- 【禁　　忌】尚不明确。
- 【注意事项】尚不明确。
- 【贮　　藏】密封。
- 【包　　装】药用PVC硬片和药品包装用铝箔。
- 【有 效 期】36个月。
- 【生产单位】新疆维吾尔自治区维吾尔医医院

本制剂仅限本医疗机构使用

拜尔西夏片

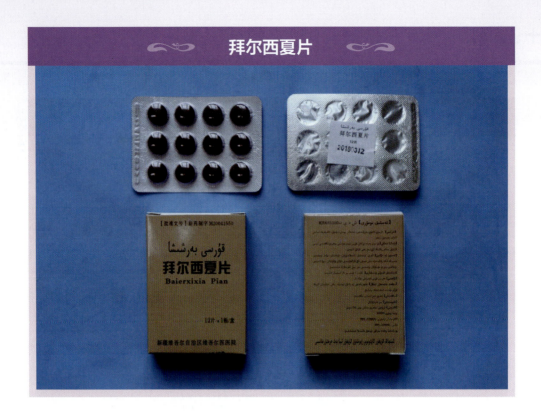

- 【药品名称】拜尔西夏片 Baierxixia Pian
- 【批准文号】新药制字M20041550
- 【执行标准】新疆维吾尔自治区维吾尔医医疗机构制剂标准（MZJ-W-0015-2013）
- 【处方组成】黑胡椒、白胡椒、天仙子、罂粟壳、西红花、甘松、阿纳其根、白蜡树子、大戟脂。
- 【性　　状】本品为薄膜衣片，除去包衣后显棕褐色；味极苦。
- 【功能主治】安神止痛，催眠，镇咳。用于神经衰弱，头晕，耳鸣，瘫痪，癫痫，肌无力，各种疼痛，感冒，咳嗽。
- 【用法用量】口服；一次1片，一日1次。
- 【规　　格】每片重0.52g。12片/板，1板/盒。
- 【不良反应】尚不明确。
- 【禁　　忌】尚不明确。
- 【注意事项】不能长期服用；运动员、小儿慎用。
- 【贮　　藏】密封。
- 【包　　装】药用PVC硬片和药品包装用铅箔。
- 【有 效 期】36个月。
- 【生产单位】新疆维吾尔自治区维吾尔医医院

　　　　　　本制剂仅限本医疗机构使用

复方艾皮提蒙合剂

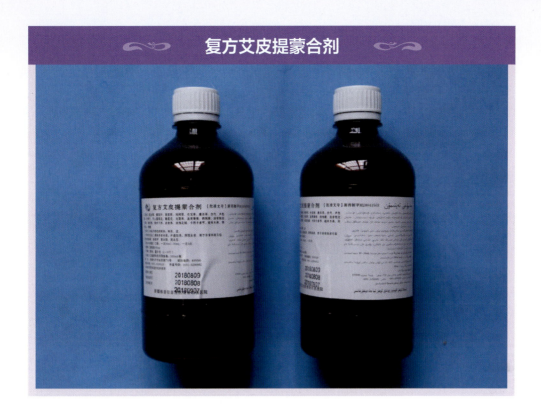

- 【药品名称】复方艾皮提蒙合剂 Fufang Aipitimeng Heji
- 【批准文号】新药制字M20041563
- 【执行标准】新疆维吾尔自治区维吾尔医医疗机构制剂标准（MZJ-W-0029-2013）
- 【处方组成】菟丝草、番泻叶、高兹班、地锦草、水龙骨、薰衣草、赤芍、声色草、香青兰、天山堇菜花、睡莲花、龙葵果、盒果藤根、铁线蕨、茴香根皮、甘草、菊苣根、黄诃子肉、西青果、玫瑰花瓣、卡西卡甫枣、破布木果、药西瓜、刺糖。
- 【性　　状】本品为棕色液体；味苦、涩。
- 【功能主治】清除异常体液，开通阻滞，清理血液。用于异常体液引起的各类疾病，脂肪肝，高血脂，高血压。
- 【用法用量】口服；一次30～50mL，一日2次。
- 【规　　格】每瓶装500mL。
- 【不良反应】尚不明确。
- 【禁　　忌】尚不明确。
- 【注意事项】尚不明确。
- 【贮　　藏】密封，置冷处（2～10℃）。
- 【包　　装】口服液体药用聚酯瓶。
- 【有 效 期】1个月。
- 【生产单位】新疆维吾尔自治区维吾尔医医院

本制剂仅限本医疗机构使用

复方西红花口服液

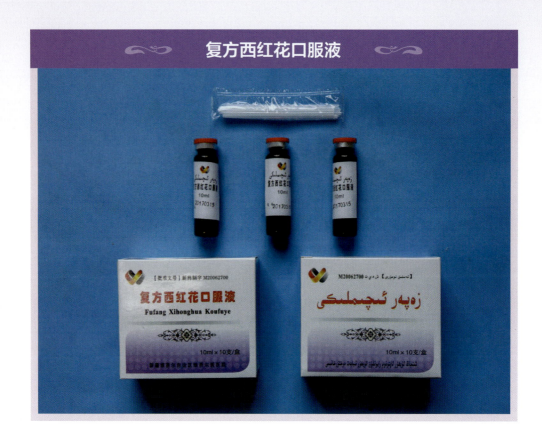

- 【药品名称】复方西红花口服液 Fufang Xihonghua Koufuye
- 【批准文号】新药制字M20062700
- 【执行标准】卫生部药品标准维吾尔药分册（WS3-BW-0164-98）
- 【处方组成】西红花、麝香、海狸香、玫瑰花、薰衣草、牛舌草、小豆蔻、毛甘松、香青兰、小茴香、檀香、蚕茧、苹果。
- 【性　　状】本品为棕红色液体；味甜。
- 【功能主治】通络理血，益肾强心，解郁醒脑。用于心律不齐，心胸疼痛，心悸气短，烦闷失眠，体虚乏力等。
- 【用法用量】口服；一次10mL，一日2次，早晚服用。
- 【规　　格】每支装10mL。10支/盒。
- 【不良反应】尚不明确。
- 【禁　　忌】尚不明确。
- 【注意事项】尚不明确。
- 【贮　　藏】密封，置阴凉处。
- 【包　　装】钠钙玻璃管制口服液体瓶。
- 【有 效 期】24个月。
- 【生产单位】新疆维吾尔自治区维吾尔医医院

本制剂仅限本医疗机构使用

复方则海甫片

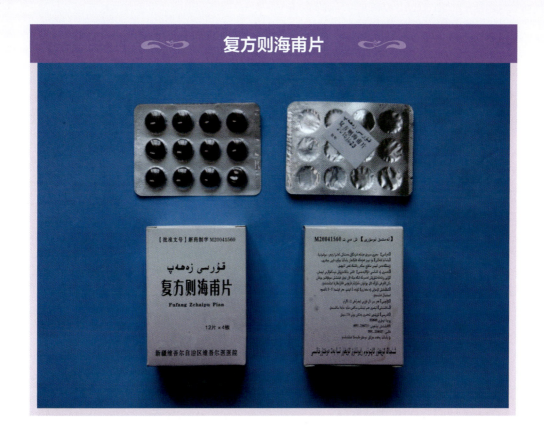

- 【药品名称】复方则海甫片 Fufang Zehaifu Pian
- 【批准文号】新药制字M20041560
- 【执行标准】新疆维吾尔自治区维吾尔医医疗机构制剂标准（MZJ-W-0194-2013）
- 【处方组成】芦荟、黄诃子肉、玫瑰花瓣、薰鲁香、西黄蓍胶、西红花、司卡摩尼亚脂。
- 【性　　状】本品为薄膜衣片，除去包衣后显黄棕色；味苦。
- 【功能主治】活血化瘀，明目。用于脑动脉硬化，寒性头痛，白内障，夜盲症等。
- 【用法用量】口服；一次3～5片，一日2次。
- 【规　　格】每片重0.52g。12片/板，4板/盒。
- 【不良反应】尚不明确。
- 【禁　　忌】尚不明确。
- 【注意事项】尚不明确。
- 【贮　　藏】密封。
- 【包　　装】药用PVC硬片和药用铝箔包装。
- 【有 效 期】36个月。
- 【生产单位】新疆维吾尔自治区维吾尔医医院

　　　　　　本制剂仅限本医疗机构使用

糖宁孜牙比土斯片

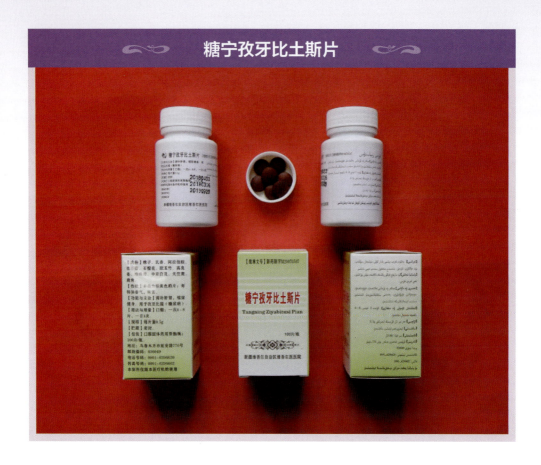

- 【药品名称】糖宁孜牙比土斯片 Tangning Ziyabitusi Pian
- 【批准文号】新药制字M20070507
- 【执行标准】新疆维吾尔自治区维吾尔医医疗机构制剂标准（MZJ-W-0159-2013）
- 【处方组成】橡子、乳香、阿拉伯胶、赤石脂、石榴花、欧玉竹、高良姜、珍珠母、中亚白及、天竺黄、鹿角。
- 【性　　状】本品为棕黄色片；有特异香气，味苦。
- 【功能主治】调补肝肾，缩尿健身。用于孜亚比提（糖尿病）。
- 【用法用量】口服；一次4～8片，一日1次。
- 【规　　格】每片重0.5g。100片/瓶。
- 【不良反应】尚不明确。
- 【禁　　忌】尚不明确。
- 【注意事项】尚不明确。
- 【贮　　藏】密封。
- 【包　　装】口服固体药用聚酯瓶。
- 【有 效 期】18个月。
- 【生产单位】新疆维吾尔自治区维吾尔医医院

　　　　　　本制剂仅限本医疗机构使用

十一、全科

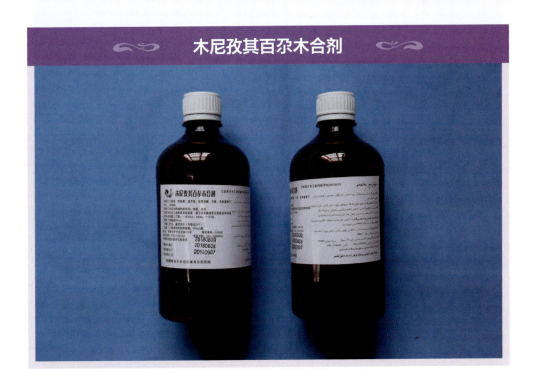

木尼孜其百尕木合剂

【药品名称】木尼孜其百尕木合剂 Muniziqi Baigamu Heji
【批准文号】新药制字M20052633
【执行标准】新疆维吾尔自治区维吾尔医医疗机构制剂标准（MZJ-W-0113-2013）
【处方组成】小茴香、铁线蕨、茴芹果、玫瑰花瓣、甘草、无核葡萄干（红）、无花果。
【性　　状】本品为棕褐色液体；味甜、微苦。
【功能主治】成熟异常黏液质。用于异常黏液质引起的各种疾病。
【用法用量】口服：一次50～100mL，一日3次。
【规　　格】每瓶装500mL。
【不良反应】尚不明确。
【禁　　忌】尚不明确。
【注意事项】尚不明确。
【贮　　藏】密封，置阴凉处（不超过20℃）。
【包　　装】口服液体药用聚酯瓶。
【有 效 期】1个月。
【生产单位】新疆维吾尔自治区维吾尔医医院
　　　　　　本制剂仅限本医疗机构使用

木尼孜其赛甫拉合剂

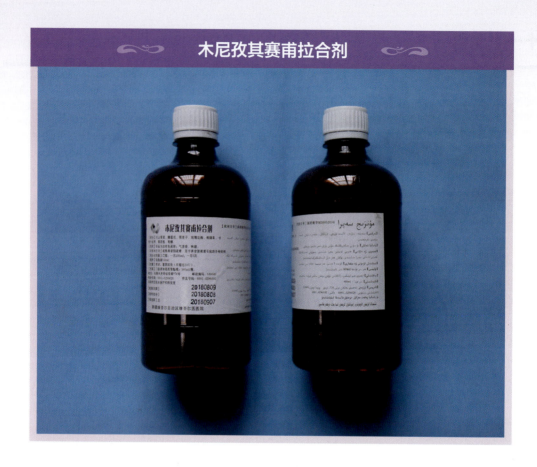

- 【药品名称】木尼孜其赛甫拉合剂 Muniziqi Saifula Heji
- 【批准文号】新药制字M20052634
- 【执行标准】新疆维吾尔自治区维吾尔医医疗机构制剂标准（MZJ-W-0114-2013）
- 【处方组成】天山堇菜、睡莲花、菊苣子、玫瑰花瓣、地锦草、卡西卡甫枣、菊苣根、刺糖。
- 【性　　状】本品为淡棕色液体；气清香，味甜。
- 【功能主治】成熟异常胆液质。用于异常胆液质引起的各种疾病。
- 【用法用量】口服：一次100mL，一日3次。
- 【规　　格】每瓶装500mL。
- 【不良反应】尚不明确。
- 【禁　　忌】尚不明确。
- 【注意事项】尚不明确。
- 【贮　　藏】密封，置阴凉处（不超过20℃）。
- 【包　　装】口服液体药用聚酯瓶。
- 【有 效 期】1个月。
- 【生产单位】新疆维吾尔自治区维吾尔医医院

本制剂仅限本医疗机构使用

木尼孜其赛吾达合剂

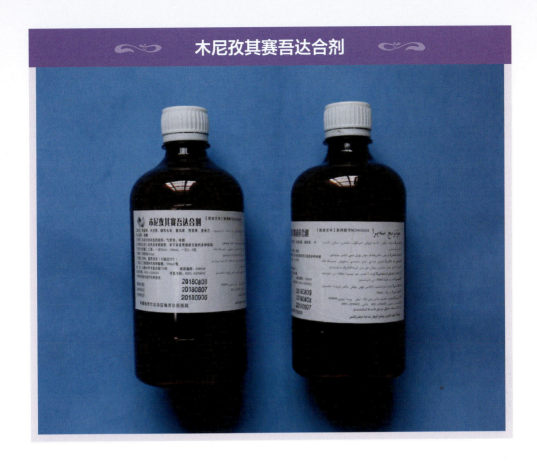

- 【药品名称】木尼孜其赛吾达合剂 Muniziqi Saiwuda Heji
- 【批准文号】新药制字M20052635
- 【执行标准】新疆维吾尔自治区维吾尔医医疗机构制剂标准（MZJ-W-0115-2013）
- 【处方组成】高兹班、水龙骨、破布木果、薰衣草、西青果、香青兰、天山堇菜、刺糖。
- 【性　　状】本品为淡棕色液体；气清香，味甜。
- 【功能主治】成熟异常黑胆质。用于异常黑胆质引起的各种疾病。
- 【用法用量】口服；一次50~100mL，一日2~3次。
- 【规　　格】每瓶装500mL。
- 【不良反应】尚不明确。
- 【禁　　忌】尚不明确。
- 【注意事项】尚不明确。
- 【贮　　藏】密封，置阴凉处（不超过20℃）。
- 【包　　装】口服液体药用聚酯瓶。
- 【有 效 期】1个月。
- 【生产单位】新疆维吾尔自治区维吾尔医医院

　　　　　　本制剂仅限本医疗机构使用

艾飞蜜膏

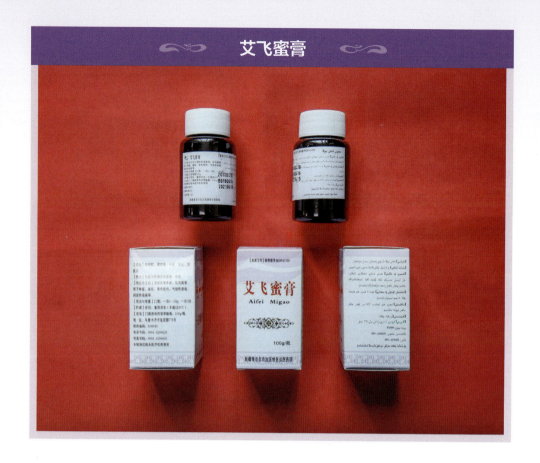

【药品名称】艾飞蜜膏 Aifei Migao

【批准文号】新药制字M20041598

【执行标准】新疆维吾尔自治区食品药品监督管理局医疗机构制剂标准（MZJ-W-0263-2009）

【处方组成】乌梢蛇、黑胡椒、干姜、荜茇、高良姜。

【性　　状】本品为棕褐色蜜膏；味苦。

【功能主治】清除异常体液，祛风散寒。用于肿瘤，漏症，寒性疮伤，气结性恶疮，顽固性疮疡等。

【用法用量】口服；一次6～10g，一日3次。

【规　　格】每瓶装100g。

【不良反应】尚不明确。

【禁　　忌】尚不明确。

【注意事项】尚不明确。

【贮　　藏】密封，置阴凉处（不超过20℃）。

【包　　装】口服液体药用聚酯瓶。

【有效期】36个月。

【生产单位】新疆维吾尔自治区维吾尔医医院

　　　　　　本制剂仅限本医疗机构使用

复方卡森糖浆

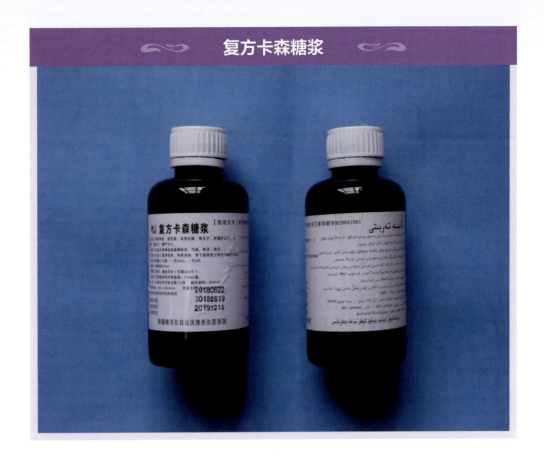

【药品名称】复方卡森糖浆 Fufang Kasen Tangjiang

【批准文号】新药制字M20041581

【执行标准】新疆维吾尔自治区维吾尔医医疗机构制剂标准（MZJ-W-0045-2013）

【处方组成】茴香根皮、菊苣根、玫瑰花瓣、黄瓜子、新疆甜瓜子、小茴香、菊苣子、葫芦子仁。

【性　　状】本品为棕褐色黏稠液体；气微，味甜、微苦。

【功能主治】通滞利肝，利尿消肿。用于胆液质过剩而引起的发烧。

【用法用量】口服；一次20mL，一日3次。

【规　　格】每瓶装200mL。

【不良反应】尚不明确。

【禁　　忌】尚不明确。

【注意事项】尚不明确。

【贮　　藏】密封，置阴凉处（不超过20℃）。

【包　　装】口服液体药用聚酯瓶。

【有 效 期】18个月。

【生产单位】新疆维吾尔自治区维吾尔医医院

本制剂仅限本医疗机构使用

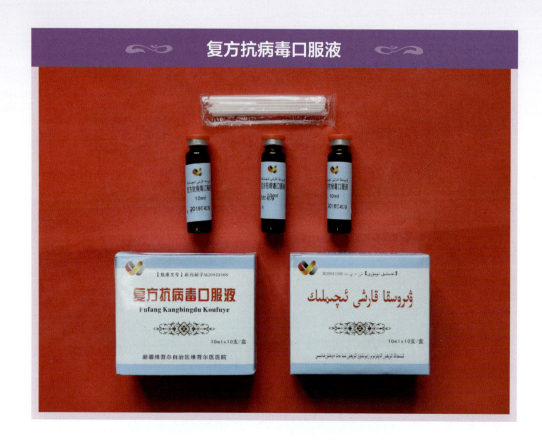

- 【药品名称】复方抗病毒口服液 Fufang Kangbingdu Koufuye
- 【批准文号】新药制字M20041568
- 【执行标准】新疆维吾尔自治区食品药品监督管理局医疗机构制剂标准（MZJ-W-0270-2009）
- 【处方组成】板蓝根、藿香、郁金、知母、芦根、菖蒲、石膏、生地、连翘。
- 【性　　状】本品为红棕色液体；味略辛。
- 【功能主治】清热祛湿，凉血解毒。用于风热感冒，上呼吸道感染，病毒感染引起的感冒，腮腺炎，结膜炎，红眼病等。
- 【用法用量】口服；一次10mL，一日2~3次；小儿酌减。
- 【规　　格】每支装10mL。10支/盒。
- 【不良反应】尚不明确。
- 【禁　　忌】尚不明确。
- 【注意事项】尚不明确。
- 【贮　　藏】密封，置阴凉处（不超过20℃）。
- 【包　　装】钠钙玻璃管制口服液体瓶。
- 【有 效 期】12个月。
- 【生产单位】新疆维吾尔自治区维吾尔医医院

本制剂仅限本医疗机构使用

强力玛得土力阿亚特蜜膏

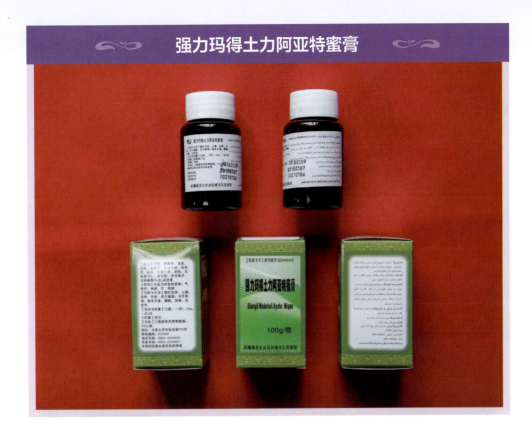

- 【药品名称】强力玛得土力阿亚特蜜膏 Qiangli Madetuli Ayate Migao
- 【批准文号】新药制字M20040468
- 【执行标准】新疆维吾尔自治区维吾尔医医疗机构制剂标准（MZJ-W-0133-2013）
- 【处方组成】干姜、黑胡椒、荜茇、肉桂、余甘子、毛诃子肉、白花丹、防己、中亚白及、奶桃、白皮松子仁、洋甘菊、洋甘菊子、无核葡萄干（红）流浸膏。
- 【性　　状】本品为棕色蜜膏；气特异，味甜、辛、微辣。
- 【功能主治】强壮肌体，止痛，益肾，补脑。用于偏瘫，关节骨痛，痴呆舌重，腰酸，阳痿，齿松等。
- 【用法用量】口服；一次5～10g，一日2次。
- 【规　　格】每瓶装100g。
- 【不良反应】尚不明确。
- 【禁　　忌】尚不明确。
- 【注意事项】尚不明确。
- 【贮　　藏】密闭。
- 【包　　装】口服液体药用聚酯瓶。
- 【有 效 期】36个月。
- 【生产单位】新疆维吾尔自治区维吾尔医医院

本制剂仅限本医疗机构使用

第二节
喀什地区维吾尔医医院

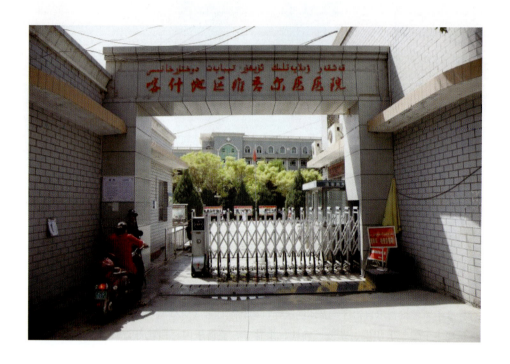

　　喀什地区维吾尔医医院是一所具备现代化诊疗设备和制剂条件,以维吾尔医医疗为主,辅助维、西医结合,集诊疗、预防保健为一体的三级甲等维吾尔医医院。医院占地面积为21997平方米,编制床位500张。

　　医院是国家中医药管理局"十一五"期间维吾尔医皮肤病重点专科建设项目,国家中医药管理局"十二五"期间维吾尔医心血管病和维吾尔医妇科病重点专科建设项目单位,自治区级维吾尔医骨伤科和肺病科临床重点专科建设项目单位。

　　医院拥有制剂77种。

一、消炎类

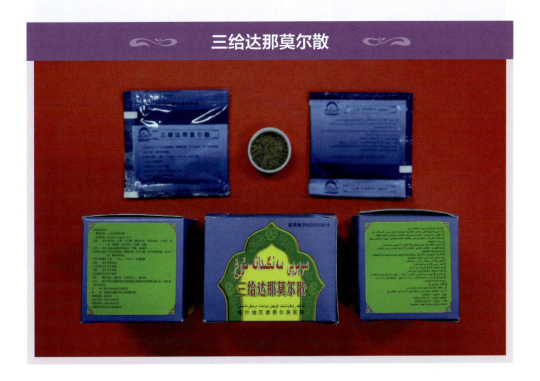

三给达那莫尔散

【药品名称】三给达那莫尔散 Sangeidanamoer San
【批准文号】新药制字M20052618
【执行标准】新疆食品药品监督管理局医疗机构制剂标准（MZJ-W-0332-2009）
【处方组成】鸡内金、乳香、天竺黄、香桃木果、阿拉伯胶、小豆蔻、孜然、石榴花、阿月浑子、沉香、淀粉。
【性　　状】本品为棕黑色粉末；气微，味微苦。
【功能主治】产生血质津液，除寒利湿，行气止痛。用于寒性胃痛，消化不良，腹泻和肝病。
【规　　格】每袋装5g。12袋/盒。
【用法用量】口服，一次5g，一日3次；或遵医嘱。
【不良反应】尚不明确。
【禁　　忌】尚不明确。
【注意事项】尚不明确。
【贮　　藏】密封，置阴凉（不超过20℃）通风处。
【包　　装】双向拉伸聚丙烯/低密度聚乙烯药品包装用复合袋。
【有 效 期】24个月。
【生产单位】喀什地区维吾尔医医院
　　　　　　本制剂仅限本医疗机构使用

开西尼孜散

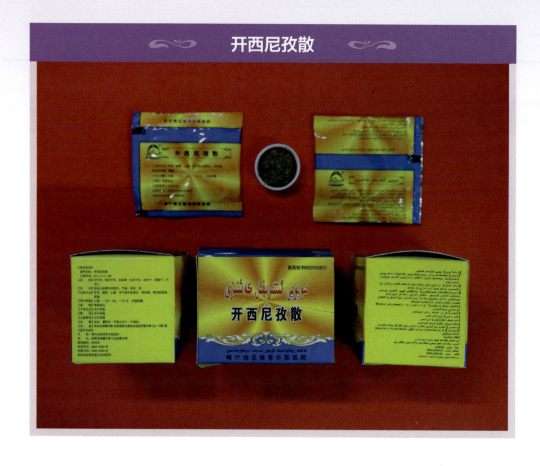

【药品名称】开西尼孜散 Kaixinizi San
【批准文号】新药制字M20052621
【执行标准】新疆食品药品监督管理局医疗机构制剂标准（MZJ-W-0334-2009）
【处方组成】诃子肉、黄诃子肉、西青果、毛诃子肉、余甘子、芫荽子、巴旦仁。
【性　　状】本品为棕黄色散剂；气香，味甜、涩。
【功能主治】开窍，健胃，止痛。用于脑血管硬化，神经痛，胃功能减退，胃痛。
【规　　格】每袋装5g。12袋/盒。
【用法用量】口服，一次5～10g，一日1次；或遵医嘱。
【不良反应】尚不明确。
【禁　　忌】尚不明确。
【注意事项】尚不明确。
【贮　　藏】密封，置阴凉（不超过20℃）干燥处。
【包　　装】双向拉伸聚丙烯/低密度聚乙烯药品包装用复合袋。
【有 效 期】24个月。
【生产单位】喀什地区维吾尔医医院

　　　　　　本制剂仅限本医疗机构使用

比黑马尔江散

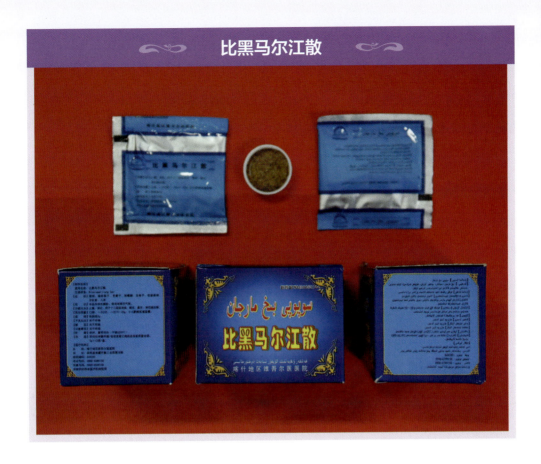

【药品名称】比黑马尔江散 Biheimaerjiang San
【批准文号】新药制字M20052144
【执行标准】新疆食品药品监督管理局医疗机构制剂标准（MZJ-W-0321-2009）
【处方组成】珊瑚、黑种草子、芜菁子、海螵蛸、没食子、欧菝葜根、洋乳香、儿茶。
【性　　状】本品为棕色颗粒；微有刺激性气味。
【功能主治】止痛，消炎。用于十二指肠溃疡，喉炎，鼻炎，淋巴结炎等。
【规　　格】每袋装5g。12袋/盒。
【用法用量】口服，一日3次，一次10～20g；小儿酌减或遵医嘱。
【不良反应】尚不明确。
【禁　　忌】尚不明确。
【注意事项】尚不明确。
【贮　　藏】密封，置阴凉处（不超过20℃）。
【包　　装】双向拉伸聚丙烯/低密度聚乙烯药品包装用复合袋。
【有效期】24个月。
【生产单位】喀什地区维吾尔医医院
　　　　　　本制剂仅限本医疗机构使用

止血开日瓦片

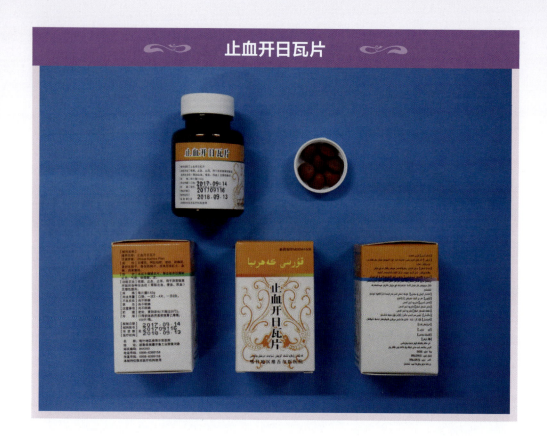

【药品名称】止血开日瓦片 Zhixue Kairiwa Pian
【批准文号】新药制字M20041506
【执行标准】新疆维吾尔自治区维吾尔医医疗机构制剂标准（MZJ-W-0198-2013）
【处方组成】石榴花、阿拉伯胶、琥珀、玫瑰花瓣、蚤状车前子、香没药树子、赤石脂、血竭、西黄蓍胶。
【性　　状】本品为薄膜衣片，除去包衣后显棕红色；味微酸、涩。
【功能主治】收敛，止血，止泻。用于异常体液所致的各种出血症（胃肠出血、便血、尿血）及慢性腹泻。
【规　　格】每片重0.52g。每瓶装100片。
【用法用量】口服；一次2～4片，一日2次。
【不良反应】尚不明确。
【禁　　忌】尚不明确。
【注意事项】尚不明确。
【贮　　藏】密封。
【包　　装】口服固体药用高密度聚乙烯瓶。
【有 效 期】24个月。
【生产单位】喀什地区维吾尔医医院
　　　　　　本制剂仅限本医疗机构使用

艾米热孜软膏

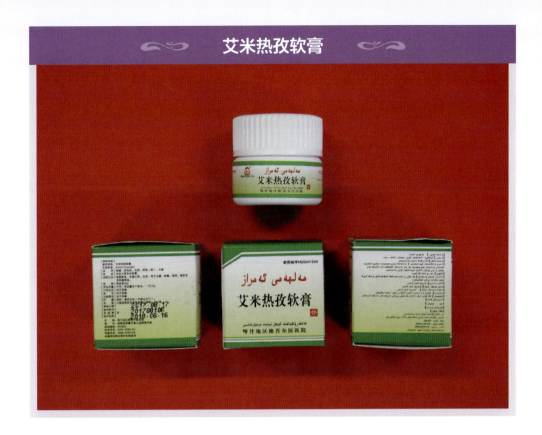

【药品名称】艾米热孜软膏 Aimirezi Ruangao

【批准文号】新药制字M20041534

【执行标准】新疆维吾尔自治区维吾尔医医疗机构制剂标准（MZJ-W-0005-2013）

【处方组成】硫磺、生炭、生石灰、胆矾（制）、水银。

【性　　状】本品为黑色软膏。

【功能主治】收敛除湿，杀菌止痒。用于花斑癣、头癣、体癣、斑秃、脂溢性脱发及各种瘙痒症。

【规　　格】每盒装30g。

【用法用量】外用；取适量涂于患处，一日1次。

【不良反应】尚不明确。

【禁　　忌】尚不明确。

【注意事项】禁止内服，黏膜禁用。

【贮　　藏】避光，密闭。

【包　　装】口服固体药用高密度聚乙烯瓶。

【有 效 期】24个月。

【生产单位】喀什地区维吾尔医医院

本制剂仅限本医疗机构使用

行气坦尼卡尔片

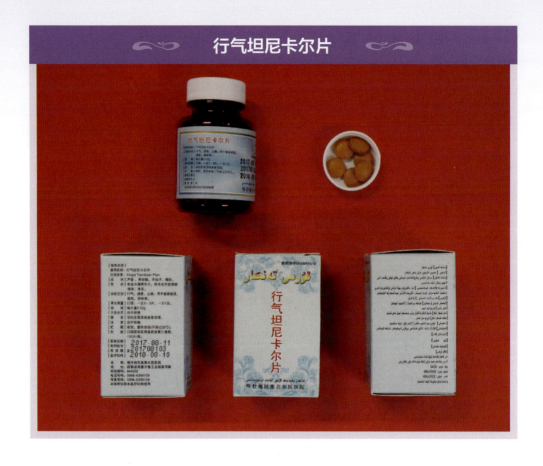

- 【药品名称】行气坦尼卡尔片 Xingqi Tannikaer Pian
- 【批准文号】新药制字M20041512
- 【执行标准】新疆维吾尔自治区维吾尔医医疗机构制剂标准（MZJ-W-0170-2013）
- 【处方组成】芦荟、黑胡椒、硼砂、天仙子。
- 【性　　状】本品为薄膜衣片，除去包衣后显棕褐色；味苦。
- 【功能主治】行气，通便，止痛。用于食欲减退，腹胀，便秘等。
- 【规　　格】每片重0.52g。100片/瓶。
- 【用法用量】口服；一次2～3片，一日1次。
- 【不良反应】尚不明确。
- 【禁　　忌】孕妇及胃溃疡患者忌服。
- 【注意事项】尚不明确。
- 【贮　　藏】密封。
- 【包　　装】口服固体药用高密度聚乙烯瓶。
- 【有 效 期】24个月。
- 【生产单位】喀什地区维吾尔医医院

　　　　　　本制剂仅限本医疗机构使用

那尼花露

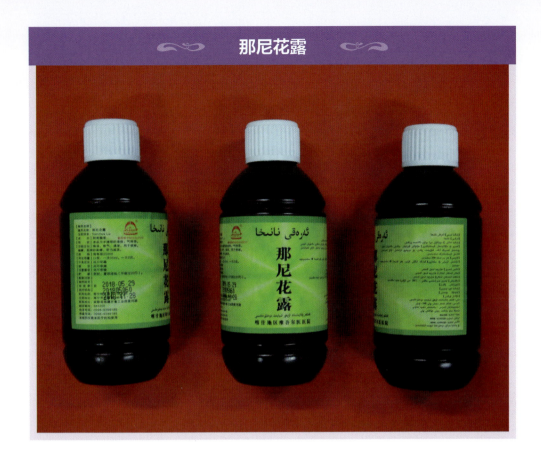

- 【药品名称】那尼花露 Nanihua Lu
- 【批准文号】新药制字M20041517
- 【执行标准】新疆食品药品监督管理局医疗机构制剂标准（MZJ-W-0122-2013）
- 【处方组成】阿育魏果。
- 【性　　状】本品为半透明液体；气特异。
- 【功能主治】燥湿，散气，通便。用于便秘，偏瘫，面神经麻痹，听力减退。
- 【规　　格】每瓶装250mL。
- 【用法用量】口服；一次50mL，一日2次。
- 【不良反应】尚不明确。
- 【禁　　忌】尚不明确。
- 【注意事项】尚不明确。
- 【贮　　藏】密封，置阴凉处（不超过20℃）。
- 【包　　装】口服液体药用聚酯瓶。
- 【有 效 期】6个月。
- 【生产单位】喀什地区维吾尔医医院

  本制剂仅限本医疗机构使用

辛日甫软膏

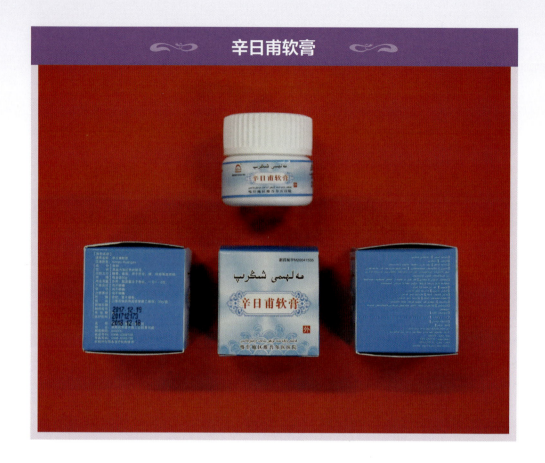

【药品名称】辛日甫软膏 Xinrifu Ruangao
【批准文号】新药制字M20041535
【执行标准】新疆维吾尔自治区维吾尔医医疗机构制剂标准（MZJ-W-0169-2013）
【处方组成】朱砂。
【性　　状】本品为浅红色软膏。
【功能主治】解毒，收敛。用于疥疮，痈，疮疡等皮肤病。
【规　　格】每盒装30g。
【用法用量】外用；取适量涂于患处，一日1～2次。
【不良反应】尚不明确。
【禁　　忌】尚不明确。
【注意事项】尚不明确。
【贮　　藏】遮光，密闭。
【包　　装】口服固体药用高密度聚乙烯瓶。
【有 效 期】24个月。
【生产单位】喀什地区维吾尔医医院
　　　　　　本制剂仅限本医疗机构使用

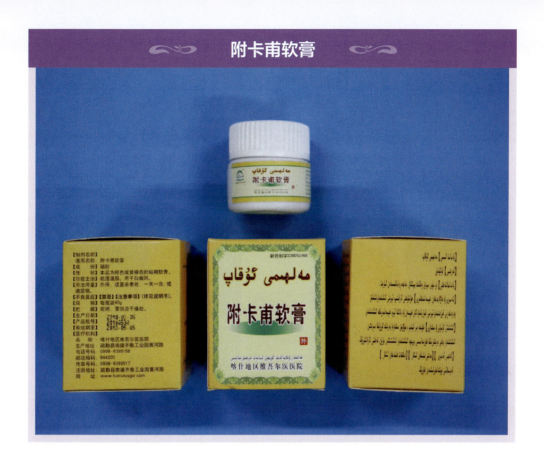

【药品名称】附卡甫软膏 Fukafu Ruangao
【批准文号】新药制字M20052368
【执行标准】新疆维吾尔自治区维吾尔医医疗机构制剂标准（MZJ-W-0026-2013）
【处方组成】硇砂。
【性　　状】本品为淡黄色软膏。
【功能主治】祛湿温肤。用于白癜风，白斑。
【规　　格】每盒装40g。
【用法用量】外用；取适量涂于患处，一日1~2次。
【不良反应】尚不明确。
【禁　　忌】尚不明确。
【注意事项】尚不明确。
【贮　　藏】避光，密闭。
【包　　装】口服固体药用高密度聚乙烯瓶。
【有 效 期】24个月。
【生产单位】喀什地区维吾尔医医院
　　　　　　本制剂仅限本医疗机构使用

驱白马日白热斯丸

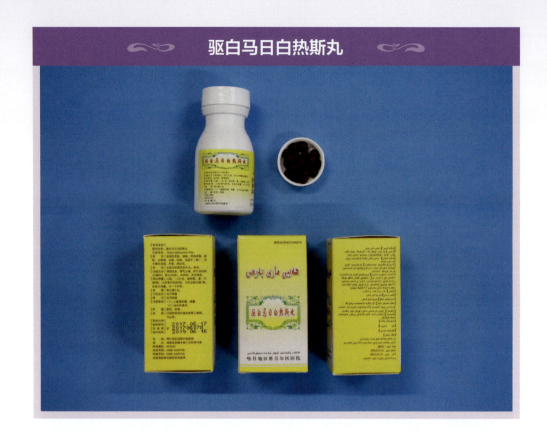

- 【药品名称】驱白马日白热斯丸 Qubai Maribairesi Wan
- 【批准文号】新药制字M20040976
- 【执行标准】《卫生部药品标准维吾尔药分册》WS3-BW-0142-98
- 【处方组成】金钱白花蛇、湖蛙、阿纳其根、蛤蚧、水菖蒲、全蝎、乳香、马钱子（制）、司卡摩尼亚脂、芦荟、西红花。
- 【性　　状】本品为棕黄色小丸；味苦。
- 【功能主治】清理浊血，理气止痛。用于白热斯（白癜风），斯立（结核），皮肤病，各种肿疮。
- 【规　　格】每丸重0.2g。30g/瓶。
- 【用法用量】口服，一日1次，晚间服，第一天服5粒，以后每天加服1粒，15天后每天减1粒，至首次用量，为一个疗程。
- 【不良反应】尚不明确。
- 【禁　　忌】尚不明确。
- 【注意事项】（1）儿童遵医嘱，减量；（2）运动员慎用。
- 【贮　　藏】密封，防潮。
- 【包　　装】口服固体药用高密度聚乙烯瓶。
- 【有 效 期】24个月。
- 【生产单位】喀什地区维吾尔医医院

　　　　　　本制剂仅限本医疗机构使用

驱白艾力勒思亚散

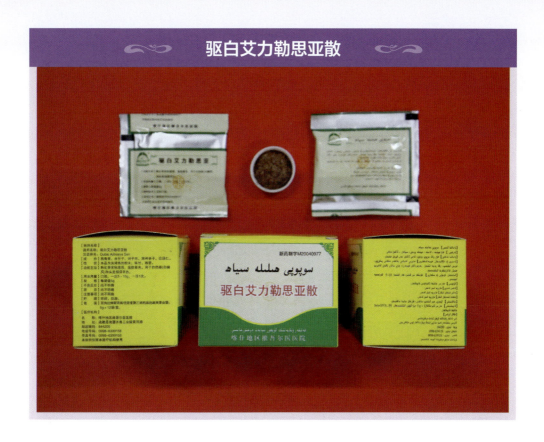

- 【药品名称】驱白艾力勒思亚散 Qubai Aililesiya San
- 【批准文号】新药制字M20040977
- 【执行标准】《卫生部药品标准维吾尔药分册》WS3-BW-0144-98
- 【处方组成】西青果、余甘子、诃子肉、黑种草子、巴旦仁。
- 【性　　状】本品为灰褐色粉末；味甘、微苦。
- 【功能主治】熟化异常黏液质，温肤着色。用于白热斯（白癜风）和头发胡须早白。
- 【规　　格】每袋装5g。12袋/盒。
- 【用法用量】口服，一次5～10g，一日1次。
- 【不良反应】尚不明确。
- 【禁　　忌】尚不明确。
- 【注意事项】尚不明确。
- 【贮　　藏】密封，防潮。
- 【包　　装】双向拉伸聚丙烯/低密度聚乙烯药品包装用复合袋。
- 【有 效 期】24个月。
- 【生产单位】喀什地区维吾尔医医院

　　　　　　本制剂仅限本医疗机构使用

玫瑰花油

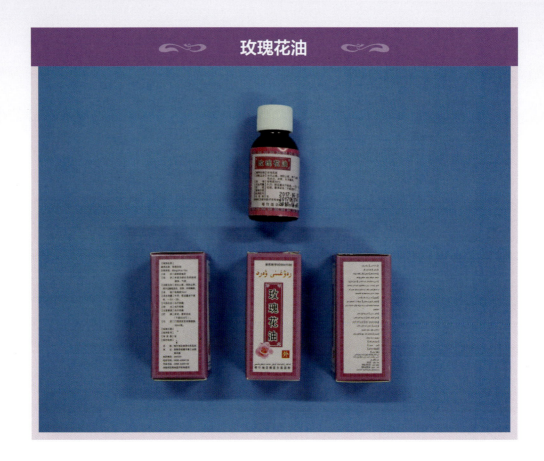

【药品名称】玫瑰花油 Meiguihua You
【批准文号】新药制字M20041530
【执行标准】新疆维吾尔自治区维吾尔医医疗机构制剂标准（MZJ-W-0108-2013）
【处方组成】新鲜玫瑰花瓣。
【性　　状】本品为棕红色油状液体。
【功能主治】消炎止痛，润肤止痒。用于神经性皮炎，瘙痒、阴痒。
【规　　格】每瓶装30mL。
【用法用量】外用；取适量涂于患处，一日2～3次。
【不良反应】尚不明确。
【禁　　忌】尚不明确。
【注意事项】尚不明确。
【贮　　藏】密封。
【包　　装】口服液体药用聚酯瓶。
【有 效 期】24个月。
【生产单位】喀什地区维吾尔医医院

本制剂仅限本医疗机构使用

依提尔菲力散

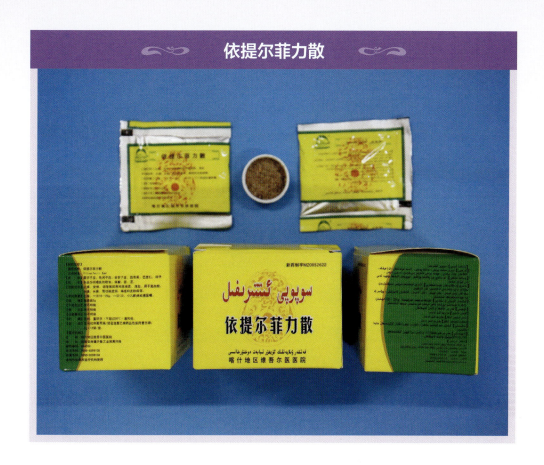

- 【药品名称】依提尔菲力散 Yiti'erfeili San
- 【批准文号】新药制字M20052622
- 【执行标准】新疆食品药品监督管理局医疗机构制剂标准（MZJ-W-0335-2009）
- 【处方组成】黄诃子皮、毛诃子皮、余甘子皮、西青果、巴旦仁、诃子。
- 【性　　状】本品为棕褐色粉末；味酸、甜、涩。
- 【功能主治】止痛，安神，调理黑胆质和胆液质，清血。用于脑血栓，头痛，头昏，胃功能虚弱，痔疮和皮肤病等。
- 【规　　格】每袋装5g。12袋/盒。
- 【用法用量】口服，一次10～20g，一日1次；小儿酌减或遵医嘱。
- 【不良反应】尚不明确。
- 【禁　　忌】尚不明确。
- 【注意事项】尚不明确。
- 【贮　　藏】密封，置阴凉（不超过20℃）通风处。
- 【包　　装】双向拉伸聚丙烯/低密度聚乙烯药品包装用复合袋。
- 【有 效 期】24个月。
- 【生产单位】喀什地区维吾尔医医院

本制剂仅限本医疗机构使用

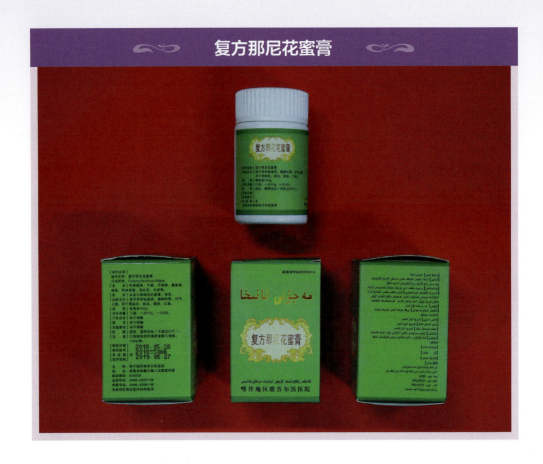

复方那尼花蜜膏

【药品名称】复方那尼花蜜膏 Fufang Nanihua Migao

【批准文号】新药制字M20052614

【执行标准】新疆维吾尔自治区维吾尔医医疗机构制剂标准（MZJ-W-0054-2013）

【处方组成】阿育魏果、干姜、芹菜根、薰鲁香、降香、阿纳其根、西红花、水龙骨。

【性　　状】本品为棕色蜜膏；味苦。

【功能主治】调节异常黏液质，健脾和胃，行气止痛。用于胃肠炎，祛虫，腹胀，口臭。

【规　　格】每瓶装100g。

【用法用量】口服；一次10g，一日2次。

【不良反应】尚不明确。

【禁　　忌】尚不明确。

【注意事项】尚不明确。

【贮　　藏】密封。

【包　　装】口服固体药用高密度聚乙烯瓶。

【有 效 期】24个月。

【生产单位】喀什地区维吾尔医医院

　　　　　　本制剂仅限本医疗机构使用

复方克比热提片

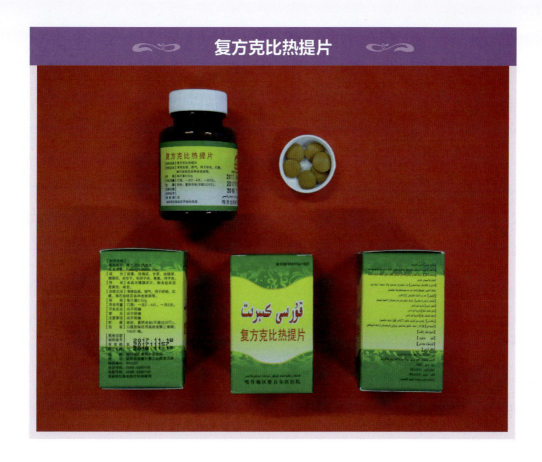

- 【药品名称】复方克比热提片 Fufang Kebireti Pian
- 【批准文号】新药制字M20041507
- 【执行标准】新疆维吾尔自治区维吾尔医医疗机构制剂标准（MZJ-W-0047-2013）
- 【处方组成】硫磺（制）、玫瑰花瓣、甘草、地锦草、睡莲花、余甘子、毛诃子肉、西青果、诃子肉。
- 【性　　状】本品为薄膜衣片，除去包衣后显黄色；味苦。
- 【功能主治】清理血液，理气。用于疥疮，肛瘘，淋巴结核及各种皮肤病等。
- 【规　　格】每片重0.52g。100片/瓶。
- 【用法用量】口服；一次2～4片，一日2次。
- 【不良反应】尚不明确。
- 【禁　　忌】尚不明确。
- 【注意事项】尚不明确。
- 【贮　　藏】密封。
- 【包　　装】口服固体药用高密度聚乙烯瓶。
- 【有 效 期】24个月。
- 【生产单位】喀什地区维吾尔医医院

本制剂仅限本医疗机构使用

复方赛比尔片

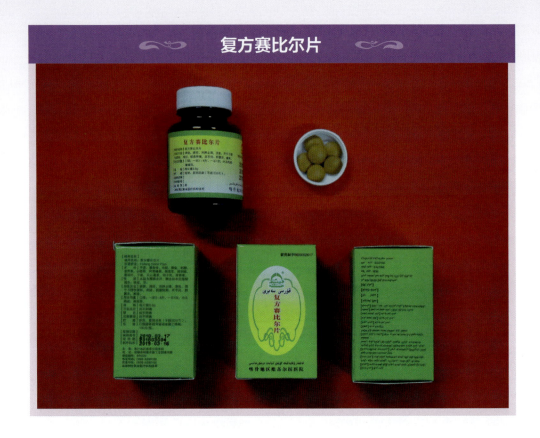

【药品名称】复方赛比尔片 Fufang Saibier Pian

【批准文号】新药制字M20052617

【执行标准】新疆维吾尔自治区维吾尔医医疗机构制剂标准（MZJ-W-0056-2013）

【处方组成】芦荟、薰鲁香、肉桂、青盐、刺糖、茴芹果、小茴香、阿育魏果、睡莲花、黑胡椒、番泻叶、干姜、天山堇菜、诃子肉、西青果。

【性　　状】本品为薄膜衣片，除去包衣后显棕褐色；味咸、苦。

【功能主治】通便，通经，消肿止痛，清血。用于习惯性便秘，闭经，脘腹胀痛，关节炎，胆囊炎，痤疮。

【规　　格】每片重0.3g。100片/瓶。

【用法用量】口服；一次3～6片，一日1次，小儿酌减，睡前服。

【不良反应】尚不明确。

【禁　　忌】尚不明确。

【注意事项】尚不明确。

【贮　　藏】密封。

【包　　装】口服固体药用高密度聚乙烯瓶。

【有 效 期】24个月。

【生产单位】喀什地区维吾尔医医院

本制剂仅限本医疗机构使用

派甫云软膏

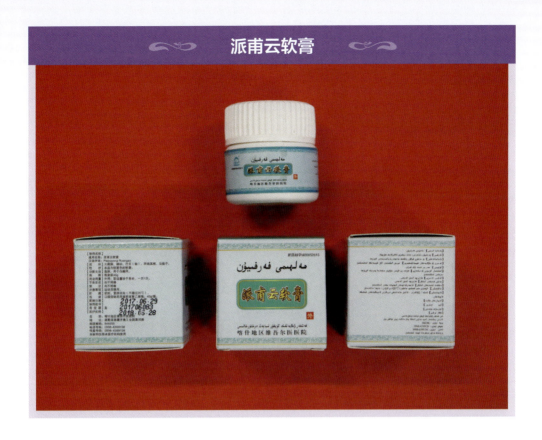

- 【药品名称】派甫云软膏 Paifuyun Ruangao
- 【批准文号】新药制字M20052615
- 【执行标准】新疆维吾尔自治区维吾尔医医疗机构制剂标准（MZJ-W-0127-2013）
- 【处方组成】大戟脂、硇砂、巴豆（制）、阿纳其根、马钱子。
- 【性　　状】本品为棕黄色软膏。
- 【功能主治】温肤。用于白癜风。
- 【规　　格】每盒瓶装40g。
- 【用法用量】外用；取适量涂于患处，一日1次。
- 【不良反应】尚不明确。
- 【禁　　忌】尚不明确。
- 【注意事项】运动员慎用。
- 【贮　　藏】避光，密闭。
- 【包　　装】口服固体药用高密度聚乙烯瓶。
- 【有 效 期】24个月。
- 【生产单位】喀什地区维吾尔医医院

  本制剂仅限本医疗机构使用

润肤克比热提软膏

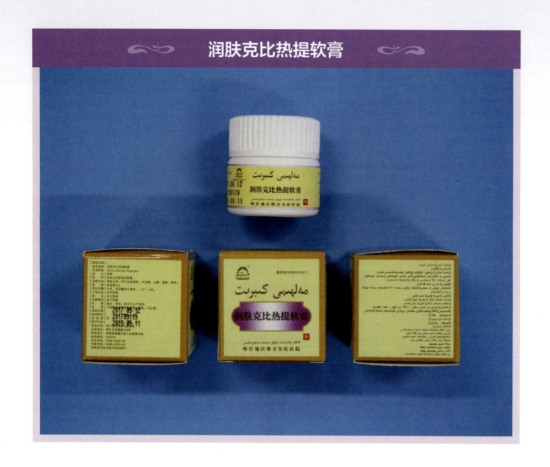

【药品名称】润肤克比热提软膏 Runfu Kebireti Ruangao
【批准文号】新药制字M20052611
【执行标准】新疆维吾尔自治区维吾尔医医疗机构制剂标准（MZJ-W-0142-2013）
【处方组成】硫磺。
【性　　状】本品为淡黄色软膏。
【功能主治】清血止痒。用于皮肤瘙痒，牛皮癣，头癣，湿疹，疥疮。
【规　　格】每盒装40g。
【用法用量】外用，取适量涂于患处，一日1～2次。
【不良反应】尚不明确。
【禁　　忌】尚不明确。
【注意事项】尚不明确。
【贮　　藏】遮光，密闭，在30℃以下保存。
【包　　装】口服固体药用高密度聚乙烯瓶。
【有 效 期】24个月。
【生产单位】喀什地区维吾尔医医院

本制剂仅限本医疗机构使用

菊苣子露

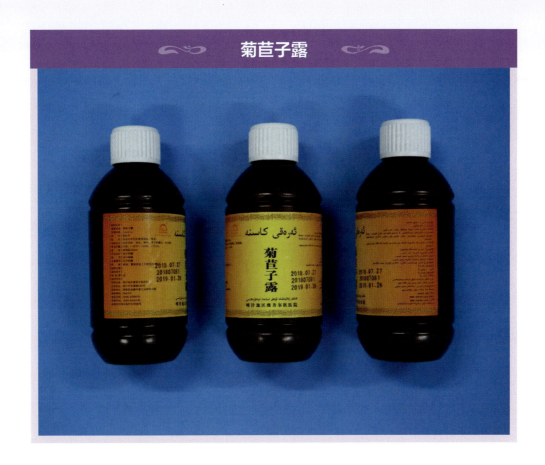

【药品名称】菊苣子露 Jujuzi Lu
【批准文号】新药制字M20041518
【执行标准】新疆食品药品监督管理局医疗机构制剂标准（MZJ-W-0311-2009）
【处方组成】菊苣子。
【性　　状】本品为无色澄清液体；味淡。
【功能主治】利尿消肿，消炎，散气。用于胆囊炎，肝炎等。
【规　　格】每瓶装250mL。
【用法用量】口服；一次50～100mL，一日3次。
【不良反应】尚不明确。
【禁　　忌】尚不明确。
【注意事项】尚不明确。
【贮　　藏】密封，置阴凉处（不超过20℃）。
【包　　装】口服液体药用聚酯瓶。
【有 效 期】6个月。
【生产单位】喀什地区维吾尔医医院
　　　　　　本制剂仅限本医疗机构使用

清血司马甫丸

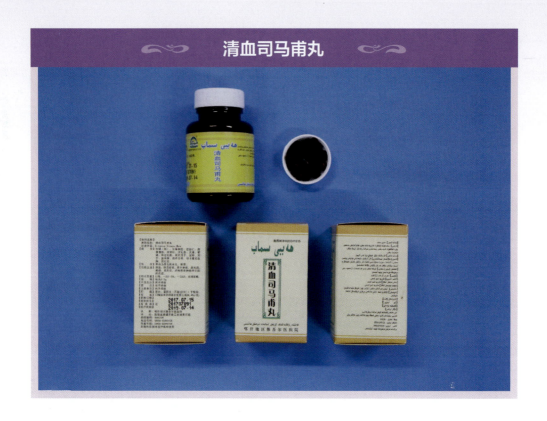

- 【药品名称】清血司马甫丸 Qingxue Simafu Wan
- 【批准文号】新药制字M20041515
- 【执行标准】新疆食品药品监督管理局医疗机构制剂标准（MZJ-W-0333-2009）
- 【处方组成】水银（制）、甘草味胶、巴旦仁、西黄蓍胶、阿里红、洋乳香、大黄、硫磺、阿拉伯胶、阿月浑子、淀粉、附子、盒果藤根、穆库没药、司卡摩尼亚脂、西红花。
- 【性　　状】本品为黑色水丸；味苦。
- 【功能主治】清血，除湿收敛。用于淋病，麻风病，瘰疬，盆腔炎，疥疮和各种寒热引起的炎症。
- 【规　　格】每丸0.2g。40g/瓶。
- 【用法用量】口服，次3~5丸，一日2次；或遵医嘱。
- 【不良反应】尚不明确。
- 【禁　　忌】尚不明确。
- 【注意事项】尚不明确。
- 【贮　　藏】密封，置阴凉（不超过20℃）干燥处。
- 【包　　装】口服固体药用高密度聚乙烯瓶。
- 【有 效 期】24个月。
- 【生产单位】喀什地区维吾尔医医院

　　　　　　本制剂仅限本医疗机构使用

清浊曲比亲艾拉蜜膏

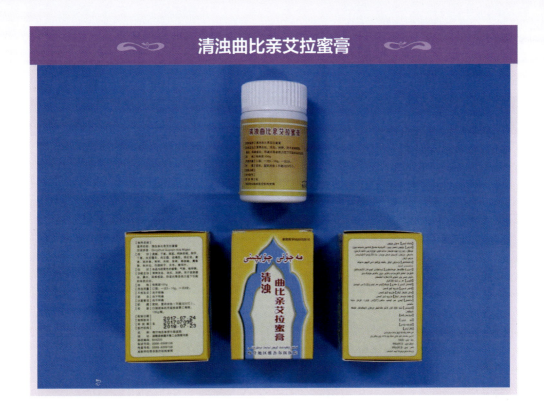

【药品名称】清浊曲比亲艾拉蜜膏 Qingzhuo Qubiqin Aila Migao

【批准文号】新药制字M20052616

【执行标准】新疆维吾尔自治区维吾尔医疗机构制剂标准（MZJ-W-0138-2013）

【处方组成】菝葜、干姜、荜茇、阿纳其根、附子、丁香、肉豆蔻衣、肉豆蔻、玫瑰花瓣、西红花、姜黄、高良姜、香附、肉桂、草果、黑胡椒、薰鲁香、秋水仙、白蜡树子、波孜旦、番泻叶。

【性　　状】本品为棕黄色蜜膏；气香，味甜、辛辣。

【功能主治】清理浊血，消炎，消肿。用于皮肤感染，鼻炎，尿路感染，阴道炎等自然力低下引起的各类炎症。

【规　　格】每瓶装100g。

【用法用量】口服；一次5～10g，一日2次。

【不良反应】尚不明确。

【禁　　忌】尚不明确。

【注意事项】尚不明确。

【贮　　藏】密封。

【包　　装】口服固体药用高密度聚乙烯瓶。

【有 效 期】24个月。

【生产单位】喀什地区维吾尔医医院

本制剂仅限本医疗机构使用

二、安神补益类

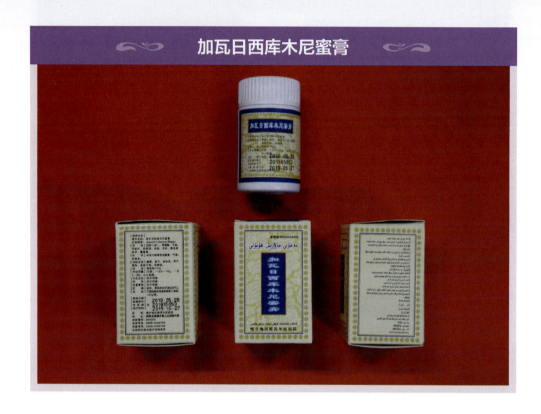

【药品名称】加瓦日西库木尼蜜膏 Jiawarixi Kumuni Migao

【批准文号】新药制字M20052609

【执行标准】新疆维吾尔自治区维吾尔医医疗机构制剂标准（MZJ-W-0081-2013）

【处方组成】孜然（制）、黑胡椒、干姜、芸香叶、胡桐泪、肉桂、甘松、香没药树子、薰鲁香。

【性　　状】本品为棕黄色蜜膏；气香，味微苦。

【功能主治】温胃消食，散气。用于慢性胃炎，腹胀，食欲不振，肠梗阻。

【规　　格】每瓶装100g。

【用法用量】口服；一次5～10g，一日2～3次；小儿酌减。

【不良反应】尚不明确。

【禁　　忌】尚不明确。

【注意事项】尚不明确。

【贮　　藏】密封。

【包　　装】口服固体药用高密度聚乙烯瓶。

【有 效 期】24个月。

【生产单位】喀什地区维吾尔医医院

本制剂仅限本医疗机构使用

加瓦日西昆都尔蜜膏

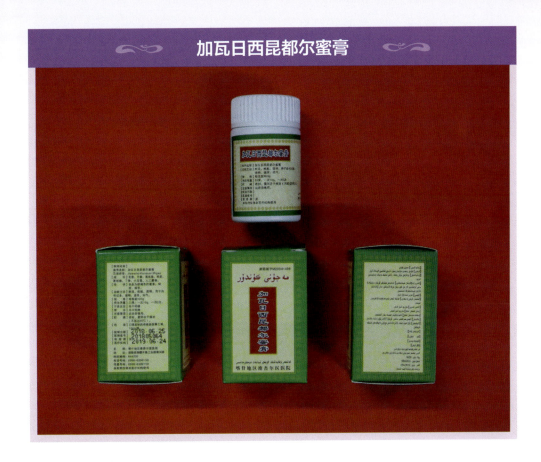

- 【药品名称】加瓦日西昆都尔蜜膏 Jiawarixi Kundu'er Migao
- 【批准文号】新药制字M20041499
- 【执行标准】新疆维吾尔自治区维吾尔医医疗机构制剂标准（MZJ-W-0082-2013）
- 【处方组成】乳香、干姜、高良姜、荜茇、黑胡椒、丁香、小豆蔻、人工麝香。
- 【性　　状】本品为棕褐色蜜膏；味甜、微苦。
- 【功能主治】除湿，收敛，固精。用于白带过多，遗精，遗尿，疝气。
- 【规　　格】每瓶装100g。
- 【用法用量】口服；一次10g，一日2次。
- 【不良反应】尚不明确。
- 【禁　　忌】尚不明确。
- 【注意事项】运动员慎用。
- 【贮　　藏】密封。
- 【包　　装】口服固体药用高密度聚乙烯。
- 【有 效 期】24个月。
- 【生产单位】喀什地区维吾尔医医院

　　　　　　本制剂仅限本医疗机构使用

安神巴迪然吉布亚露

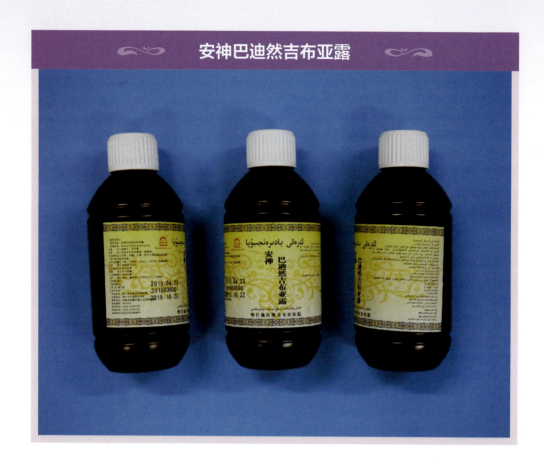

- 【药品名称】安神巴迪然吉布亚露 Anshen Badiranjibuya Lu
- 【批准文号】新药制字M20041521
- 【执行标准】新疆食品药品监督管理局医疗机构制剂标准（MZJ-W-0337-2009）
- 【处方组成】香青兰、牛舌草。
- 【性　　状】本品为无色液体；味微香。
- 【功能主治】安神，化痰，止喘。用于心慌和高血压引起的心脏不适及哮喘。
- 【规　　格】每瓶装250mL。
- 【用法用量】口服，一次30～50mL，一日3次；或遵医嘱。
- 【不良反应】尚不明确。
- 【禁　　忌】尚不明确。
- 【注意事项】尚不明确。
- 【贮　　藏】密封，置阴凉（不超过20℃）干燥处。
- 【包　　装】口服液体药用聚酯瓶。
- 【有 效 期】6个月。
- 【生产单位】喀什地区维吾尔医医院

  本制剂仅限本医疗机构使用

库克亚片

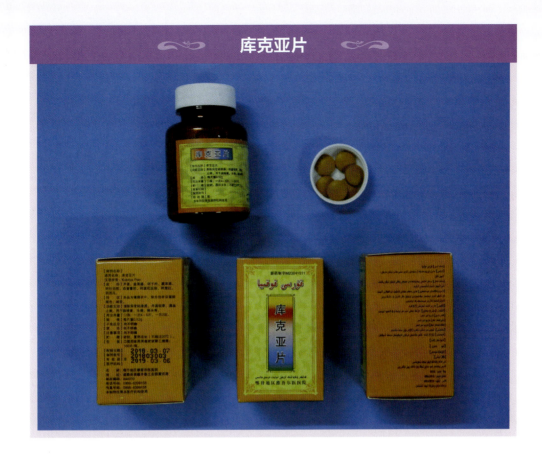

- 【药品名称】库克亚片 Kukeya Pian
- 【批准文号】新药制字M20041511
- 【执行标准】新疆维吾尔自治区维吾尔医医疗机构制剂标准（MZJ-W-0098-2013）
- 【处方组成】芦荟、盒果藤根、诃子肉、薰衣草、阿拉伯胶、西黄蓍胶、阿莫尼亚脂、阿里红、药西瓜。
- 【性　　状】本品为薄膜衣片，除去包衣后显棕褐色；味苦。
- 【功能主治】清除异常黏液质，开通阻滞，清血止痛。用于脑梗塞，头痛，偏头疼。
- 【规　　格】每片重0.52g。100片/瓶。
- 【用法用量】口服；一次4～6片，一日2次。
- 【不良反应】尚不明确。
- 【禁　　忌】尚不明确。
- 【注意事项】尚不明确。
- 【贮　　藏】密封。
- 【包　　装】口服固体药用高密度聚乙烯瓶.
- 【有 效 期】24个月。
- 【生产单位】喀什地区维吾尔医医院

本制剂仅限本医疗机构使用

参德力糖浆

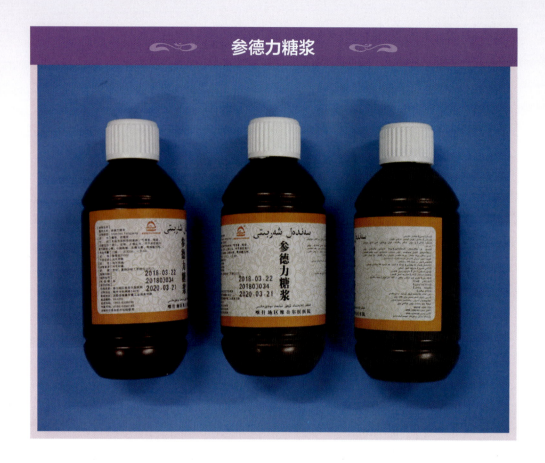

【药品名称】参德力糖浆 Shendeli Tangjiang
【批准文号】新药制字M20052158
【执行标准】新疆维吾尔自治区维吾尔医医疗机构制剂标准（MZJ-W-0021-2013）
【处方组成】檀香、玫瑰花。
【性　　状】本品为淡棕色液体；气清香，味甜。
【功能主治】强心，安神，止痛止泻。用于异常胆汁质引起的心悸，心胸疼痛，头痛头晕，胃痛腹泻等。
【规　　格】每瓶装250mL。
【用法用量】口服；一次30mL，一日3次。
【不良反应】尚不明确。
【禁　　忌】尚不明确。
【注意事项】尚不明确。
【贮　　藏】密封，置阴凉处（不超过20℃）。
【包　　装】口服液体药用聚酯瓶。
【有 效 期】24个月。
【生产单位】喀什地区维吾尔医医院
　　　　　　本制剂仅限本医疗机构使用

复方巴迪然吉布亚糖浆

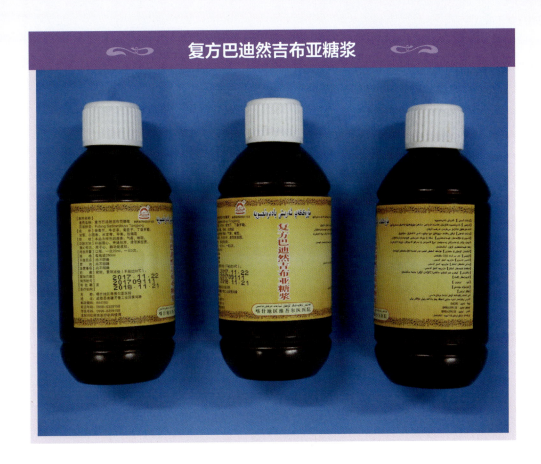

- 【药品名称】复方巴迪然吉布亚糖浆 Fufang Badiranjibuya Tangjiang
- 【批准文号】新药制字M20041523
- 【执行标准】新疆维吾尔自治区维吾尔医医疗机构制剂标准（MZJ-W-0036-2013）
- 【处方组成】香青兰、高兹班、菊苣子、丁香罗勒、甘草、小茴香、水龙骨、苹果、玫瑰花。
- 【性　　状】本品为棕色液体；气香，味甜。
- 【功能主治】补脑强心，开通阻滞，清泻黑胆质，爽心悦志。用于改善心、脑供血不足。
- 【规　　格】每瓶装250mL。
- 【用法用量】口服；一次20mL，一日2次。
- 【不良反应】尚不明确。
- 【禁　　忌】尚不明确。
- 【注意事项】尚不明确。
- 【贮　　藏】密封，置阴凉处（不超过20℃）。
- 【包　　装】口服液体药用聚酯瓶。
- 【有 效 期】24个月。
- 【生产单位】喀什地区维吾尔医医院

  本制剂仅限本医疗机构使用

通窍阿亚然及派克日片

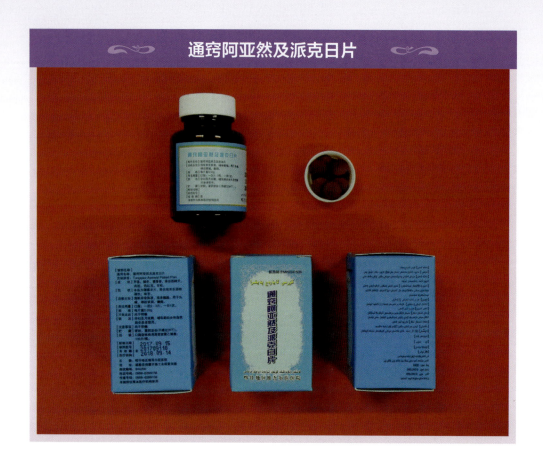

【药品名称】通窍阿亚然及派克日片 Tongqiao Ayaranji Paikeri Pian

【批准文号】新药制字M20041509

【执行标准】新疆维吾尔自治区维吾尔医疗机构制剂标准（MZJ-W-0158-2013）

【处方组成】芦荟、阿萨容、薰鲁香、香没药树子、肉桂、西红花、甘松。

【性　　状】本品为薄膜衣片，除去包衣后显棕褐色；味苦。

【功能主治】清除异常体液，强身健脑。用于头痛，神经衰弱，癫痫。

【规　　格】每片重0.52g。100片/瓶。

【用法用量】口服；一次2～3片，一日1次。

【不良反应】尚不明确。

【禁　　忌】孕妇及月经期、哺乳期妇女和急性肠炎患者禁用。

【注意事项】尚不明确。

【贮　　藏】密封。

【包　　装】口服固体药用高密度聚乙烯瓶。

【有效期】24个月。

【生产单位】喀什地区维吾尔医医院

本制剂仅限本医疗机构使用

三、补益类

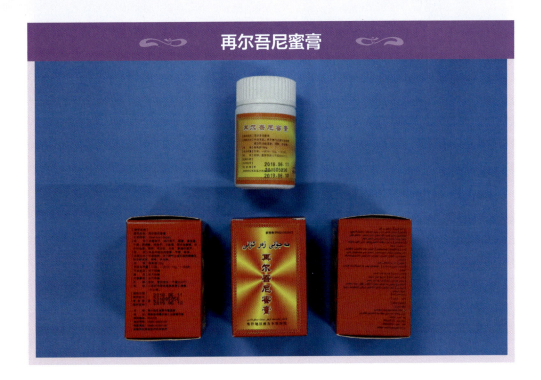

【药品名称】再尔吾尼蜜膏 Zaierwuni Migao

【批准文号】新药制字M20052623

【执行标准】新疆维吾尔自治区维吾尔医医疗机构制剂标准（MZJ-W-0193-2013）

【处方组成】白蜡树子、独行菜子、荜茇、高良姜、干姜、香附、黑胡椒、肉桂子、三条筋、欧矢车菊根、家独行菜子、大叶补血草、甘松、波孜旦。

【性　　状】本品为棕褐色蜜膏；气香，味苦。

【功能主治】健胃，益肝，补肾。用于寒气过盛引起的腰痛及性功能减退，滑精，早泄等。

【规　　格】每瓶装100g。

【用法用量】口服；一次10~15g，一日3次。

【不良反应】尚不明确。

【禁　　忌】尚不明确。

【注意事项】尚不明确。

【贮　　藏】密封。

【包　　装】口服药用固体高密度聚乙烯瓶。

【有 效 期】24个月。

【生产单位】喀什地区维吾尔医医院

本制剂仅限本医疗机构使用

合米尔麦尔瓦衣特蜜膏

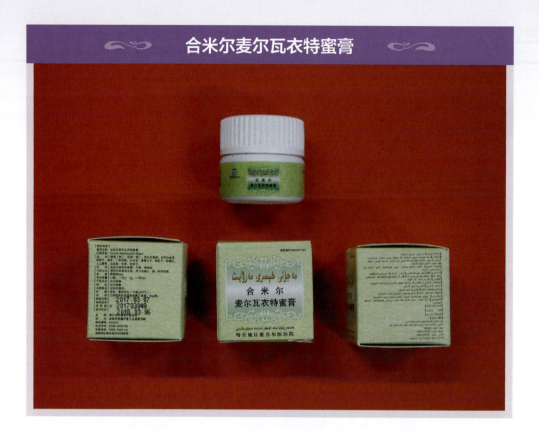

- 【药品名称】合米尔麦尔瓦衣特蜜膏（麦尔瓦衣提蜜膏）Hemi'er Mai'erwayite Migao
- 【批准文号】新药制字M20041501
- 【执行标准】新疆维吾尔自治区维吾尔医医疗机构制剂标准（MZJ-W-0076-2013）
- 【处方组成】蚕茧（制）、珍珠（制）、欧矢车菊根、大叶补血草、芫荽子、菊苣、丁香罗勒、高兹班、香青兰子、菊苣子、玫瑰花瓣、苹果、龙涎香、余甘子、人工麝香。
- 【性　　状】本品为棕色蜜膏；气香，味微甜。
- 【功能主治】增强支配器官功能。用于改善心、脑、肝的功能。
- 【规　　格】每瓶装30g
- 【用法用量】口服；一次2～4g，一日2次。
- 【不良反应】尚不明确。
- 【禁　　忌】尚不明确。
- 【注意事项】运动员慎用。
- 【贮　　藏】密封。
- 【包　　装】口服固体药用高密度聚乙烯瓶。
- 【有 效 期】24个月。
- 【生产单位】喀什地区维吾尔医医院

　　　　　　本制剂仅限本医疗机构使用

米西克阿日蜜膏

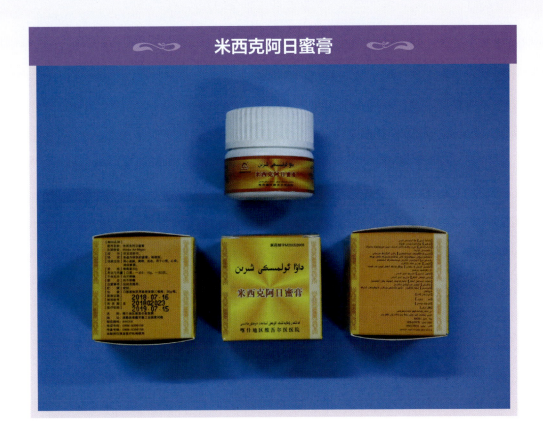

- 【药品名称】米西克阿日蜜膏 Mixike Ari Migao
- 【批准文号】新药制字M20052608
- 【执行标准】新疆维吾尔自治区维吾尔医医疗机构制剂标准（MZJ-W-0109-2013）
- 【处方组成】人工麝香、甘松、香青兰子、丁香罗勒、罗勒子、三条筋、珊瑚、薰鲁香、肉桂、花椒、草果、香附、降香、肉豆蔻衣、干姜、荜茇、西红花、印度多榔菊根、莪术、肉豆蔻、高兹班、诃子肉、琥珀、蚕茧（制）。
- 【性　　状】本品为棕色蜜膏；味微甜
- 【功能主治】强心益脑，爽神，活血。用于心慌，心衰，神经衰弱。
- 【规　　格】每瓶装50g。
- 【用法用量】口服；一次5～10g，一日2次
- 【不良反应】尚不明确。
- 【禁　　忌】尚不明确。
- 【注意事项】运动员慎用。
- 【贮　　藏】密封。
- 【包　　装】口服固体药用高密度聚乙烯瓶。
- 【有 效 期】24个月。
- 【生产单位】喀什地区维吾尔医医院

　　　　　　本制剂仅限本医疗机构使用

米黑尔给亚蜜膏

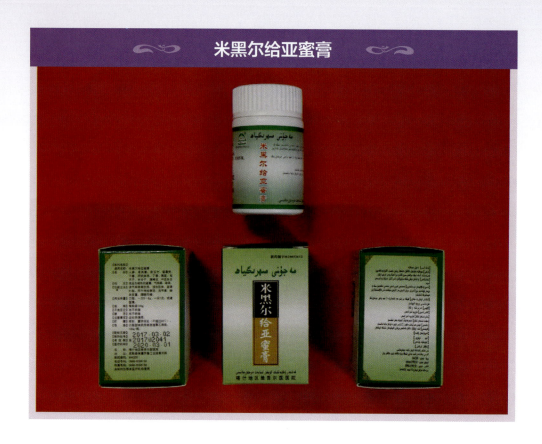

- 【药品名称】米黑尔给亚蜜膏 Mihei'ergeiya Migao
- 【批准文号】新药制字M20052612
- 【执行标准】新疆食品药品监督管理局医疗机构制剂标准（MZJ-W-0328-2009）
- 【处方组成】人参、高良姜、欧玉竹、罂粟壳、干姜、阿纳其根、丁香、菊苣、毛诃子、余甘子、鹰嘴豆、中亚白及。
- 【性　　状】本品为褐色蜜膏；气特异，味辛。
- 【功能主治】调节异常黑胆质，强壮肌体，益肾补脑。用于神经衰弱，关节痛，痴呆舌重，腰酸阳痿。
- 【规　　格】每瓶装100g。
- 【用法用量】口服，一次5～6g，一日1次；或遵医嘱。
- 【不良反应】尚不明确。
- 【禁　　忌】尚不明确。
- 【注意事项】运动员慎用。
- 【贮　　藏】密封，置阴凉处（不超过20℃）。
- 【包　　装】口服固体药用高密度聚乙烯瓶。
- 【有 效 期】36个月。
- 【生产单位】喀什地区维吾尔医医院

  本制剂仅限本医疗机构使用

如曼糖浆

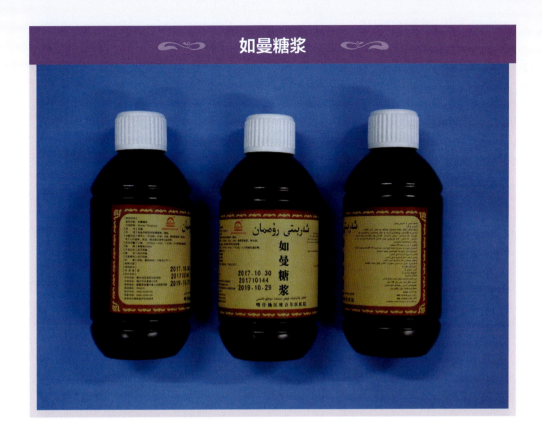

- 【药品名称】如曼糖浆 Ruman Tangjiang
- 【批准文号】新药制字M20041522
- 【执行标准】新疆食品药品监督管理局医疗机构制剂标准（MZJ-W-0331-2009）
- 【处方组成】石榴。
- 【性　　状】本品为棕色黏稠液体；微甜。
- 【功能主治】调节心、肝功能，补血，止血，降低胆液质，降血脂。用于心肝虚弱，贫血，高血脂及各种出血症等。
- 【规　　格】每瓶装250mL。
- 【用法用量】口服，一次30~40mL，一日3次；小儿酌减或遵医嘱。
- 【不良反应】尚不明确。
- 【禁　　忌】尚不明确。
- 【注意事项】尚不明确。
- 【贮　　藏】密封，置阴凉处（不超过20℃）。
- 【包　　装】口服液体药用聚酯瓶。
- 【有 效 期】24个月。
- 【生产单位】喀什地区维吾尔医医院

　　　　　　本制剂仅限本医疗机构使用

吾尔米勒蜜膏

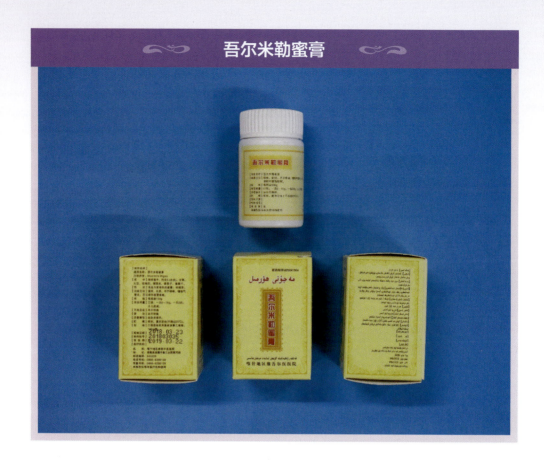

- 【药品名称】吾尔米勒蜜膏 Wuermile Migao
- 【批准文号】新药制字M20041504
- 【执行标准】新疆维吾尔自治区维吾尔医医疗机构制剂标准（MZJ-W-0164-2013）
- 【处方组成】骆驼蓬子、巴旦仁（去皮）、甘草、大豆、玫瑰花瓣、罂粟壳、罂粟子、马奶子葡萄干。
- 【性　　状】本品为黄褐色蜜膏；味微苦。
- 【功能主治】化痰，镇咳。用于哮喘，慢性气管炎，感冒咳嗽，百日咳。
- 【规　　格】每瓶装100g。
- 【用法用量】口服；一次3～5g，一日2次；小儿酌减。
- 【不良反应】尚不明确。
- 【禁　　忌】尚不明确。
- 【注意事项】运动员慎用。
- 【贮　　藏】密封。
- 【包　　装】口服固体药用高密度聚乙烯瓶。
- 【有 效 期】24个月。
- 【生产单位】喀什地区维吾尔医医院

　　　　　　本制剂仅限本医疗机构使用

孜比甫合剂

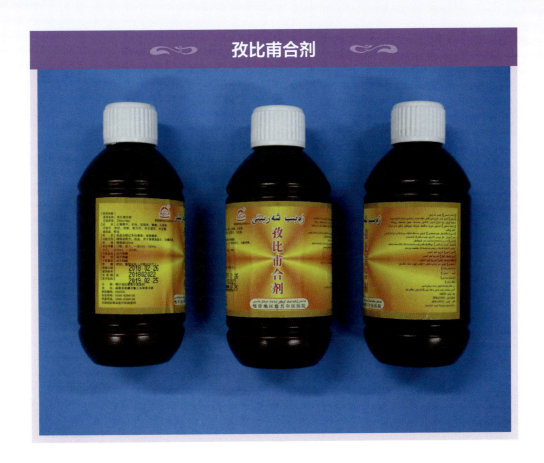

- 【药品名称】孜比甫合剂 Zibifu Heji
- 【批准文号】新药制字M20052624
- 【执行标准】新疆维吾尔自治区维吾尔医医疗机构制剂标准（MZJ-W-0200-2013）
- 【处方组成】羊肉、乳鸽肉、鹌鹑、小茴香、芹菜子、孜然、肉桂、欧玉竹、肉豆蔻衣、肉豆蔻、高良姜、郁金、无核葡萄干（红）。
- 【性　　状】本品为棕红色液体；味甜。
- 【功能主治】增强自然力，活血。用于提高免疫力，治疗白癜风等。
- 【规　　格】每瓶装250mL。
- 【用法用量】口服；成人，一次100～150mL；小儿，一次30mL，一日1次。
- 【不良反应】尚不明确。
- 【禁　　忌】尚不明确。
- 【注意事项】尚不明确。
- 【贮　　藏】密封，置阴凉处（不超过20℃）。
- 【包　　装】口服液体药用聚酯瓶。
- 【有 效 期】24个月。
- 【生产单位】喀什地区维吾尔医医院

　　　　　　本制剂仅限本医疗机构使用

玫瑰花露

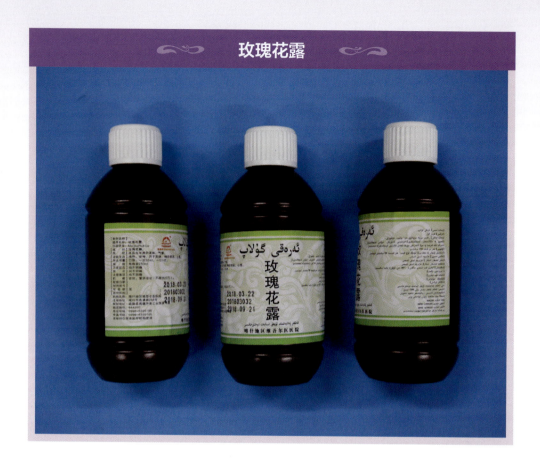

- 【药品名称】玫瑰花露 Meiguihua Lu
- 【批准文号】新药制字M20041520
- 【执行标准】新疆食品药品监督管理局医疗机构制剂标准（MZJ-W-0107-2013）
- 【处方组成】玫瑰花瓣。
- 【性　　状】本品为半透明液体；气香。
- 【功能主治】清热，安神。用于发烧，神经衰弱，心慌。
- 【规　　格】每瓶装250mL。
- 【用法用量】口服；一次50mL，一日3次。
- 【不良反应】尚不明确。
- 【禁　　忌】尚不明确。
- 【注意事项】尚不明确。
- 【贮　　藏】密封，置阴凉处（不超过20℃）。
- 【包　　装】口服液体药用聚酯瓶。
- 【有 效 期】6个月。
- 【生产单位】喀什地区维吾尔医医院

　　　　　　本制剂仅限本医疗机构使用

松补力口服液

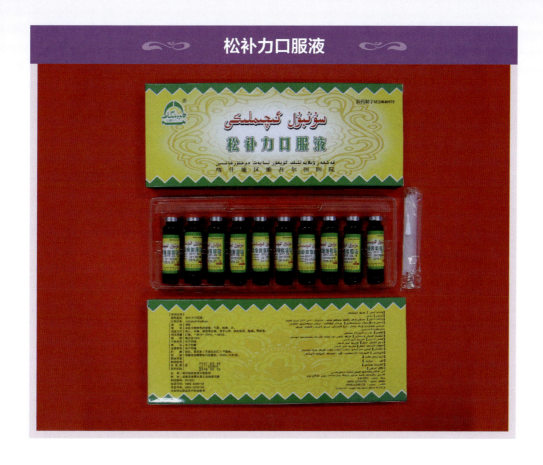

- 【药品名称】松补力口服液 Songbuli Koufuye
- 【批准文号】新药制字M20040975
- 【执行标准】《卫生部药品标准维吾尔药分册》WS3-BW-0151-98
- 【处方组成】甘松。
- 【性　　状】本品为黄棕色液体；气香，味甜、辛。
- 【功能主治】养心，安神，增强胃功能。用于心悸，神经衰弱，腹痛，胃病等。
- 【规　　格】每支装10mL。10支/盒。
- 【用法用量】口服，一次10~20mL，一日3次。
- 【不良反应】尚不明确。
- 【禁　　忌】尚不明确。
- 【注意事项】尚不明确。
- 【贮　　藏】密封，置阴凉（不超过20℃）干燥处。
- 【包　　装】低硼硅玻璃管制口服液瓶。
- 【有 效 期】24个月。
- 【生产单位】喀什地区维吾尔医医院

  本制剂仅限本医疗机构使用

依本斯纳蜜膏

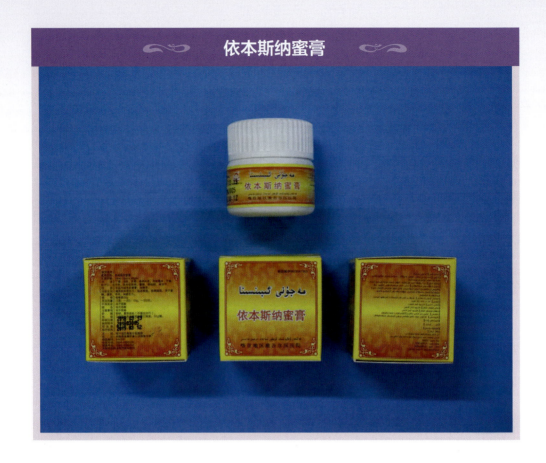

【药品名称】依本斯纳蜜膏 Yibensina Migao
【批准文号】新药制字M20041503
【执行标准】新疆维吾尔自治区维吾尔医医疗机构制剂标准（MZJ-W-0176-2013）
【处方组成】余甘子、没药、乳香、香桃木果、肉豆蔻衣、干姜、白皮松子仁、卡布尔诃子肉、欧矢车菊根、平纳、丁香。
【性　　状】本品为棕色蜜膏；味微苦。
【功能主治】增强机体捏住力，强身燥湿，固精缩尿。用于遗精，遗尿，早泄，神疲乏力。
【规　　格】每瓶装50g。
【用法用量】口服；一次5～10g，一日2次。
【不良反应】尚不明确。
【禁　　忌】尚不明确。
【注意事项】尚不明确。
【贮　　藏】密封。
【包　　装】口服固体药用高密度聚乙烯瓶。
【有 效 期】24个月。
【生产单位】喀什地区维吾尔医医院
　　　　　　本制剂仅限本医疗机构使用

依提尔菲力阿扎拉克丸

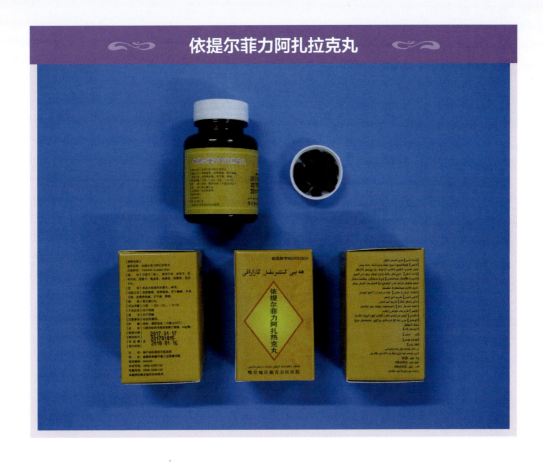

- 【药品名称】依提尔菲力阿扎拉克丸 Yitierfeili Azhalake Wan
- 【批准文号】新药制字M20052620
- 【执行标准】新疆维吾尔自治区维吾尔医医疗机构制剂标准（MZJ-W-0179-2013）
- 【处方组成】马钱子（制）、黄诃子肉、余甘子、毛诃子肉、芫荽子、菟丝子、地锦草、西青果、苦豆子叶。
- 【性　　状】本品为棕褐色小蜜丸；味苦。
- 【功能主治】强筋健骨，祛寒燥湿。用于瘫痪，半身不遂，坐骨神经痛，关节痛，腰痛。
- 【规　　格】每片重0.2g。40g/瓶。
- 【用法用量】口服，一次1～3g，一日1次。
- 【不良反应】尚不明确。
- 【禁　　忌】尚不明确。
- 【注意事项】运动员慎用。
- 【贮　　藏】密封。
- 【包　　装】口服固体药用高密度聚乙烯瓶。
- 【有 效 期】24个月。
- 【生产单位】喀什地区维吾尔医医院

　　　　　　本制剂仅限本医疗机构使用

复方罗补甫开比尔蜜膏

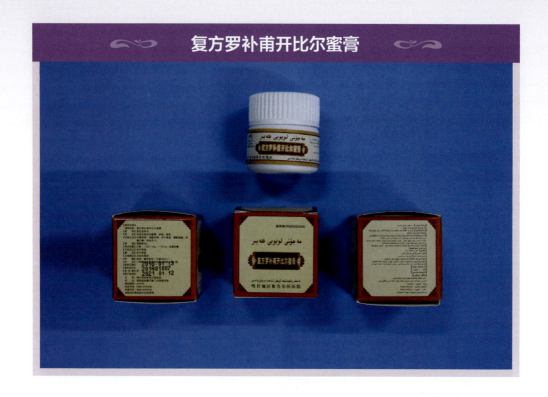

- 【药品名称】复方罗补甫开比尔蜜膏 Fufang Luobufu Kaibier Migao
- 【批准文号】新药制字M20052500
- 【执行标准】新疆食品药品监督管理局医疗机构制剂标准（MZJ-W-0323-2009）
- 【处方组成】阿月浑子仁、干姜、苜蓿子、欧榛、荜茇、印度多榔菊根、巴旦仁、中亚白及、郁金、白皮松子、奶桃、肉豆蔻衣、核桃仁、肉豆蔻、铁荸荠、芸麻、金箔、肉桂、毛甘松、银箔、高良姜、香附罂粟子、人参、笃耨香子仁、牛鞭、欧玉竹、花椒、藿香、矢车菊、胡萝卜子、天冬、独行菜子、芜菁子、初乳、白独行菜子、洋葱子、洋乳香、龙涎香、人工麝香、珍珠粉（制）、琥珀、珊瑚、西红花、降香、石刁柏子、新疆党参、丁香、秋水仙。
- 【性　　状】本品为棕色蜜膏；味甜，微苦。
- 【功能主治】补肾壮阳，强筋壮骨。用于肾虚，腰酸腿痛，阳痿少精，肢体无力。
- 【规　　格】每瓶装50g。
- 【用法用量】口服，一次5～10g，一日1次；或遵医嘱。
- 【不良反应】尚不明确。
- 【禁　　忌】尚不明确。
- 【注意事项】运动员慎用。
- 【贮　　藏】密封，置阴凉处（不超过20℃）。
- 【包　　装】口服固体药用高密度聚乙烯瓶。
- 【有 效 期】36个月。
- 【生产单位】喀什地区维吾尔医医院

  本制剂仅限本医疗机构使用

莫木斯克蜜膏

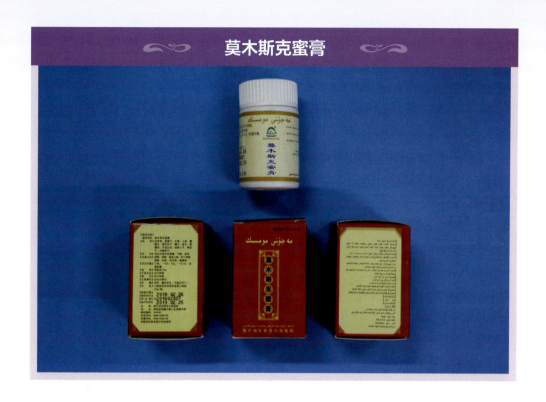

【药品名称】莫木斯克蜜膏 Momusike Migao
【批准文号】新药制字M20041538
【执行标准】新疆食品药品监督管理局医疗机构制剂标准（MZJ-W-0329-2009）
【处方组成】安息香、罂粟子、乳香、人参、鹰嘴豆、曼陀罗子、橡子、麦冬、罂粟壳、中亚白及、胡萝卜子、莴苣子、白蜡树子。
【性　　状】本品为褐色蜜膏；气微，味苦。
【功能主治】固精，填精，缩尿止痛。用于滑精、遗精、阳痿、尿失禁、腰痛等。
【规　　格】每瓶装100g。
【用法用量】口服，一次5～10g，一日1次；或遵医嘱。
【不良反应】尚不明确。
【禁　　忌】尚不明确。
【注意事项】运动员慎用。
【贮　　藏】密封，置阴凉处（不超过20℃）。
【包　　装】口服固体药用高密度聚乙烯瓶。
【有 效 期】24个月。
【生产单位】喀什地区维吾尔医医院
　　　　　　本制剂仅限本医疗机构使用

健心合米尔高滋斑蜜膏

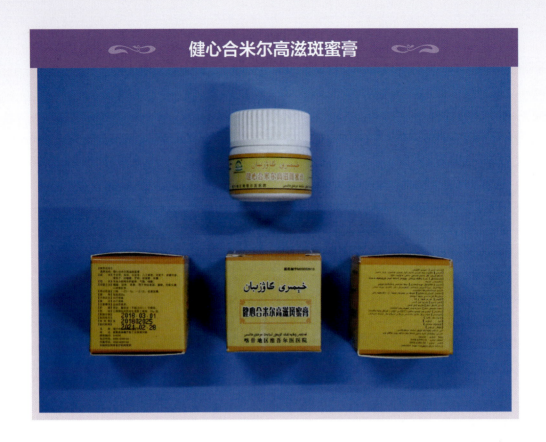

- 【药品名称】健心合米尔高滋斑蜜膏 Jianxin Hemiergaoziban Migao
- 【批准文号】新药制字M20052610
- 【执行标准】新疆食品药品监督管理局医疗机构制剂标准（MZJ-W-0327-2009）
- 【处方组成】牛舌草、蚕茧、龙涎香、人工麝香、芫荽子、新疆党参、紫苏子、白檀香、罗勒、珍珠粉、冰糖。
- 【性　　状】本品为棕褐色蜜膏；气微，味酸。
- 【功能主治】健脑，安神，镇静。用于神经衰弱，癫痫，失眠头痛，心烦意乱等。
- 【规　　格】每瓶装50g。
- 【用法用量】口服；一次1~2g，一日1次；或遵医嘱。
- 【不良反应】尚不明确。
- 【禁　　忌】尚不明确。
- 【注意事项】运动员慎用。
- 【贮　　藏】密封，置阴凉（不超过20℃）干燥处。
- 【包　　装】口服固体药用高密度聚乙烯瓶。
- 【有 效 期】36个月。
- 【生产单位】喀什地区维吾尔医医院

本制剂仅限本医疗机构使用

强力玛得土力阿亚特蜜膏

【药品名称】强力玛得土力阿亚特蜜膏 Qiangli Madatuli Ayate Migao

【批准文号】新药制字M20040965

【执行标准】新疆维吾尔自治区维吾尔医医疗机构制剂标准（MZJ-W-0133-2013）

【处方组成】干姜、黑胡椒、荜茇、肉桂、余甘子、奶桃、毛诃子肉、白花丹、防己、中亚白及、洋甘菊子、白皮松子仁、洋甘菊、无核葡萄干（红）流浸膏。

【性　　状】本品为棕色蜜膏；气特异，味甜、辛、微辣。

【功能主治】强壮肌体，止痛，益肾，补脑。用于偏瘫，关节骨痛，痴呆舌重，腰酸，阳痿，齿松等。

【规　　格】每瓶装100g。

【用法用量】口服；一次5~10g，一日2次。

【不良反应】尚不明确。

【禁　　忌】尚不明确。

【注意事项】尚不明确。

【贮　　藏】密闭。

【包　　装】口服固体药用高密度聚乙烯瓶。

【有 效 期】24个月。

【生产单位】喀什地区维吾尔医医院

　　　　　　本制剂仅限本医疗机构使用

强心艾维西木口服液

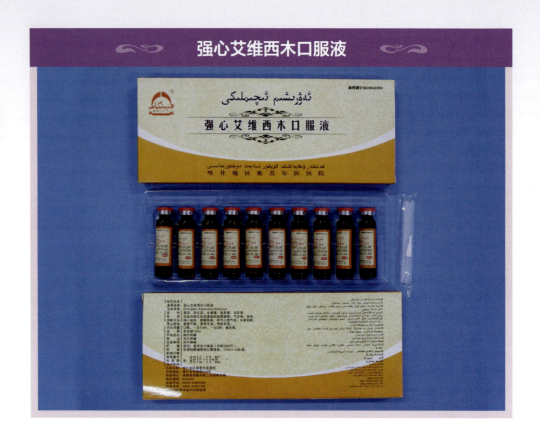

- 【药品名称】强心艾维西木口服液 Qiangxin Aiweiximu Koufuye
- 【批准文号】新药制字M20042204
- 【执行标准】新疆食品药品监督管理局医疗机构制剂标准（MZJ-W-0320-2009）
- 【处方组成】蚕茧、西红花、水菖蒲、高良姜、洋乳香。
- 【性　　状】本品为棕红色或黄色黏稠液体；气芬香，味甜。
- 【功能主治】强心益肝，镇静安神。用于心慌气短，头晕目眩，恶心呕吐，食欲不振，营养不良，神经衰弱。
- 【规　　格】每支装10mL。10支/盒。
- 【用法用量】口服，一次10mL，一日2次；遵医嘱。
- 【不良反应】尚不明确。
- 【禁　　忌】尚不明确。
- 【注意事项】尚不明确。
- 【贮　　藏】密封，置阴凉干燥处（不超过20℃）。
- 【包　　装】低硼硅玻璃管制口服液瓶。
- 【有 效 期】24个月。
- 【生产单位】喀什地区维吾尔医医院

　　　　　　本制剂仅限本医疗机构使用

强筋阿扎拉克丸

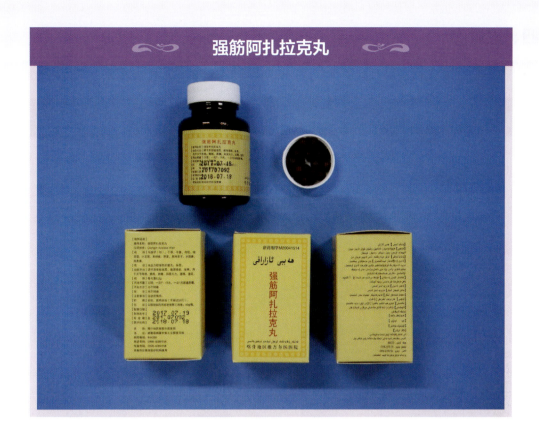

- 【药品名称】强筋阿扎拉克丸 Qiangjin Azhalake Wan
- 【批准文号】新药制字M20041514
- 【执行标准】新疆维吾尔自治区维吾尔医医疗机构制剂标准（MZJ-W-0132-2013）
- 【处方组成】马钱子（制）、丁香、干姜、肉桂、肉豆蔻、小豆蔻、黑胡椒、荜茇、黑种草子、小茴香、高良姜。
- 【性　　状】本品为棕褐色小蜜丸；味苦。
- 【功能主治】调节异常黏液质，燥湿强筋，祛寒。用于大小关节疼痛，瘫痪，面瘫，四肢无力，遗精，遗尿。
- 【规　　格】每丸重0.2g。40g/瓶。
- 【用法用量】口服；一次1～1.5g，一日1次。
- 【不良反应】尚不明确。
- 【禁　　忌】尚不明确。
- 【注意事项】运动员慎用。
- 【贮　　藏】密封。
- 【包　　装】口服固体药用高密度聚乙烯瓶。
- 【有 效 期】24个月。
- 【生产单位】喀什地区维吾尔医医院

　　　　　　本制剂仅限本医疗机构使用

四、接骨类

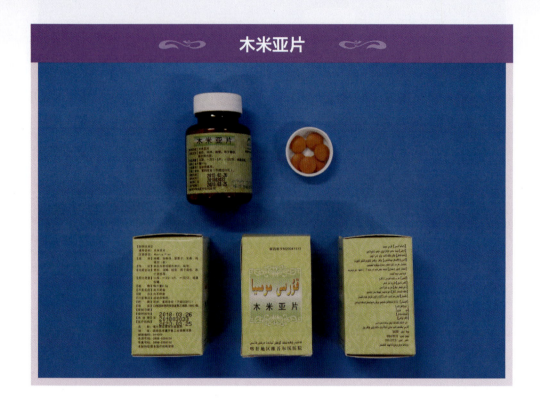

【药品名称】木米亚片 Mumiya Pian

【批准文号】新药制字M20041513

【执行标准】新疆食品药品监督管理局医疗机构制剂标准（MZJ-W-0330-2009）

【处方组成】地蜡、珍珠母、罂粟子、乳香、鸡蛋壳（制）。

【性　　状】本品为显棕褐色片；味苦。

【功能主治】愈伤，消肿，接骨。用于骨伤，跌打损伤等。

【规　　格】每片重0.5g。100片/瓶。

【用法用量】口服，一次3～5片，一日2次；或遵医嘱。

【不良反应】尚不明确。

【禁　　忌】尚不明确。

【注意事项】运动员慎用。

【贮　　藏】密封，置阴凉处（不超过20℃）。

【包　　装】口服固体药用高密度聚乙烯瓶。

【有 效 期】24个月。

【生产单位】喀什地区维吾尔医医院

　　　　　　本制剂仅限本医疗机构使用

阿扎拉克油

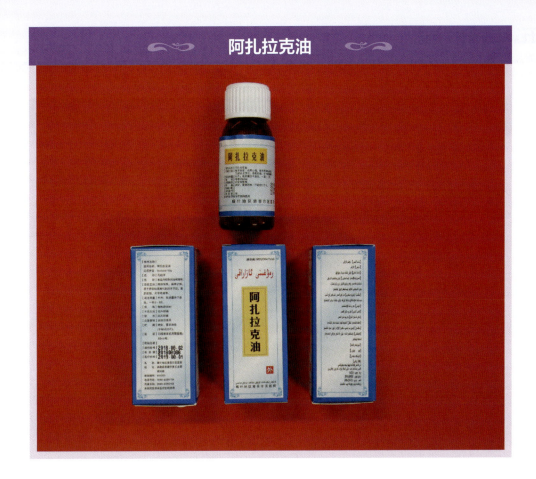

【药品名称】阿扎拉克油 Azhalake You

【批准文号】新药制字M20041533

【执行标准】新疆维吾尔自治区维吾尔医医疗机构制剂标准（MZJ-W-0002-2013）

【处方组成】马钱子。

【性　　状】本品为棕色油状液体。

【功能主治】强筋，镇痛。用于异常黏液质引起的关节炎、筋肌松弛、关节疼痛等。

【规　　格】每瓶装100mL。

【用法用量】外用；取适量涂于患处，一日2～3次。

【不良反应】尚不明确。

【禁　　忌】尚不明确。

【注意事项】运动员慎用。

【贮　　藏】密封。

【包　　装】口服液体药用聚酯瓶。

【有 效 期】24个月。

【生产单位】喀什地区维吾尔医医院

　　　　　　本制剂仅限本医疗机构使用

五、止咳化痰类

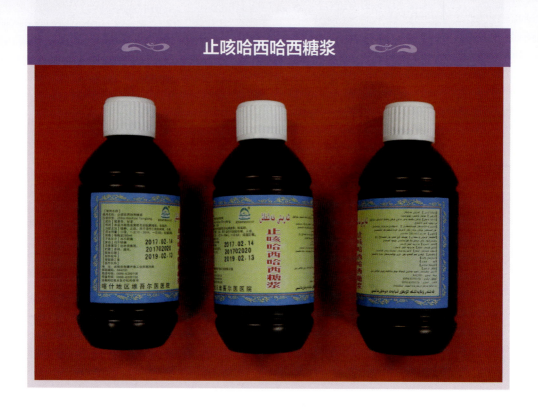

- 【药品名称】止咳哈西哈西糖浆 Zhike Haxihaxi Tangjiang
- 【批准文号】新药制字M20041527
- 【执行标准】新疆食品药品监督管理局医疗机构制剂标准（MZJ-W-0326-2009）
- 【处方组成】罂粟壳、甘草。
- 【性　　状】本品为棕色或黄棕色黏稠液体；味微甜。
- 【功能主治】镇静，止咳。用于湿热引起的咳嗽，头痛。
- 【规　　格】每瓶装250mL。
- 【用法用量】口服，一次10～20mL，一日3次；或遵医嘱。
- 【不良反应】尚不明确。
- 【禁　　忌】尚不明确。
- 【注意事项】运动员慎用。
- 【贮　　藏】密闭，避光。
- 【包　　装】口服液体药用聚酯瓶。
- 【有效期】24个月。
- 【生产单位】喀什地区维吾尔医医院

　　　　　　本制剂仅限本医疗机构使用

苏阿勒散

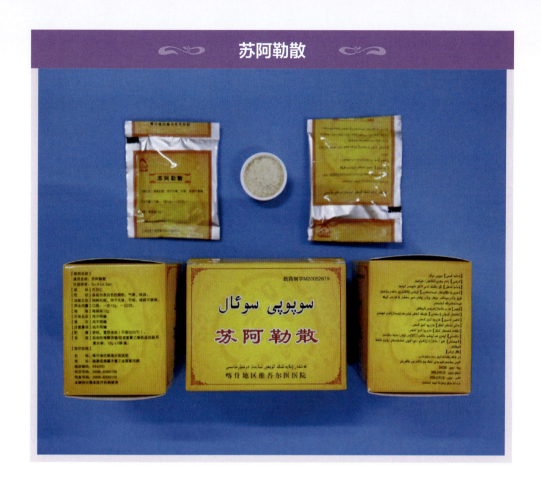

- 【药品名称】苏阿勒散 Su'ale San
- 【批准文号】新药制字M20052619
- 【执行标准】新疆维吾尔自治区维吾尔医医疗机构制剂标准（MZJ-W-0152-2013）
- 【处方组成】巴旦仁。
- 【性　　状】本品为淡白色粉末；气香，味甜。
- 【功能主治】润肺化痰。用于久咳，干咳，痰不易咳出等。
- 【规　　格】每袋装12g。5袋/盒。
- 【用法用量】口服；一次12g，一日2次。
- 【不良反应】尚不明确。
- 【禁　　忌】尚不明确。
- 【注意事项】尚不明确。
- 【贮　　藏】密封。
- 【包　　装】双向拉伸聚丙烯/低密度聚乙烯药品包装用复合袋。
- 【有 效 期】24个月。
- 【生产单位】喀什地区维吾尔医医院

   本制剂仅限本医疗机构使用

复方祖帕糖浆

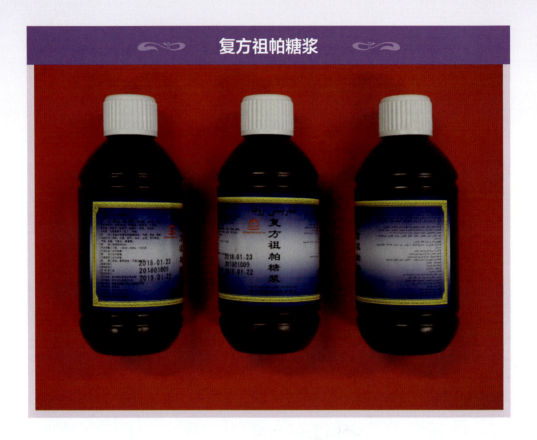

- 【药品名称】复方祖帕糖浆 Fufang Zupa Tangjiang
- 【批准文号】新药制字M20041525
- 【执行标准】新疆维吾尔自治区维吾尔医疗机构制剂标准（MZJ-W-0070-2013）
- 【处方组成】神香草、卡西卡甫枣、铁线蕨、葫芦巴、甘松、香没药树子、茴香根皮、芹菜根、鸢尾根、小茴香、茴芹果、芹菜子、菊苣子、蜀葵子、野葱、没药枝、无花果、无核葡萄干（红）、刺糖。
- 【性　　状】本品为棕褐色黏稠液体；气微、味甜、微苦。
- 【功能主治】润肺，化痰，纳气，消炎，止咳。用于肺炎，气喘，咳嗽，气管炎，感冒等。
- 【规　　格】每瓶装250mL。
- 【用法用量】口服；一次40～50mL，一日3次。
- 【不良反应】尚不明确。
- 【禁　　忌】尚不明确。
- 【注意事项】尚不明确。
- 【贮　　藏】密封，置阴凉处（不超过20℃）。
- 【包　　装】口服液体药用聚酯瓶。
- 【有 效 期】24个月。
- 【生产单位】喀什地区维吾尔医医院

本制剂仅限本医疗机构使用

六、肛肠类

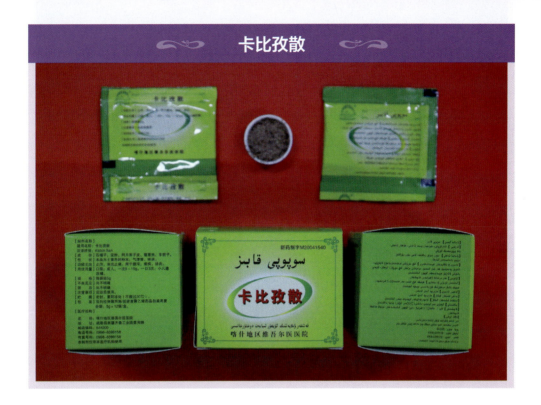

- 【药品名称】卡比孜散 Kabizi San
- 【批准文号】新药制字M20041540
- 【执行标准】新疆维吾尔自治区维吾尔医医疗机构制剂标准（MZJ-W-0091-2013）
- 【处方组成】石榴子、阿月浑子皮、罂粟壳、车前子。
- 【性　　状】本品为土黄色粉末；气清香，味淡。
- 【功能主治】止泻，消炎止痛。用于腹泻，痢疾，肠炎。
- 【规　　格】每袋装5g。12袋/盒。
- 【用法用量】口服；成人，一次5～10g，一日3次；小儿遵医嘱。
- 【不良反应】尚不明确。
- 【禁　　忌】尚不明确。
- 【注意事项】运动员慎用。
- 【贮　　藏】密封。
- 【包　　装】双向拉伸聚丙烯/低密度聚乙烯药品包装用复合袋。
- 【有 效 期】24个月。
- 【生产单位】喀什地区维吾尔医医院

　　　　　　本制剂仅限本医疗机构使用

复方穆库利丸

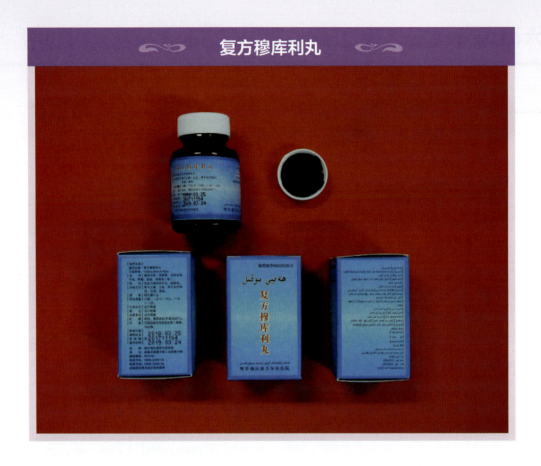

- 【药品名称】复方穆库利丸（穆库利丸） Fufang Mukuli Wan
- 【批准文号】新药制字M20052515
- 【执行标准】新疆维吾尔自治区维吾尔医医疗机构制剂标准（MZJ-W-0117-2013）
- 【处方组成】穆库没药、西青果、卡布尔诃子肉、波斯阿魏、琥珀、珍珠母（制）。
- 【性　　状】本品为褐色水丸；味微苦。
- 【功能主治】散气止痛，止血。用于治疗痔疮，肛裂，便血。
- 【规　　格】每丸重0.2g。30g/瓶。
- 【用法用量】口服；一次3～5g，一日1～2次。
- 【不良反应】尚不明确。
- 【禁　　忌】尚不明确。
- 【注意事项】尚不明确。
- 【贮　　藏】密封。
- 【包　　装】口服固体药用高密度聚乙烯瓶。
- 【有 效 期】24个月。
- 【生产单位】喀什地区维吾尔医医院

　　　　　　本制剂仅限本医疗机构使用

莫合日其丸

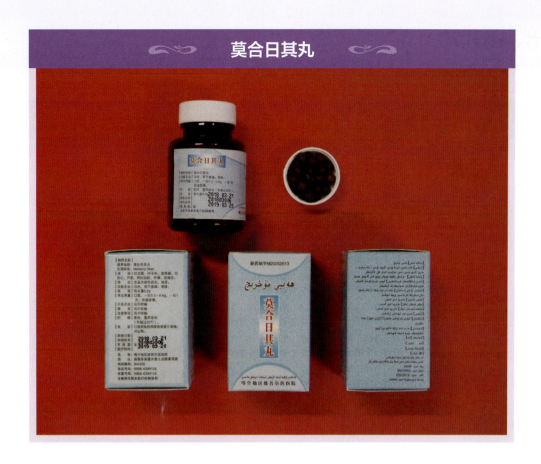

- 【药品名称】莫合日其丸 Moheriqi Wan
- 【批准文号】新药制字M20052613
- 【执行标准】新疆维吾尔自治区维吾尔医医疗机构制剂标准（MZJ-W-0111-2013）
- 【处方组成】巴豆、诃子肉、盒果藤根、巴旦仁、芦荟、阿拉伯胶、柠檬酸、玫瑰花瓣。
- 【性　　状】本品为棕色水丸，味苦。
- 【功能主治】泻泄。用于腹痛，便秘。
- 【规　　格】每丸重0.2g。40g/瓶。
- 【用法用量】口服，一次0.5～1g，一日1次；或遵医嘱。
- 【不良反应】尚不明确。
- 【禁　　忌】尚不明确。
- 【注意事项】孕妇、儿童禁用。
- 【贮　　藏】密封。
- 【包　　装】口服固体药用高密度聚乙烯瓶。
- 【有 效 期】24个月。
- 【生产单位】喀什地区维吾尔医医院

　　　　　　本制剂仅限本医疗机构使用

七、健胃消食类

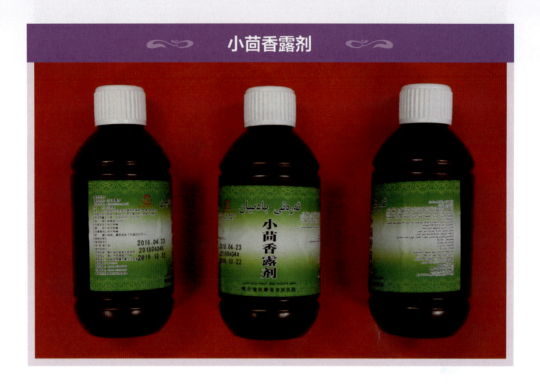

小茴香露剂

【药品名称】小茴香露剂 Xiaohuixiang Luji
【批准文号】新药制字M20041516
【执行标准】新疆维吾尔自治区维吾尔医医疗机构制剂标准（MZJ-W-0168-2013）
【处方组成】小茴香。
【性　　状】本品为无色至半透明液体；气香，味微苦。
【功能主治】利尿，明目，行气止痛。用于视弱，水肿。
【规　　格】每瓶装250mL。
【用法用量】口服；一次50mL，一日3次。
【不良反应】尚不明确。
【禁　　忌】尚不明确。
【注意事项】尚不明确。
【贮　　藏】密封，置阴凉处（不超过20℃）。
【包　　装】口服液体药用聚酯瓶。
【有 效 期】6个月。
【生产单位】喀什地区维吾尔医医院
　　　　　　本制剂仅限本医疗机构使用

比亚糖浆

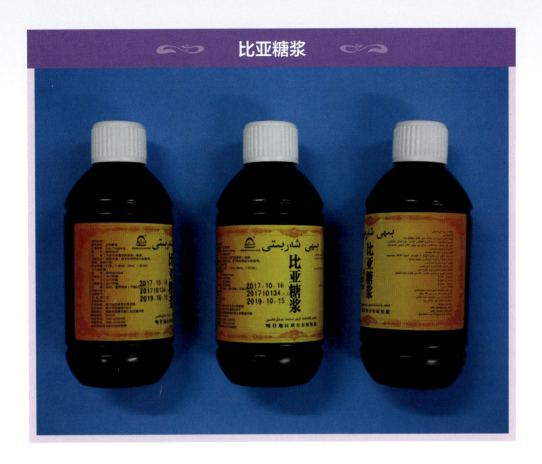

- 【药品名称】比亚糖浆 Biya Tangjiang
- 【批准文号】新药制字M20041526
- 【执行标准】新疆维吾尔自治区维吾尔医医疗机构制剂标准（MZJ-W-0020-2013）
- 【处方组成】新鲜楹桲。
- 【性　　状】本品为淡黄色液体；味甜。
- 【功能主治】健胃消食。用于肝胆胃病引起腹泻，呕恶，食欲不振。
- 【规　　格】每瓶装250mL。
- 【用法用量】口服；一次30～50mL，一日3次；小儿遵医嘱。
- 【不良反应】尚不明确。
- 【禁　　忌】尚不明确。
- 【注意事项】尚不明确。
- 【贮　　藏】密封，置阴凉处（不超过20℃）。
- 【包　　装】口服液体药用聚酯瓶。
- 【有 效 期】24个月。
- 【生产单位】喀什地区维吾尔医医院

　　　　　　本制剂仅限本医疗机构使用

甫迪那露

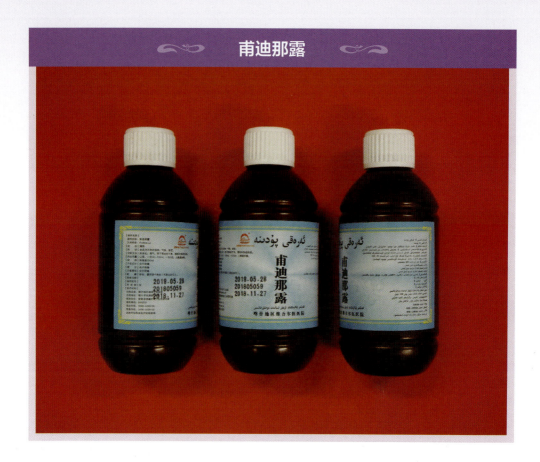

- 【药品名称】甫迪那露 Fudina Lu
- 【批准文号】新药制字M20041519
- 【执行标准】新疆食品药品监督管理局医疗机构制剂标准（MZJ-W-0322-2009）
- 【处方组成】薄荷。
- 【性　　状】本品为无色液体；气香，味苦。
- 【功能主治】助消化，理气。用于胃消化不良，腹胀和肠道疾病。
- 【规　　格】每瓶装250mL。
- 【用法用量】口服，一次50～100mL，一日3次；儿童遵医嘱。
- 【不良反应】尚不明确。
- 【禁　　忌】尚不明确。
- 【注意事项】尚不明确。
- 【贮　　藏】密封，置阴凉干燥处（不超过20℃）。
- 【包　　装】口服液体药用聚酯瓶。
- 【有 效 期】6个月。
- 【生产单位】喀什地区维吾尔医医院

本制剂仅限本医疗机构使用

肠安艾布力阿斯糖浆

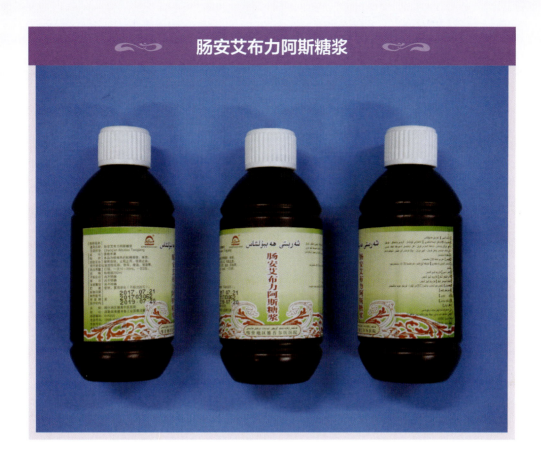

- 【药品名称】肠安艾布力阿斯糖浆 Chang'an Aibuli'asi Tangjiang
- 【批准文号】新药制字M20040969
- 【执行标准】《卫生部药品标准维吾尔药分册》WS3-BW-0138-98
- 【处方组成】香桃木果。
- 【性　　状】本品为棕褐色黏稠液体；味甜。
- 【功能主治】健胃益肠，止呕止泻，收敛止血。用于异常黏液质性呕恶，泄泻，便血，宫血等。
- 【规　　格】每瓶装250mL。
- 【用法用量】口服，一次10～20mL，一日3次。
- 【不良反应】尚不明确。
- 【禁　　忌】尚不明确。
- 【注意事项】尚不明确。
- 【贮　　藏】密封，置阴凉处（不超过20℃）。
- 【包　　装】口服液体药用聚酯瓶。
- 【有 效 期】24个月。
- 【生产单位】喀什地区维吾尔医医院

　　　　　　本制剂仅限本医疗机构使用

依提尔菲力开比尔蜜膏

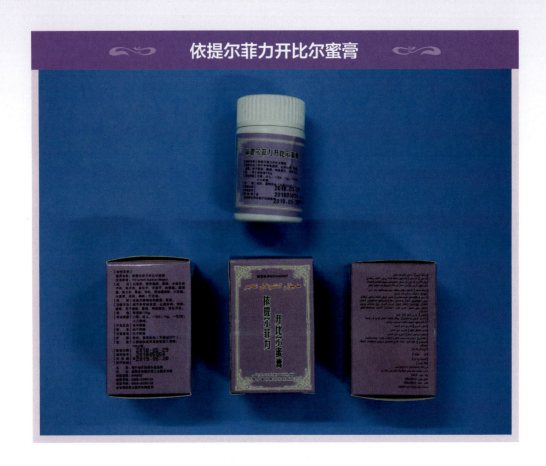

【药品名称】依提尔菲力开比尔蜜膏 Yiti'erfeili Kaibier Migao

【批准文号】新药制字M20040967

【执行标准】新疆维吾尔自治区维吾尔医医疗机构制剂标准（MZJ-W-0183-2013）

【处方组成】白花丹、阿育魏果、薄荷、卡布尔诃子肉、诃子肉、余甘子、芹菜子、白胡椒、黑胡椒、铁力木、青盐、甘松、驱虫斑鸠菊、小豆蔻、水菖蒲、肉桂、硇砂、巴旦油。

【性　　状】本品为棕褐色蜜膏；味苦。

【功能主治】调节异常黏液质，止痛安神，清脑，健胃。用于腹胀，腹痛，神疲健忘，消化不良。

【规　　格】每瓶装100g。

【用法用量】口服；成人，一次6～10g，一日2次；小儿酌减。

【不良反应】尚不明确。

【禁　　忌】尚不明确。

【注意事项】尚不明确。

【贮　　藏】密封。

【包　　装】口服固体药用高密度聚乙烯瓶。

【有 效 期】24个月。

【生产单位】喀什地区维吾尔医医院

本制剂仅限本医疗机构使用

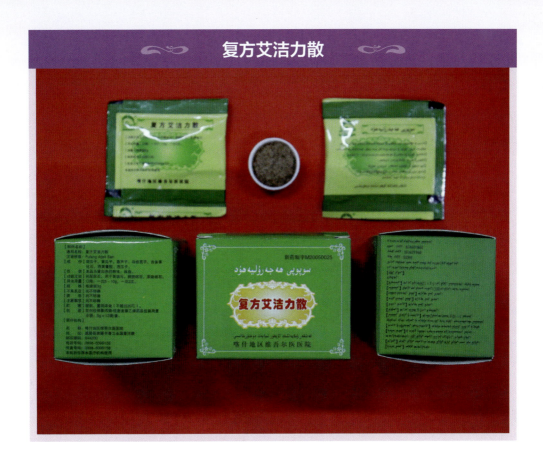

- 【药品名称】复方艾洁力散 Fufang Aijieli San
- 【批准文号】新药制字M20050025
- 【执行标准】新疆维吾尔自治区维吾尔医疗机构制剂标准（MZJ-W-0027-2013）
- 【处方组成】吉多果化石、新疆甜瓜子、黄瓜子、葫芦子、马齿苋子、西黄蓍胶、西瓜子。
- 【性　　状】本品为黄白色粉末；味甜。
- 【功能主治】利尿排石。用于肾结石，膀胱结石，尿路结石。
- 【规　　格】每袋装5g。12袋/盒。
- 【用法用量】口服；一次5～10g，一日2次。
- 【不良反应】尚不明确。
- 【禁　　忌】尚不明确。
- 【注意事项】尚不明确。
- 【贮　　藏】密封。
- 【包　　装】双向拉伸聚丙烯/低密度聚乙烯药品包装用复合袋。
- 【有 效 期】24个月。
- 【生产单位】喀什地区维吾尔医医院

  本制剂仅限本医疗机构使用

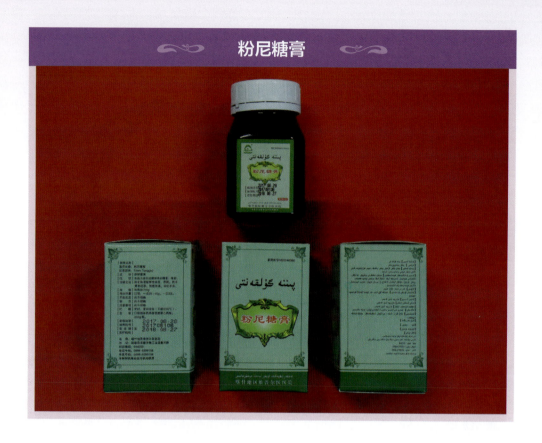

- 【药品名称】粉尼糖膏（平纳糖膏）Fenni Tanggao
- 【批准文号】新药制字M20040966
- 【执行标准】新疆维吾尔自治区维吾尔医医疗机构制剂标准（MZJ-W-0025-2013）
- 【处方组成】新鲜平纳。
- 【性　　状】本品为绿色或墨绿色糖膏；味甜。
- 【功能主治】熟化和清除寒性体液，养胃。用于胃寒呕恶，胃腹胀满，消化不良。
- 【规　　格】每瓶装250g
- 【用法用量】口服；一次10～20g，一日1次。
- 【不良反应】尚不明确。
- 【禁　　忌】尚不明确。
- 【注意事项】尚不明确。
- 【贮　　藏】密封。
- 【包　　装】口服固体药用高密度聚乙烯瓶。
- 【有 效 期】24个月。
- 【生产单位】喀什地区维吾尔医医院

　　　　　　　本制剂仅限本医疗机构使用

消食阿米勒努西蜜膏

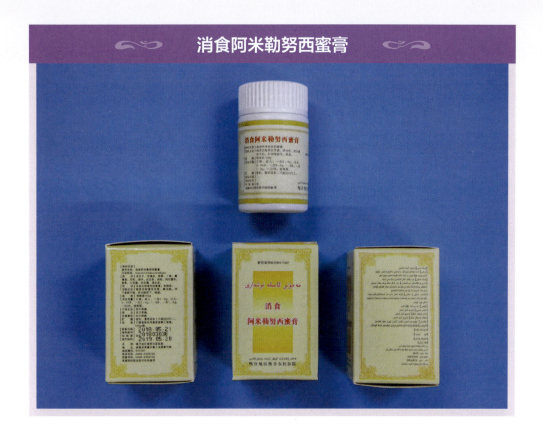

【药品名称】消食阿米勒努西蜜膏 Xiaoshi Amilenuxi Migao

【批准文号】新药制字M20041502

【执行标准】新疆维吾尔自治区维吾尔医医疗机构制剂标准（MZJ-W-0167-2013）

【处方组成】余甘子、玫瑰花瓣、香附、丁香、薰鲁香、甘松、阿萨容、红豆杉、肉桂、肉豆蔻衣、草果、小豆蔻、肉豆蔻、西红花。

【性　　状】本品为棕褐色蜜膏；味微甜。

【功能主治】增强支配器官及肾、脾功能。用于食欲不振，肝功能低下，体虚。

【规　　格】每瓶装100g。

【用法用量】口服；成人：一次5～9g；小儿：5～10岁，一次3～4g；1～5岁，一次1～2g；一日2次，饭前服。

【不良反应】尚不明确。

【禁　　忌】尚不明确。

【注意事项】尚不明确。

【贮　　藏】密封。

【包　　装】口服固体药用高密度聚乙烯瓶。

【有 效 期】24个月。

【生产单位】喀什地区维吾尔医医院

　　　　　　本制剂仅限本医疗机构使用

温药茶

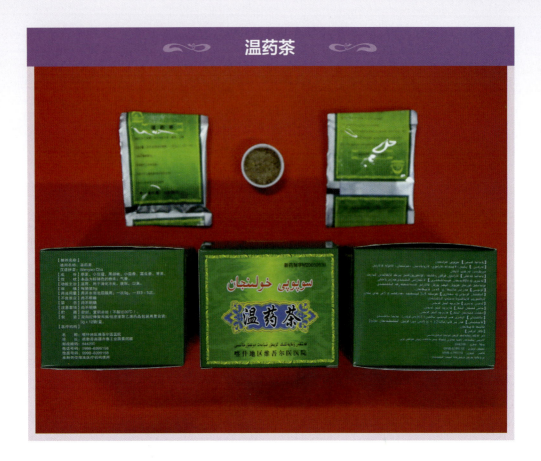

【药品名称】温药茶 Wenyao Cha
【批准文号】新药制字M20052630
【执行标准】新疆维吾尔自治区维吾尔医医疗机构制剂标准（MZJ-W-0163-2013）
【处方组成】荜茇、小豆蔻、黑胡椒、小茴香、高良姜、草果。
【性　　状】本品为棕褐色粉末；气香。
【功能主治】温胃。用于消化不良，腹胀，口臭。
【规　　格】每袋装5g。12袋/盒。
【用法用量】用开水沏泡后服用；一次5g，一日3～5次。
【不良反应】尚不明确。
【禁　　忌】尚不明确。
【注意事项】尚不明确。
【贮　　藏】密封。
【包　　装】双向拉伸聚丙烯/低密度聚乙烯药品包装用复合袋。
【有 效 期】24个月。
【生产单位】喀什地区维吾尔医医院
　　　　　　本制剂仅限本医疗机构使用

八、明目类

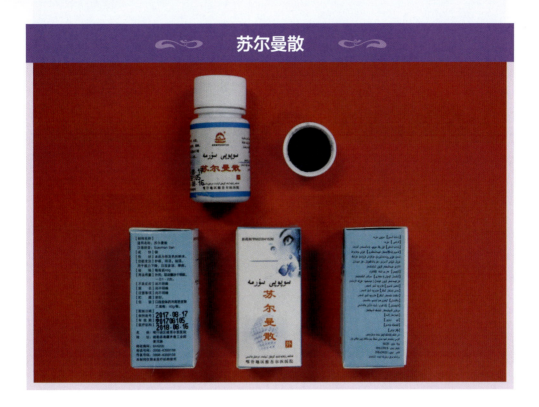

【药品名称】苏尔曼散 Suerman San

【批准文号】新药制字M20041539

【执行标准】新疆维吾尔自治区维吾尔医医疗机构制剂标准（MZJ-W-0153-2013）

【处方组成】锑。

【性　　状】本品为铁灰色粉末。

【功能主治】护眼，明目，祛湿。用于视力下降，目涩多泪，眼痒。

【规　　格】每瓶装40g。

【用法用量】外用：取适量涂于眼敛，一日1～2次。

【不良反应】尚不明确。

【禁　　忌】尚不明确。

【注意事项】尚不明确。

【贮　　藏】密封。

【包　　装】口服固体药用高密度聚乙烯瓶。

【有 效 期】24个月。

【生产单位】喀什地区维吾尔医医院

本制剂仅限本医疗机构使用

依提尔菲力巴迪央蜜膏

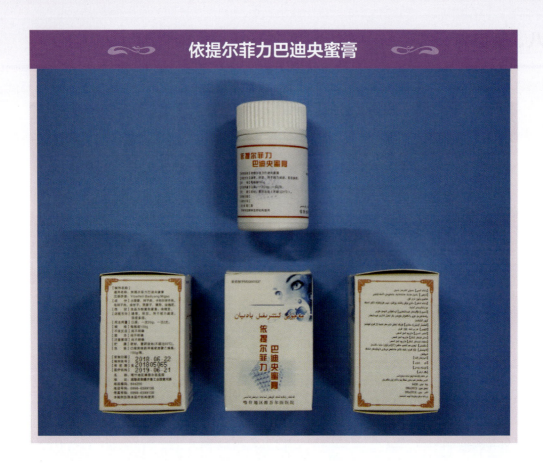

【药品名称】依提尔菲力巴迪央蜜膏 Yiti'erfeili Badiyang Migao

【批准文号】新药制字M20041537

【执行标准】新疆维吾尔自治区维吾尔医医疗机构制剂标准（MZJ-W-0182-2013）

【处方组成】小茴香、诃子肉、黄诃子肉、毛诃子肉、余甘子、芫荽子、薄荷、玫瑰花瓣。

【性　　状】本品为棕黄色蜜膏；味微苦。

【功能主治】通滞，明目。用于视力减退，目涩多泪。

【规　　格】每瓶装100g。

【用法用量】口服；一次20g；一日2次。

【不良反应】尚不明确。

【禁　　忌】尚不明确。

【注意事项】尚不明确。

【贮　　藏】密封。

【包　　装】口服固体药用高密度聚乙烯瓶。

【有 效 期】24个月。

【生产单位】喀什地区维吾尔医医院

本制剂仅限本医疗机构使用

九、糖尿病类

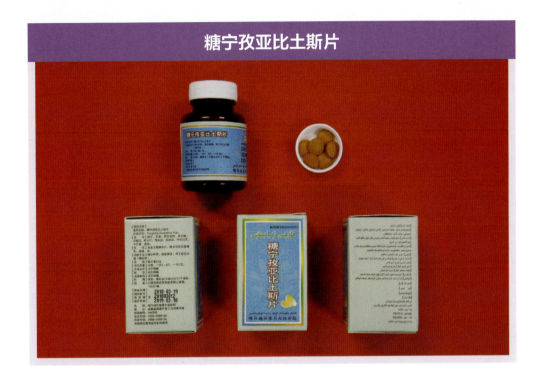

糖宁孜亚比土斯片

- 【药品名称】糖宁孜亚比土斯片 Tangning Ziyabitusi Pian
- 【批准文号】新药制字M20040974
- 【执行标准】新疆维吾尔自治区维吾尔医疗机构制剂标准（MZJ-W-0159-2013）
- 【处方组成】橡子、乳香、阿拉伯胶、赤石脂、石榴花、欧玉竹、高良姜、珍珠母、中亚白及、天竺黄、鹿角。
- 【性　　状】本品为薄膜衣片，除去包衣后显棕黄色；有特异香气，味苦。
- 【功能主治】调补肝肾，缩尿健身。用于孜亚比提（糖尿病）。
- 【规　　格】每片重0.52g。100片/瓶。
- 【用法用量】口服，一次4～8片，一日1次。
- 【不良反应】尚不明确。
- 【禁　　忌】尚不明确。
- 【注意事项】尚不明确。
- 【贮　　藏】密封。
- 【包　　装】口服固体药用高密度聚乙烯瓶。
- 【有 效 期】24个月。
- 【生产单位】喀什地区维吾尔医医院

　　本制剂仅限本医疗机构使用

十、镇痛类

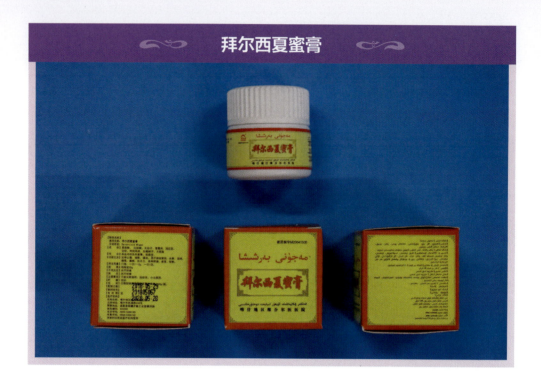

拜尔西夏蜜膏

- 【药品名称】拜尔西夏蜜膏 Baierxixia Migao
- 【批准文号】新药制字M20041500
- 【执行标准】新疆维吾尔自治区维吾尔医医疗机构制剂标准（MZJ-W-0014-2013）
- 【处方组成】黑胡椒、白胡椒、天仙子、罂粟壳、西红花、甘松、阿纳其根、白蜡树子、大戟脂。
- 【性　　状】本品为棕色蜜膏；味极苦。
- 【功能主治】安神止痛，催眠，镇咳。用于神经衰弱，头晕，耳鸣，瘫痪，癫痫，肌无力，各种疼痛，感冒，咳嗽。
- 【规　　格】每瓶装50g。
- 【用法用量】口服；一次1～2g，一日1次。
- 【不良反应】尚不明确。
- 【禁　　忌】尚不明确。
- 【注意事项】不能长期服用；运动员、小儿慎用。
- 【贮　　藏】密封。
- 【包　　装】口服固体药用高密度聚乙烯瓶。
- 【有 效 期】24个月。
- 【生产单位】喀什地区维吾尔医医院

本制剂仅限本医疗机构使用

复方苏润江片

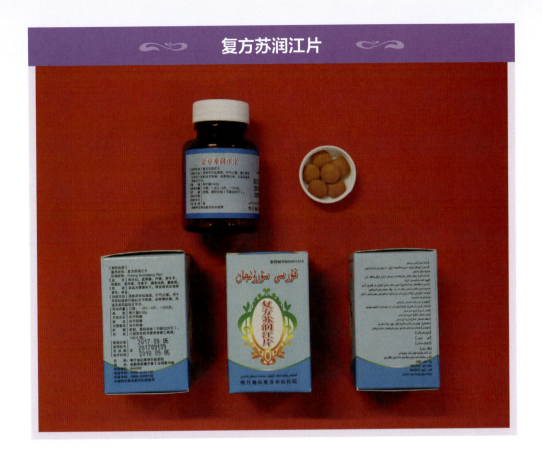

- 【药品名称】复方苏润江片 Fufang Surunjiang Pian
- 【批准文号】新药制字M20041510
- 【执行标准】新疆维吾尔自治区维吾尔医医疗机构制剂标准（MZJ-W-0063-2013）
- 【处方组成】秋水仙、盒果藤根、芦荟、牵牛子、阿里红、茴芹果、芹菜子、穆库没药、薰鲁香。
- 【性　　状】本品为薄膜衣片，除去包衣后显棕色；味苦。
- 【功能主治】清除异常黏液质，行气止痛。用于异常黏液质引起的关节疼痛，痛风，坐骨神经痛，风湿及类风湿性关节炎。
- 【规　　格】每片重0.52g。100片/瓶。
- 【用法用量】口服；一次3～4片，一日2次。
- 【不良反应】尚不明确。
- 【禁　　忌】尚不明确。
- 【注意事项】尚不明确。
- 【贮　　藏】密封。
- 【包　　装】口服固体药用高密度聚乙烯瓶。
- 【有 效 期】24个月。
- 【生产单位】喀什地区维吾尔医医院

　　　　　　本制剂仅限本医疗机构使用

复方库斯特油

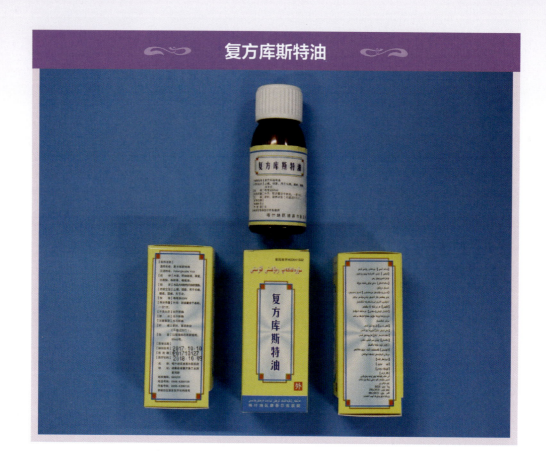

- 【药品名称】复方库斯特油 Fufang Kusite You
- 【批准文号】新药制字M20041532
- 【执行标准】新疆维吾尔自治区维吾尔医疗机构制剂标准（MZJ-W-0049-2013）
- 【处方组成】木香、阿纳其根、荜茇、大戟脂、海狸香、橄榄油。
- 【性　　状】本品为淡棕色油状液体。
- 【功能主治】止痛，强筋。用于头痛，瘫痪，面瘫，关节炎。
- 【规　　格】每瓶装60mL。
- 【用法用量】外用；取适量涂于患处，一日1次，或遵医嘱。
- 【不良反应】尚不明确。
- 【禁　　忌】尚不明确。
- 【注意事项】尚不明确。
- 【贮　　藏】密封。
- 【包　　装】口服液体药用聚酯瓶。
- 【有 效 期】24个月。
- 【生产单位】喀什地区维吾尔医医院

本制剂仅限本医疗机构使用

洁德瓦尔丸

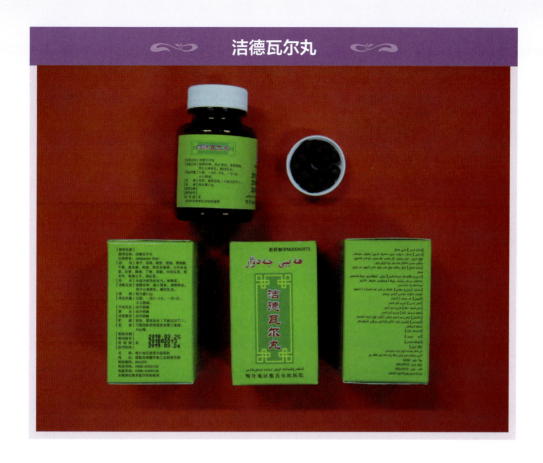

- 【药品名称】洁德瓦尔丸 Jiedewaer Wan
- 【批准文号】新药制字M20040973
- 【执行标准】新疆维吾尔自治区维吾尔医医疗机构制剂标准（MZJ-W-0090-2013）
- 【处方组成】附子、珍珠、荜茇、琥珀、黑胡椒、干姜、高良姜、肉桂、欧矢车菊根、大叶补血草、沉香、降香、丁香、花椒、中亚白及、欧玉竹、香青兰子、西红花。
- 【性　　状】本品为棕色水丸，味微苦。
- 【功能主治】镇静安神，益心强身，清理败血。用于心神紊乱，癫狂乱言。
- 【规　　格】每丸重0.2g。40g/瓶。
- 【用法用量】口服；一次1～2g，一日1次；小儿酌减。
- 【不良反应】尚不明确。
- 【禁　　忌】尚不明确。
- 【注意事项】尚不明确。
- 【贮　　藏】密封。
- 【包　　装】口服固体药用高密度聚乙烯瓶。
- 【有 效 期】24个月。
- 【生产单位】喀什地区维吾尔医医院

  本制剂仅限本医疗机构使用

镇痛西帕丸

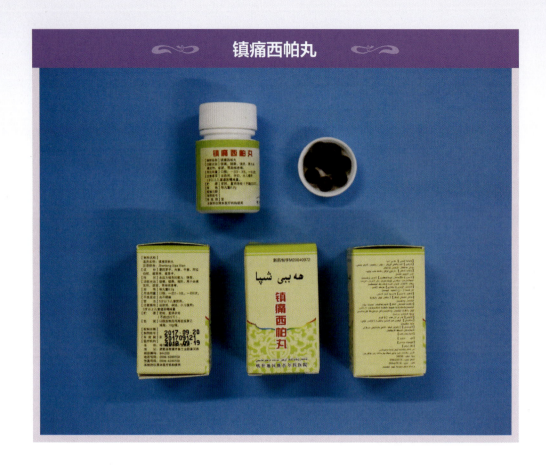

- 【药品名称】镇痛西帕丸 Zhentong Xipa Wan
- 【批准文号】新药制字M20040972
- 【执行标准】新疆维吾尔自治区维吾尔医医疗机构制剂标准（MZJ-W-0195-2013）
- 【处方组成】曼陀罗子、大黄、干姜、阿拉伯胶、罂粟壳、罂粟子。
- 【性　　状】本品为褐色小蜜丸；味苦。
- 【功能主治】镇痛，镇静，强肝利胆。用于头痛发热，感冒，胃肠病患等。
- 【规　　格】每丸重0.2g。10g/瓶。
- 【用法用量】口服；一次0.25～0.5g，一日2次；一天极量1g。
- 【不良反应】尚不明确。
- 【禁　　忌】5岁以下儿童禁用。
- 【注意事项】小儿、运动员、孕妇慎用；5岁以上儿童遵医嘱减量。
- 【贮　　藏】密封。
- 【包　　装】口服固体药用高密度聚乙烯瓶。
- 【有 效 期】24个月。
- 【生产单位】喀什地区维吾尔医医院

　　本制剂仅限本医疗机构使用

镇痛库斯特油

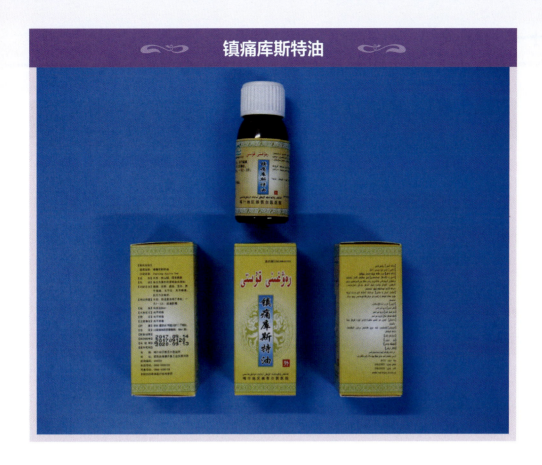

【药品名称】镇痛库斯特油 Zhentong Kusite You
【批准文号】新药制字M20041531
【执行标准】新疆食品药品监督管理局医疗机构制剂标准（MZJ-W-0336-2009）
【处方组成】木香、刺山柑、阿育魏果。
【性　　状】本品为黄色澄明油状液体。
【功能主治】镇痛，固筋，通络，活血。用于偏瘫，关节炎，关节疼痛，肌无力及癣症。
【规　　格】每瓶装60mL。
【用法用量】外用；取适量涂搽于患处，一日2～3次；或遵医嘱。
【不良反应】尚不明确。
【禁　　忌】尚不明确。
【注意事项】尚不明确。
【贮　　藏】密封，置阴凉（不超过20℃）干燥处。
【包　　装】口服液体药用聚酯瓶。
【有 效 期】36个月。
【生产单位】喀什地区维吾尔医医院

　　　　　　本制剂仅限本医疗机构使用

十一、止血类

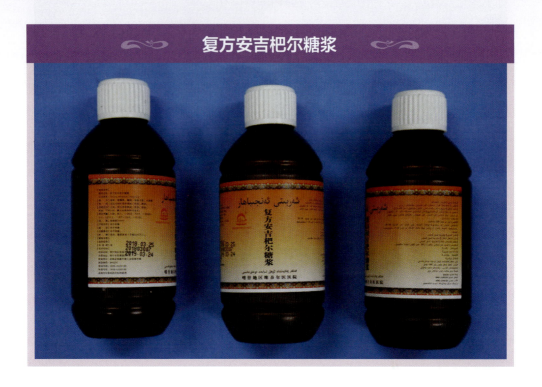

复方安吉杷尔糖浆

- 【药品名称】复方安吉杷尔糖浆 Fufang Anjipaer Tangjiang
- 【批准文号】新药制字M20040971
- 【执行标准】新疆维吾尔自治区维吾尔医医疗机构制剂标准（MZJ-W-0032-2013）
- 【处方组成】拳参、紫檀香、檀香、香桃木果、小檗果。
- 【性　　状】本品为棕红色液体；味甜、微涩。
- 【功能主治】止血。用于各种咳血，尿血，便血，呕血，子宫出血，鼻出血等各种出血症。
- 【规　　格】每瓶装250mL。
- 【用法用量】口服；成人，一次20～30mL，一日3次；小儿：3岁以上，一次7～10mL，一日1次。
- 【不良反应】尚不明确。
- 【禁　　忌】尚不明确。
- 【注意事项】尚不明确。
- 【贮　　藏】密封，置阴凉处（不超过20℃）。
- 【包　　装】口服液体药用聚酯瓶。
- 【有 效 期】24个月。
- 【生产单位】喀什地区维吾尔医医院

　　本制剂仅限本医疗机构使用

第三节　和田地区维吾尔医医院

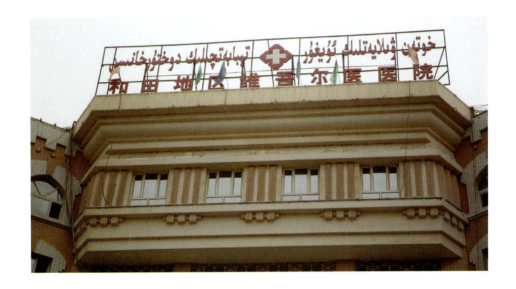

和田地区是维吾尔医药的发源地。和田地区维吾尔医医院是一所集医疗、教学、科研、制药为一体的综合性三级甲等维吾尔医医院。目前，医院围绕"突出维医特色，发挥维药优势，打造维吾尔医药品牌"的办院思路，采用100%的维医维药治疗患者，受到广大患者信赖与好评，得到各级政府、社会各界的认可。医院目前占地53644.84平方米，建筑面积32000平方米。床位编制450张，实际开放床位675张。

医院现有重点专科建设和培育项目共10个，其中国家级"十一五"心血管重点建设专科心病科，国家级"十二五"维吾尔医骨伤科重点建设专科骨关节科和脊椎病科；国家级"十二五"维吾尔医妇科重点建设专科妇一科和妇二科；自治区级临床重点专科脑病科和脾胃科及皮肤科。康复科为自治区中医民族医临床重点专科建设项目（未验收）。此外，申报了肺病科、肾病糖尿病科、肿瘤科三个科室的自治区中医民族医临床重点专科培育项目。

目前医院获准配置的99种院内制剂，涉及片剂、颗粒剂、丸剂、胶囊剂、散剂、糖膏剂、软膏剂、油剂、合剂、糖浆剂、露剂、茶剂等13种剂型。其中具有维吾尔医特色传统制剂剂型特点，保留原配制工艺配制的剂型有糖浆剂、露剂、丸剂、糖膏剂等。99种院内制剂中，糖浆剂合剂共有9种，露剂7种，丸剂7种、糖膏剂2种。

一、心病科

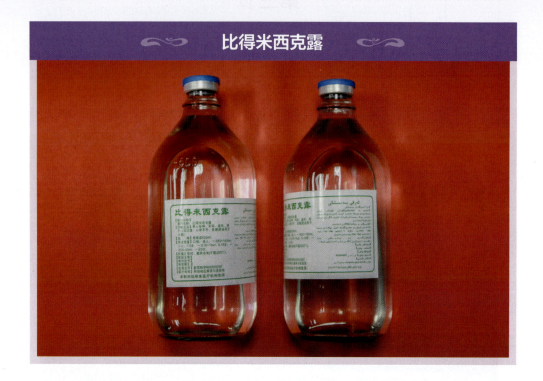

比得米西克露

- 【药品名称】比得米西克露 Bidemixike Lu
- 【批准文号】新药制字 M20030097
- 【执行标准】新疆维吾尔自治区维吾尔医医疗机构制剂标准（MZJ-W-0019-2013）
- 【处方组成】黄花柳花。
- 【性　　状】本品为无色半透明液体；气清香，味微甜。
- 【功能主治】养心安神，利尿，退热。用于心动过速，心律不齐，发烧（更适用于儿童）。
- 【规　　格】每瓶装500mL。
- 【用法用量】口服；成人，一次50～100mL；小儿，1～5岁，一次10～15mL；5～10岁，一次20～30mL；一日3次。
- 【不良反应】尚不明确。
- 【禁　　忌】尚不明确。
- 【注意事项】尚不明确。
- 【贮　　藏】密封、置阴凉处（不超过20℃）。
- 【包　　装】药用钠钙玻璃输液瓶。
- 【有 效 期】6个月。
- 【生产单位】和田地区维吾尔医医院

　　　　　　本制剂仅限本医疗机构使用

米西克木提地力片

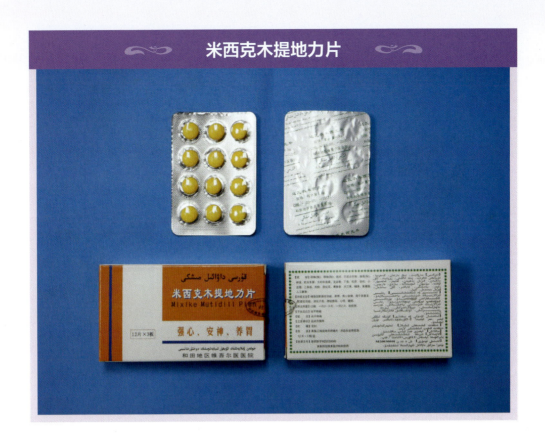

- 【药品名称】米西克木提地力片 Mixike Mutidili Pian
- 【批准文号】新药制字M20030048
- 【执行标准】新疆食品药品监督管理局医疗机构制剂标准（MZJ-W-0036-2011）
- 【处方组成】珍珠（煅）、珊瑚（煅）、琥珀、印度多郎菊、蚕茧（制）、郁金、欧矢车菊、大叶补血草、龙涎香、丁香、松萝、甘松、小豆蔻、三条筋、肉桂、西红花、薰鲁香、天竺黄、檀香、紫檀香、人工麝香。
- 【性　　状】本品为糖衣片，除去包衣后显棕黄色；气香、味微苦。
- 【功能主治】增强支配器官功能，养胃，养心安神。用于改善支配器官功能，消化不良，神经衰弱，心慌，癫痫。
- 【规　　格】每板12片，每盒3板。
- 【用法用量】口服；一次2～3片，一日2次，饭前服。
- 【不良反应】尚不明确。
- 【禁　　忌】尚不明确。
- 【注意事项】运动员慎用。
- 【贮　　藏】密封。
- 【包　　装】聚氯乙烯固体药用硬片/药品包装用铝箔。
- 【有 效 期】12个月。
- 【生产单位】和田地区维吾尔医医院

　　本制剂仅限本医疗机构使用

苹果糖浆

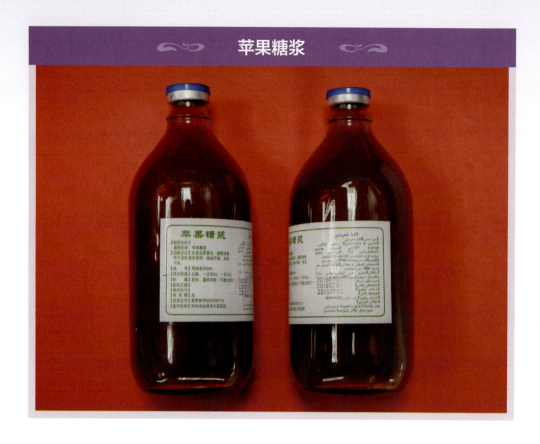

- 【药品名称】苹果糖浆 Pingguo Tangjiang
- 【批准文号】新药制字M20030110
- 【执行标准】新疆食品药品监督管理局医疗机构制剂标准（MZJ-W-0082-2011）
- 【处方组成】苹果。
- 【性　　状】本品为棕黄色至棕褐色液体，气香，味甜。
- 【功能主治】补益支配器官，健胃消食。用于支配器官虚弱，食欲不振，消化不良。
- 【规　　格】每瓶装500mL。
- 【用法用量】口服，一次30mL，一日3次。
- 【不良反应】尚不明确。
- 【禁　　忌】尚不明确。
- 【注意事项】尚不明确。
- 【贮　　藏】密封、置阴凉处（不超过20℃）。
- 【包　　装】钠钙玻璃输液瓶。
- 【有 效 期】12个月。
- 【生产单位】和田地区维吾尔医医院

　　　　　　本制剂仅限本医疗机构使用

降压口服液

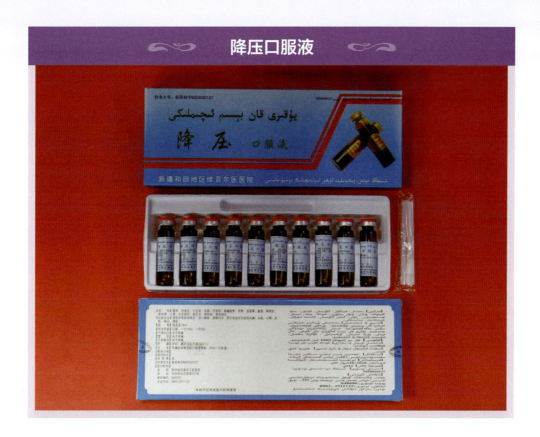

- 【药品名称】降压口服液 Jiangya Koufuye
- 【批准文号】新药制字M20030120
- 【执行标准】新疆食品药品监督管理局医疗机构制剂标准（MZJ-W-0077-2011）
- 【处方组成】檀香、玫瑰花、牛舌草、钩藤、芹菜根、新疆圆枣、丹参、龙葵果、蚕茧、桑寄生、薰衣草、大黄、牛舌草花、菊苣子、阿勃勒、黄花柳花。
- 【性　　状】本品为棕黄色澄明液体；气香，味甜。
- 【功能主治】清除异常体液降压，强心醒脑，通便利尿。用于高血压引起的头痛，头昏，心悸，失眠，胸闷，便秘。
- 【规　　格】每支装10mL。10支/盒。
- 【用法用量】口服，一次10mL，一日3次。
- 【不良反应】尚不明确。
- 【禁　　忌】尚不明确。
- 【注意事项】尚不明确。
- 【贮　　藏】密封、置阴凉（不超过20℃）处。
- 【包　　装】低硼硅玻璃管制口服液体瓶。
- 【有 效 期】12个月。
- 【生产单位】和田地区维吾尔医医院

本制剂仅限本医疗机构使用

降压参德力片

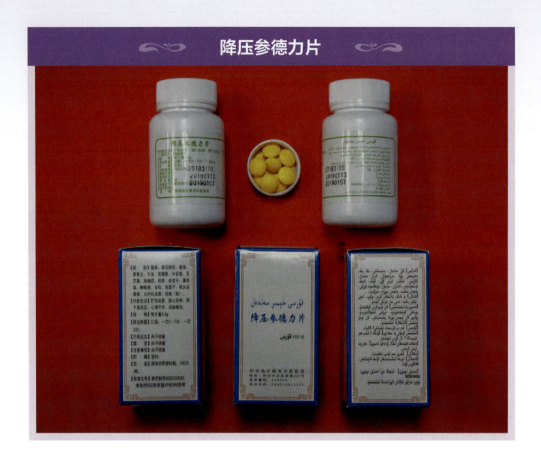

- 【药品名称】降压参德力片 Jiangya Shendeli Pian
- 【批准文号】新药制字M20030083
- 【执行标准】新疆食品药品监督管理局医疗机构制剂标准（MZJ-W-0076-2011）
- 【处方组成】檀香、黄花柳花、蚕茧、香青兰、牛至、紫檀香、牛舌草、天竺黄、玫瑰花、松萝、余甘子、薰衣草、细辛、甘松、芫荽子、欧矢车菊根、大叶补血草、珍珠（制）。
- 【性　　状】本品为糖衣片，除去包衣后显棕色；味微苦。
- 【功能主治】扩张血管，强心安神。用于高血压，心律不齐，动脉硬化。
- 【规　　格】每片重0.3g。100片/瓶。
- 【用法用量】口服，一次5～7片，一日2次。
- 【不良反应】尚不明确。
- 【禁　　忌】尚不明确。
- 【注意事项】尚不明确。
- 【贮　　藏】密封。
- 【包　　装】口服固体药用高密度聚乙烯瓶。
- 【有 效 期】12个月。
- 【生产单位】和田地区维吾尔医医院

　　　　　　本制剂仅限本医疗机构使用

复方巴迪然吉布亚合剂

【药品名称】复方巴迪然吉布亚合剂 Fufang Badiranjibuya Heji
【批准文号】新药制字M20030107
【执行标准】新疆维吾尔自治区维吾尔医医疗机构制剂标准（MZJ-W-0035-2013）
【处方组成】香青兰、高兹班、菊苣子、丁香罗勒、甘草、小茴香、水龙骨、苹果、玫瑰花瓣。
【性　　状】本品为棕色液体；味甜。
【功能主治】补脑强心，开通阻滞，清除黑胆质，爽心悦志。用于改善心、脑供血不足。
【规　　格】每瓶装250mL。
【用法用量】口服；一次10～20mL，一日2次。
【不良反应】尚不明确。
【禁　　忌】尚不明确。
【注意事项】尚不明确。
【贮　　藏】密封、置阴凉处（不超过20℃）。
【包　　装】钠钙玻璃输液瓶。
【有 效 期】12个月。
【生产单位】和田地区维吾尔医医院
　　　　　　本制剂仅限本医疗机构使用

复方麦尔瓦依特片

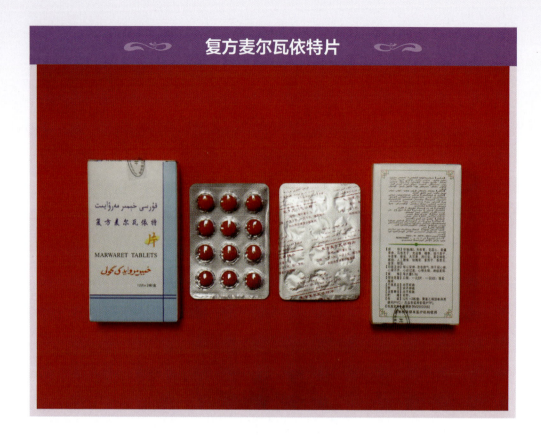

【药品名称】复方麦尔瓦依特片 Fufang Maierwayite Pian
【批准文号】新药制字M20030082
【执行标准】新疆食品药品监督管理局医疗机构制剂标准（MZJ-W-0070-2011）
【处方组成】珍珠（煅）、矢车菊、花蕊心、新疆党参、马齿苋子、龙涎香、檀香、独行菜子、牛舌草、蚕茧、天竺黄、西红花、黄花柳花、琥珀、人工麝香、玫瑰花、紫苏子、香青兰、金箔、银箔。
【性　　状】本品为糖衣片，除去包衣后显土黄色；味甜。
【功能主治】强心安神，活血理气。用于冠心病，心律不齐，心动过速，心悸失眠，神经衰弱。
【规　　格】每片重0.3g。12片/板，2板/盒。
【用法用量】口服；一次3片，一日3次；饭后服用。
【不良反应】尚不明确。
【禁　　忌】尚不明确。
【注意事项】尚不明确。
【贮　　藏】密封。
【包　　装】聚氯乙烯固体药用硬片（PVC）/药品包装用铝箔（PTP）。
【有 效 期】1年
【生产单位】和田地区维吾尔医医院

本制剂仅限本医疗机构使用

复方爱维心颗粒

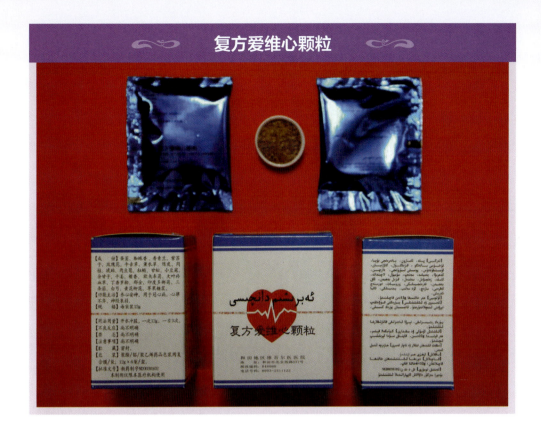

- 【药品名称】复方爱维心颗粒 Fufang Aiweixin Keli
- 【批准文号】新药制字M20030102
- 【执行标准】新疆食品药品监督管理局医疗机构制剂标准（MZJ-W-0066-2011）
- 【处方组成】蚕茧、蜘蛛香、香青兰、紫苏子、玫瑰花、牛舌草、薰衣草、陈皮、肉桂、琥珀、肉豆蔻、牡蛎、甘松、小豆蔻、余甘子、干姜、檀香、欧矢车菊、大叶补血草、丁香罗勒、郁金、印度多椰菊、三条筋、白芍、黄花柳花、苹果糖浆。
- 【性　　状】本品为浅黄色颗粒；气微香，味甜。
- 【功能主治】养心安神。用于冠心病，心律不齐，神经衰弱。
- 【规　　格】每袋装12g。6袋/盒。
- 【用法用量】开水冲服，一次12g，一日3次。
- 【不良反应】尚不明确。
- 【禁　　忌】尚不明确。
- 【注意事项】尚不明确。
- 【贮　　藏】密封。
- 【包　　装】聚酯/铝/聚乙烯药品包装用复合膜/袋。
- 【有 效 期】12个月。
- 【生产单位】和田地区维吾尔医医院

　　　　　　本制剂仅限本医疗机构使用

高滋斑露

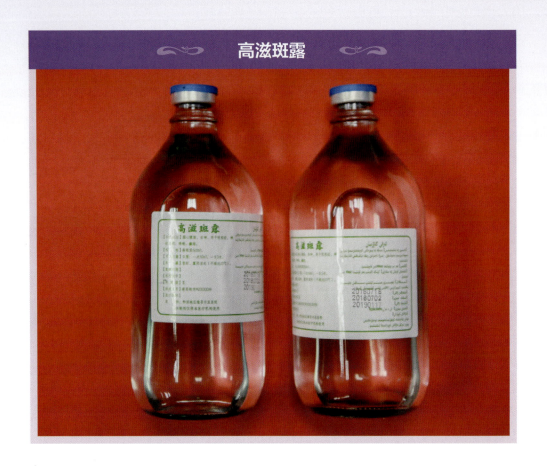

- 【药品名称】高滋斑露 Gaoziban Lu
- 【批准文号】新药制字M20030099
- 【执行标准】新疆维吾尔自治区维吾尔医医疗机构制剂标准（MZJ-W-0071-2013）
- 【处方组成】高兹班。
- 【性　　状】本品为半透明液体；气特异。
- 【功能主治】强心，健脑，安神。用于忧郁症，神经衰弱，哮喘，癫痫。
- 【规　　格】每瓶装500mL。
- 【用法用量】口服；一次50mL，一日3次。
- 【不良反应】尚不明确。
- 【禁　　忌】尚不明确。
- 【注意事项】尚不明确。
- 【贮　　藏】密封、置阴凉处（不超过20℃）。
- 【包　　装】药用钠钙玻璃输液瓶。
- 【有 效 期】6个月。
- 【生产单位】和田地区维吾尔医医院

　　本制剂仅限本医疗机构使用

凉血参德力露

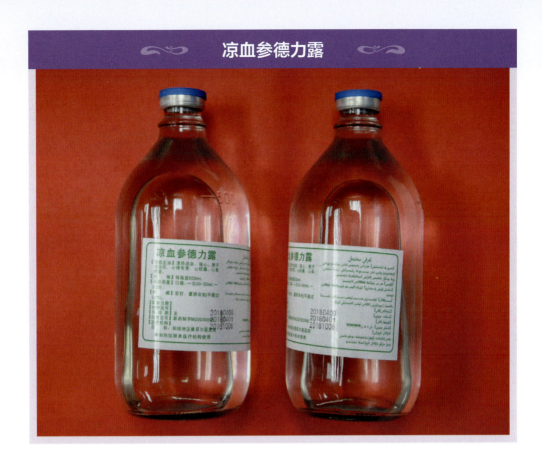

- 【药品名称】凉血参德力露 Liangxue Shendeli Lu
- 【批准文号】新药制字M20030098
- 【执行标准】新疆维吾尔自治区维吾尔医医疗机构制剂标准（MZJ-W-0100-2013）
- 【处方组成】檀香。
- 【性　　状】本品为无色至半透明液体；气香，味淡。
- 【功能主治】清热凉血，强心。用于高血压，心律失常，心绞痛，心肌梗塞。
- 【规　　格】每瓶装500mL。
- 【用法用量】口服；一次50mL，一日3次。
- 【不良反应】尚不明确。
- 【禁　　忌】尚不明确。
- 【注意事项】尚不明确。
- 【贮　　藏】密封、置阴凉处（不超过20℃）。
- 【包　　装】药用钠钙玻璃输液瓶。
- 【有 效 期】6个月。
- 【生产单位】和田地区维吾尔医医院

　　本制剂仅限本医疗机构使用

强心口服液

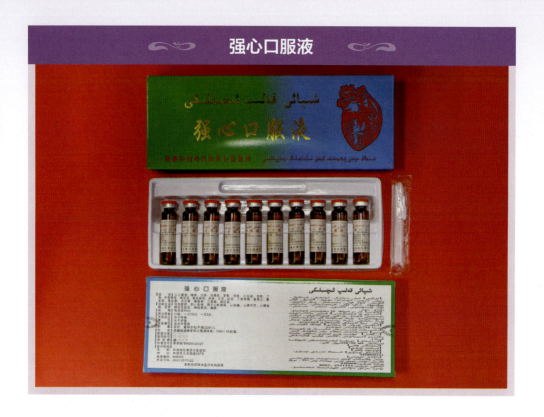

- 【药品名称】强心口服液 Qiangxin Koufuye
- 【批准文号】新药制字M20030121
- 【执行标准】新疆食品药品监督管理局医疗机构制剂标准（MZJ-W-0088-2011）
- 【处方组成】人工麝香、檀香、沉香、玫瑰花、罗勒、肉桂、小豆蔻、甘松、丁香、牛舌草花、棉花花、黄花柳花、丹参、川芎、红花、丁香罗勒、香青兰、薰衣草、菟丝草、天竺黄、薰鲁香、三条筋、西红花。
- 【性　　状】本品为橙红色澄明液体；气香、味甜、微苦、麻舌。
- 【功能主治】活血散瘀，舒心安神。用于心肌缺血，心绞痛，心律不齐，心悸失眠，多梦，神经官能症，神经衰弱，癫痫。
- 【规　　格】每支装10mL。10支/盒。
- 【用法用量】口服，一次10mL，一日3次。
- 【不良反应】尚不明确。
- 【禁　　忌】尚不明确。
- 【注意事项】运动员慎用。
- 【贮　　藏】密封、置阴凉处（不超过20℃）。
- 【包　　装】低硼硅玻璃管制口服液体瓶。
- 【有 效 期】12个月。
- 【生产单位】和田地区维吾尔医医院

  本制剂仅限本医疗机构使用

二、骨伤科

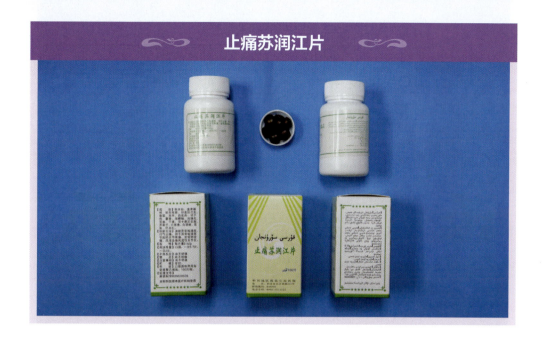

止痛苏润江片

【药品名称】止痛苏润江片 Zhitong Surunjiang Pian

【批准文号】新药制字M20030039

【执行标准】新疆食品药品监督管理局医疗机构制剂标准（MZJ-W-0059-2011）

【处方组成】秋水仙、盒果藤根皮、欧矢车菊、印度防己实、蚕茧、孜然、白花丹、诃子肉、藿香、海螵蛸、玫瑰花、芝麻、干姜、司卡摩尼亚脂、芹菜子、小茴香、白胡椒、青盐、巴旦仁。

【性　　状】本品为薄膜衣片，除去包衣后显棕红色或棕褐色；气微香，味苦。

【功能主治】清除异常黏液质、行气止痛。用于异常黏液质引起的关节疼痛，坐骨神经痛，风湿及类风湿性关节炎。

【规　　格】每片重0.52g。100片/瓶。

【用法用量】口服，一次5～7片，一日2次。

【不良反应】尚不明确。

【禁　　忌】尚不明确。

【注意事项】尚不明确。

【贮　　藏】密封。

【包　　装】口服固体药用高密度聚乙烯瓶。

【有 效 期】12个月。

【生产单位】和田地区维吾尔医医院

　　　　　　本制剂仅限本医疗机构使用

耶合亚片

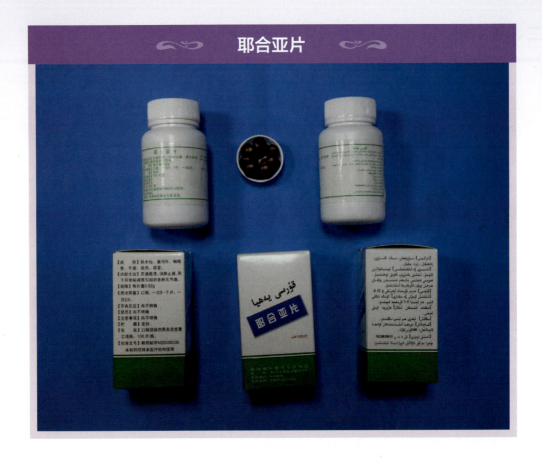

- 【药品名称】耶合亚片 Yeheya Pian
- 【批准文号】新药制字M20030035
- 【执行标准】新疆食品药品监督管理局医疗机构制剂标准（MZJ-W-0047-2011）
- 【处方组成】秋水仙、番泻叶、蜘蛛香、干姜、孜然、荜茇。
- 【性　　状】本品为薄膜衣片，除去包衣后显灰黄色或黄绿色；味微甜、微苦、麻舌。
- 【功能主治】开通阻滞，消肿止痛。用于异常黏液质引起的各种关节痛。
- 【规　　格】每片重0.52g。100片/瓶。
- 【用法用量】口服，一次5～7片，一日2次。
- 【不良反应】尚不明确。
- 【禁　　忌】尚不明确。
- 【注意事项】尚不明确。
- 【贮　　藏】密封。
- 【包　　装】口服固体药用高密度聚乙烯瓶。
- 【有 效 期】12个月。
- 【生产单位】和田地区维吾尔医医院

　　　　　　本制剂仅限本医疗机构使用

复方比那甫西片

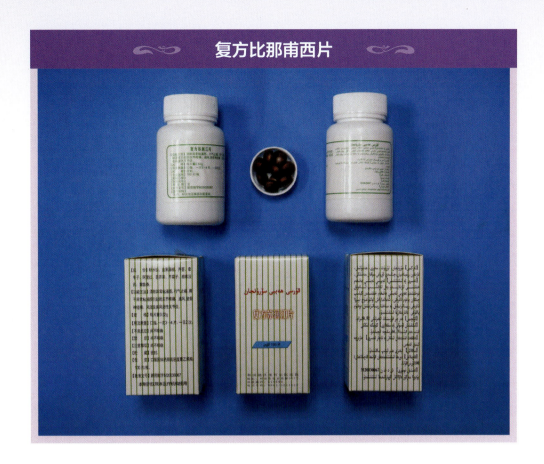

- 【药品名称】复方比那甫西片 Fufang Binafuxi Pian
- 【批准文号】新药制字M20030063
- 【执行标准】新疆食品药品监督管理局医疗机构制剂标准（MZJ-W-0012-2011）
- 【处方组成】天山堇菜、盒果藤根、甘草浸膏、玫瑰花、司卡摩尼亚脂、阿里红。
- 【性　　状】本品为薄膜衣片，除去包衣后显深棕色；气香，味苦。
- 【功能主治】化痰止咳，消炎平喘。用于热性咳嗽，哮喘等呼吸道疾病。
- 【规　　格】每片重0.52g。100片/瓶。
- 【用法用量】口服，一次5～7片，一日2次。
- 【不良反应】尚不明确。
- 【禁　　忌】尚不明确。
- 【注意事项】尚不明确。
- 【贮　　藏】密封。
- 【包　　装】口服固体药用高密度聚乙烯瓶。
- 【有 效 期】12个月。
- 【生产单位】和田地区维吾尔医医院

本制剂仅限本医疗机构使用

复方阿扎热克片

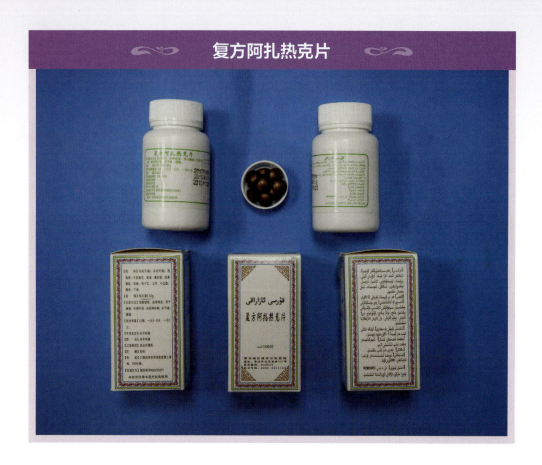

- 【药品名称】复方阿扎热克片 Fufang Azhareke Pian
- 【批准文号】新药制字M20030051
- 【执行标准】新疆食品药品监督管理局医疗机构制剂标准（MZJ-W-0007-2011）
- 【处方组成】马钱子（制）、余甘子（制）、西青果、牛舌草花、郁金、薰衣草、西黄蓍胶、奶桃、松子仁、玉竹、小豆蔻、檀香、丁香。
- 【性　　状】本品为薄膜衣片，除去包衣后显灰黄色；味微苦。
- 【功能主治】强筋健骨，祛寒燥湿。用于瘫痪，半身不遂，坐骨神经痛，关节痛，腰痛。
- 【规　　格】每片重0.52g。100片/瓶。
- 【用法用量】口服，一次3～5片，一日2次。
- 【不良反应】尚不明确。
- 【禁　　忌】尚不明确。
- 【注意事项】运动员慎用。
- 【贮　　藏】密封。
- 【包　　装】口服固体药用高密度聚乙烯瓶。
- 【有 效 期】12个月。
- 【生产单位】和田地区维吾尔医医院

　　　　　　本制剂仅限本医疗机构使用

复方夏提然吉片

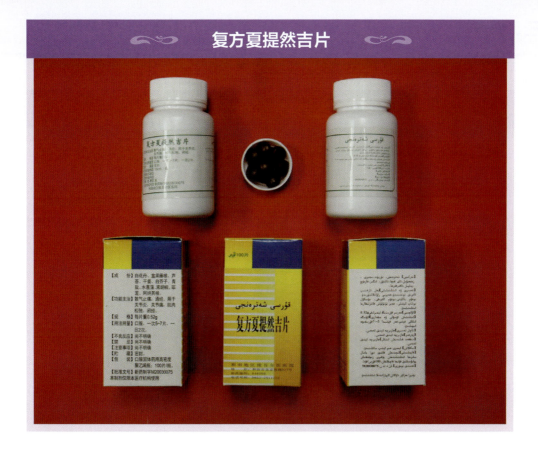

【药品名称】复方夏提然吉片 Fufang Xiatiranji Pian

【批准文号】新药制字M20030075

【执行标准】新疆食品药品监督管理局医疗机构制剂标准（MZJ-W-0023-2011）

【处方组成】白花丹、盒果藤根、芦荟、干姜、白芥子、青盐、水菖蒲、黑胡椒、荜茇、阿纳其根。

【性　　状】本品为薄膜衣片，除去包衣后显棕褐色；气香，味苦。

【功能主治】散气止痛，通经。用于关节炎，关节痛，肌肉松弛，闭经。

【规　　格】每片重0.52g。100片/瓶。

【用法用量】口服，一次5～7片，一日2次。

【不良反应】尚不明确。

【禁　　忌】尚不明确。

【注意事项】尚不明确。

【贮　　藏】密封。

【包　　装】口服固体药用高密度聚乙烯瓶。

【有 效 期】12个月。

【生产单位】和田地区维吾尔医医院

本制剂仅限本医疗机构使用

三、妇科

古力那尔消炎散

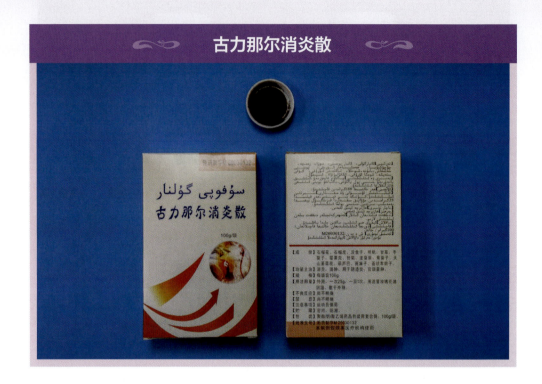

- 【药品名称】古力那尔消炎散 Gulinaer Xiaoyan San
- 【批准文号】新药制字M20030132
- 【执行标准】新疆食品药品监督管理局医疗机构制剂标准（MZJ-W-0073-2011）
- 【处方组成】石榴花、石榴皮、没食子、明矾、甘草、冬葵子、罂粟壳、甘菊、龙葵果、蜀葵子、天山堇菜花、葫芦巴、蓖麻子、蚤状车前子。
- 【性　　状】本品为淡黄色粉末。
- 【功能主治】消炎，消肿。用于阴道炎，宫颈囊肿。
- 【规　　格】每袋装100g。
- 【用法用量】外用，一次25g，一日1次。用适量玫瑰花油润湿，敷于外阴。
- 【不良反应】尚不明确。
- 【禁　　忌】尚不明确。
- 【注意事项】运动员慎用。
- 【贮　　藏】密闭，防潮。
- 【包　　装】聚酯/铝/聚乙烯药品包装用复合袋。
- 【有 效 期】12个月。
- 【生产单位】和田地区维吾尔医医院

　　　　　　本制剂仅限本医疗机构使用

曲比亲露

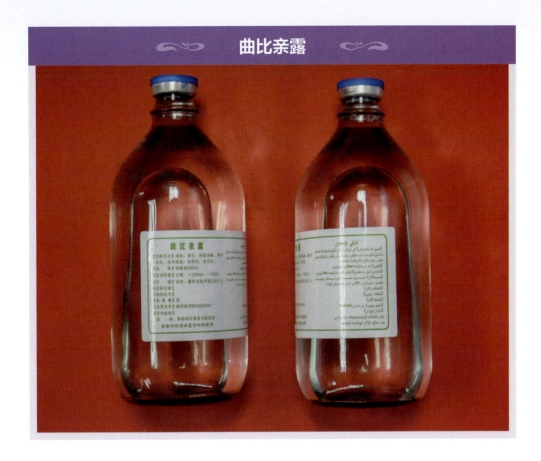

- 【药品名称】曲比亲露 Qubiqin Lu
- 【批准文号】新药制字M20030093
- 【执行标准】新疆维吾尔自治区维吾尔医医疗机构制剂标准（MZJ-W-0139-2013）
- 【处方组成】菝葜。
- 【性　　状】本品为无色至半透明液体；味微苦。
- 【功能主治】清血，消炎，利尿消肿。用于皮炎，尿路感染，宫颈炎，关节炎。
- 【规　　格】每瓶装500mL。
- 【用法用量】口服，一次50mL，一日3次。
- 【不良反应】尚不明确。
- 【禁　　忌】尚不明确。
- 【注意事项】尚不明确。
- 【贮　　藏】密封、置阴凉处（不超过20℃）。
- 【包　　装】药用钠钙玻璃输液瓶。
- 【有 效 期】6个月。
- 【生产单位】和田地区维吾尔医医院

　　　　　　本制剂仅限本医疗机构使用

玫瑰花油

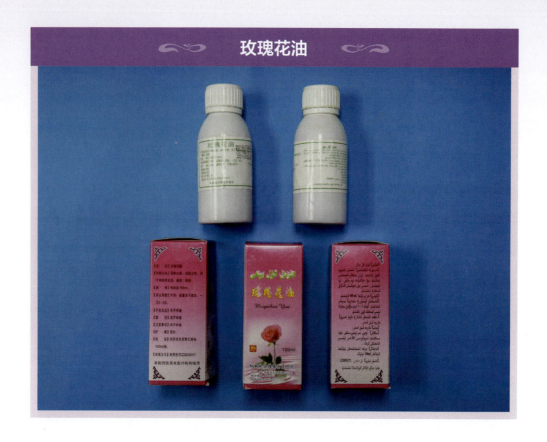

【药品名称】玫瑰花油 Meiguihua You

【批准文号】新药制字Z20030117

【执行标准】新疆维吾尔自治区维吾尔医医疗机构制剂标准（MZJ-W-0108-2013）

【处方组成】玫瑰花瓣。

【性　　状】本品为黄红色液体；气微香。

【功能主治】消肿止痛，润肤止痒。用于神经性皮炎，瘙痒，阴痒。

【规　　格】每瓶装100mL。

【用法用量】外用；适量涂于患处，一日2～3次。

【不良反应】尚不明确。

【禁　　忌】尚不明确。

【注意事项】尚不明确。

【贮　　藏】密封、置阴凉处（不超过20℃）。

【包　　装】药用高密度聚乙烯瓶。

【有 效 期】12个月。

【生产单位】和田地区维吾尔医医院

本制剂仅限本医疗机构使用

依提尔菲力曲比亲片

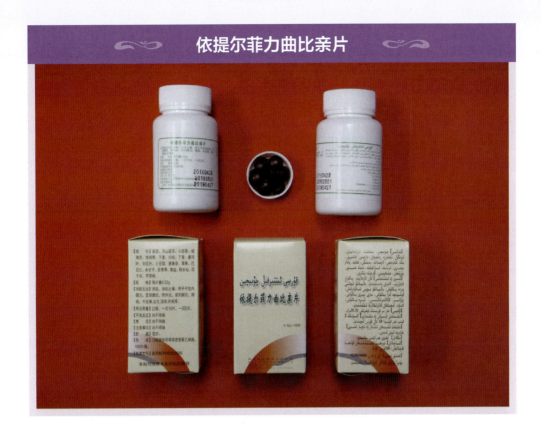

【药品名称】依提尔菲力曲比亲片 Yitierfeili Qubiqin Pian
【批准文号】新药制字M20030086
【执行标准】新疆食品药品监督管理局医疗机构制剂标准（MZJ-W-0092-2011）
【处方组成】菝葜、天山堇菜、小茴香、玫瑰花、地锦草、干姜、肉桂、丁香、番泻叶、白花丹、小豆蔻、薰鲁香、草果、巴旦仁、余甘子、西青果、青盐、秋水仙、诃子肉、芹菜根。
【性　　状】本品为薄膜衣片，除去包衣后显棕黄色；气微香，味微苦。
【功能主治】清血，消炎止痛。用于子宫内膜炎，宫颈糜烂，附件炎，前列腺炎，痔疮，牛皮癣，皮炎，湿疹，疥疮等。
【规　　格】每片重0.52g。100片/瓶。
【用法用量】口服，一次10片，一日2次。
【不良反应】尚不明确。
【禁　　忌】尚不明确。
【注意事项】尚不明确。
【贮　　藏】密封。
【包　　装】口服固体药用高密度聚乙烯瓶。
【有 效 期】12个月。
【生产单位】和田地区维吾尔医医院
　　　　　　本制剂仅限本医疗机构使用

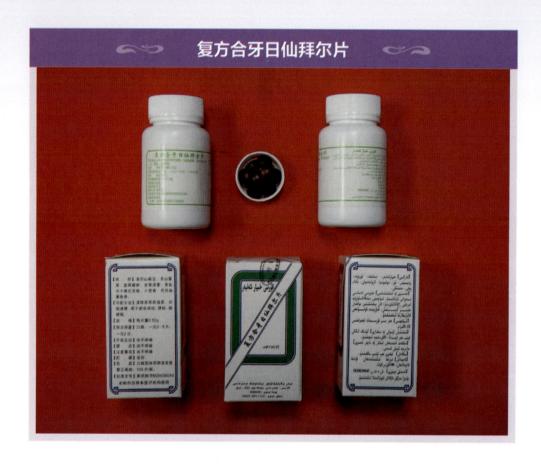

- 【药品名称】复方合牙日仙拜尔片 Fufang Heyarixianbaier Pian
- 【批准文号】新药制字M20030043
- 【执行标准】新疆食品药品监督管理局医疗机构制剂标准（MZJ-W-0014-2011）
- 【处方组成】清泻山扁豆、天山堇菜、盒果藤根皮、甘草浸膏、青盐、司卡摩尼亚脂、小茴香、巴旦油、茴芹果，薰鲁香。
- 【性　　状】本品为薄膜衣片，除去包衣后显棕色；味微甜、苦。
- 【功能主治】清除异常胆液质，润肠通便。用于瘀血闭经，便秘，肠梗阻。
- 【规　　格】每片重0.52g。100片/瓶。
- 【用法用量】口服，一次3～5片，一日2次。
- 【不良反应】尚不明确。
- 【禁　　忌】尚不明确。
- 【注意事项】尚不明确。
- 【贮　　藏】密封。
- 【包　　装】口服固体药用高密度聚乙烯瓶。
- 【有 效 期】12个月。
- 【生产单位】和田地区维吾尔医医院

　　本制剂仅限本医疗机构使用

消炎木尼孜其颗粒

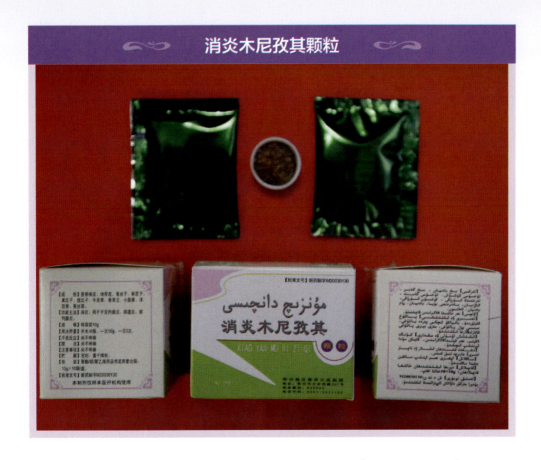

- 【药品名称】消炎木尼孜其颗粒 Xiaoyan Muniziqi Keli
- 【批准文号】新药制字M20030130
- 【执行标准】新疆食品药品监督管理局医疗机构制剂标准（MZJ-W-0090-2011）
- 【处方组成】茴香根皮、地骨皮、菟丝子、菊苣子、黄瓜子、甜瓜子、牛舌草、香青兰、小茴香、洋茴香、菟丝草。
- 【性　　状】本品为浅黄色至棕黄色颗粒，气香，味甜。
- 【功能主治】消炎。用于子宫内膜炎，阴道炎，前列腺炎。
- 【规　　格】每袋装10g。10袋/盒。
- 【用法用量】开水冲服，一次10g，一日3次。
- 【不良反应】尚不明确。
- 【禁　　忌】尚不明确。
- 【注意事项】尚不明确。
- 【贮　　藏】密封，置干燥处。
- 【包　　装】聚酯/铝/聚乙烯药品包装用复合袋。
- 【有 效 期】12个月。
- 【生产单位】和田地区维吾尔医医院

本制剂仅限本医疗机构使用

曼亭片

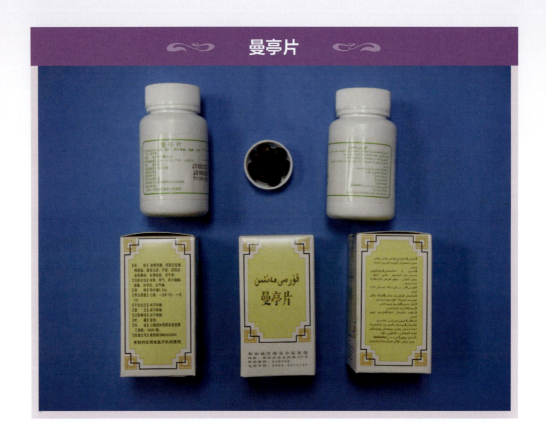

- 【药品名称】曼亭片 Manting Pian
- 【批准文号】新药制字M20030069
- 【执行标准】新疆食品药品监督管理局医疗机构制剂标准（MZJ-W-0033-2011）
- 【处方组成】波斯阿魏、阿莫尼亚脂、格蓬脂、穆库没药、芦荟、药西瓜、盒果藤根皮、甘草味胶、诃子肉。
- 【性　　状】本品为薄膜衣片，除去包衣后显棕色；气香，味苦。
- 【功能主治】祛寒，散气。用于瘫痪，面瘫，关节炎，关节痛。
- 【规　　格】每片重0.52g。100片/瓶。
- 【用法用量】口服，一次5～7片，一日2次。
- 【不良反应】尚不明确。
- 【禁　　忌】尚不明确。
- 【注意事项】尚不明确。
- 【贮　　藏】密封。
- 【包　　装】口服固体药用高密度聚乙烯瓶。
- 【有 效 期】12个月。
- 【生产单位】和田地区维吾尔医医院

  本制剂仅限本医疗机构使用

清血吾血白片

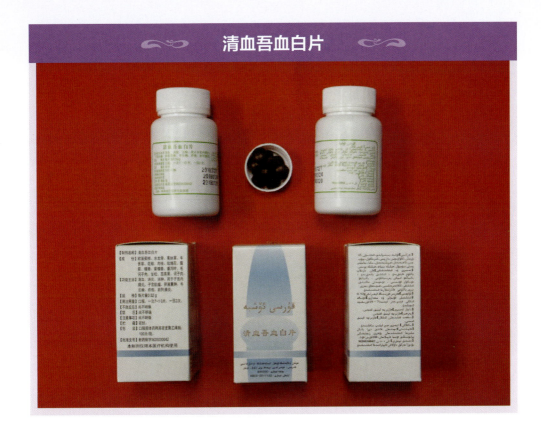

- 【药品名称】清血吾血白片 Qingxue Wuxuebai Pian
- 【批准文号】新药制字M20030042
- 【执行标准】新疆食品药品监督管理局医疗机构制剂标准（MZJ-W-0038-2011）
- 【处方组成】欧菝葜根、水龙骨、菟丝草、牛舌草、花椒、肉桂、玫瑰花、菝葜、檀香、紫檀香、番泻叶、毛诃子肉、甘松、西青果、诃子肉。
- 【性　　状】本品为薄膜衣片，除去包衣后显棕红色或棕褐色；气微香，味甜、微苦。
- 【功能主治】清血，消炎，消肿。用于子宫内膜炎，子宫肌瘤，卵巢囊肿，牛皮癣，疥疮，前列腺炎。
- 【规　　格】每片重0.52g。100片/瓶。
- 【用法用量】口服，一次7~10片，一日2次。
- 【不良反应】尚不明确。
- 【禁　　忌】尚不明确。
- 【注意事项】尚不明确。
- 【贮　　藏】密封。
- 【包　　装】口服固体药用高密度聚乙烯瓶。
- 【有 效 期】12个月。
- 【生产单位】和田地区维吾尔医医院

　　本制剂仅限本医疗机构使用

舒肢巴亚待都司片

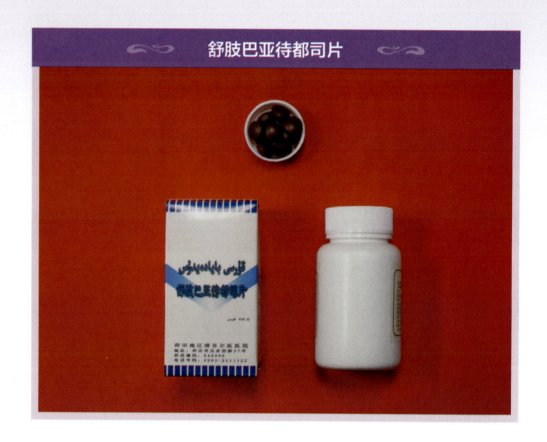

【药品名称】舒肢巴亚待都司片 Shuzhi Bayadaidusi Pian

【批准文号】新药制字M20030045

【执行标准】新疆维吾尔自治区维吾尔医医疗机构制剂标准（MZJ-W-0010-2013）

【处方组成】阿里红、芦荟、阿萨容、肉桂、司卡摩尼亚脂、卡麻孜日尤司、木香、菟丝草、甘松、西红花、水菖蒲、薰鲁香、没药枝、大戟脂、黑胡椒、白胡椒、贯叶金丝桃、驱虫斑鸠菊、香没药树子。

【性　　状】本品为棕褐色或薄膜衣片，除去包衣后显棕褐色；味苦。

【功能主治】疏理肝肾，爽心悦志，消散寒气。用于肢体麻木，瘫痪，肢痛。

【规　　格】每片重0.52g。100片/瓶。

【用法用量】口服，一次4片，一日2次。

【不良反应】尚不明确。

【禁　　忌】尚不明确。

【注意事项】孕妇禁用，非特异性结肠炎患者慎用。

【贮　　藏】密封。

【包　　装】固体药用塑料瓶。

【有 效 期】1年。

【生产单位】和田地区维吾尔医医院

　　　　　　本制剂仅限本医疗机构使用

舒喉乐露

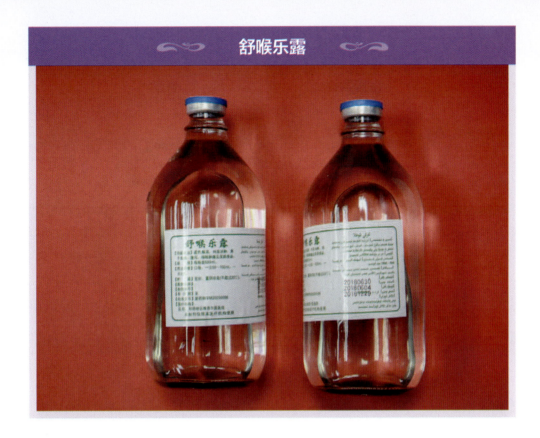

- 【药品名称】舒喉乐露 Shuhoule Lu
- 【批准文号】新药制字M20030096
- 【执行标准】新疆维吾尔自治区维吾尔医医疗机构制剂标准（MZJ-W-0107-2013）
- 【处方组成】龙葵果。
- 【性　　状】本品为无色至半透明液体；气清香，味微苦。
- 【功能主治】退热，解渴，利尿消肿。用于发烧，腹泻，咽喉肿痛及尿路感染。
- 【规　　格】每瓶装500mL。
- 【用法用量】口服；一次50~100mL，一日3次。
- 【不良反应】尚不明确。
- 【禁　　忌】尚不明确。
- 【注意事项】尚不明确。
- 【贮　　藏】密封、置阴凉处（不超过20℃）。
- 【包　　装】药用钠钙玻璃输液瓶。
- 【有 效 期】6个月。
- 【生产单位】和田地区维吾尔医医院

本制剂仅限本医疗机构使用

普鲁尼亚丸

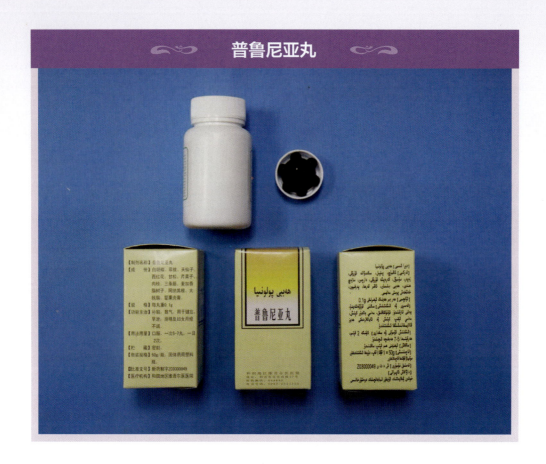

- 【药品名称】普鲁尼亚丸 Puluniya Wan
- 【批准文号】新药制字M20030049
- 【执行标准】卫生部药品标准维吾尔药分册（WS3-BW-0198-98）
- 【处方组成】胡椒（白）、荜茇、天仙子、西红花、甘松、芹菜子、肉桂、三条筋、香没药树子、阿纳其根、大戟脂、罂粟壳膏。
- 【性　　状】本品为黑色水蜜丸，气香，味微苦。
- 【功能主治】补脑，散气。用于健忘，早泄，滑精及妇女月经不调。
- 【规　　格】每丸重0.1g。50g/瓶。
- 【用法用量】口服；一次5～7丸，一日2次。
- 【不良反应】尚不明确。
- 【禁　　忌】儿童、孕妇禁用。
- 【注意事项】运动员慎用。
- 【贮　　藏】密封。
- 【包　　装】口服固体药用高密度聚乙烯瓶。
- 【有 效 期】12个月。
- 【生产单位】和田地区维吾尔医医院

本制剂仅限本医疗机构使用

四、脑病科

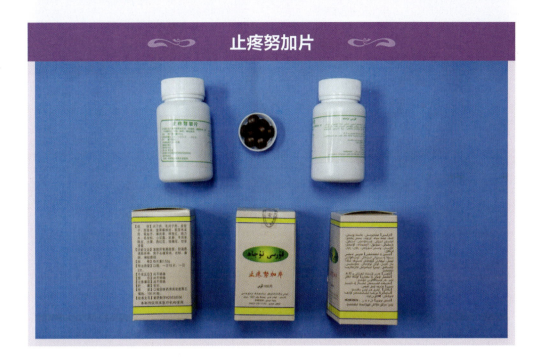

止疼努加片

- 【药品名称】止疼努加片 Zhitong Nujia Pian
- 【批准文号】新药制字M20030036
- 【执行标准】新疆食品药品监督管理局医疗机构制剂标准（MZJ-W-0058-2011）
- 【处方组成】诃子肉、毛诃子肉、余甘子、西青果、盒果藤根皮、欧亚水龙骨、菟丝子、薰衣草、阿里红、铁力木、毛甘松、小豆蔻、乳香、牛舌草、陈皮、大黄、西红花、玫瑰花、甘草浸膏。
- 【性　　状】本品为薄膜衣片，除去包衣后显棕色；味苦、涩。
- 【功能主治】清除异常黑胆质、胆液质，通阻养神。用于头痛耳鸣，忧郁，癫痫，神经衰弱。
- 【规　　格】每片重0.52g。100片/瓶。
- 【用法用量】口服；一次10片，一日2次。
- 【不良反应】尚不明确。
- 【禁　　忌】尚不明确。
- 【注意事项】尚不明确。
- 【贮　　藏】密封。
- 【包　　装】口服固体药用高密度聚乙烯瓶。
- 【有 效 期】12个月。
- 【生产单位】和田地区维吾尔医医院

　　　　　　本制剂仅限本医疗机构使用

百西夏丸

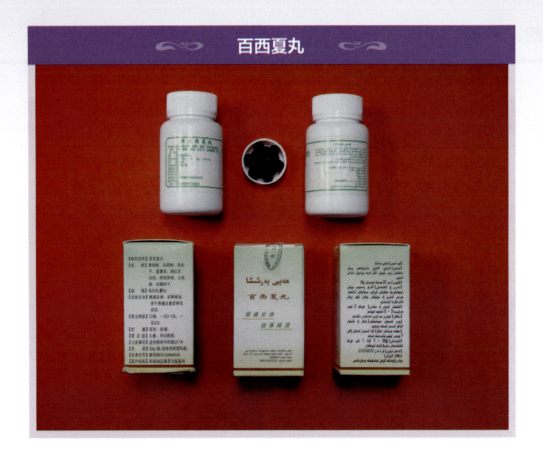

【药品名称】百西夏丸（拜尔西夏丸） Baixixia Wan
【批准文号】新药制字 M20030030
【执行标准】新疆维吾尔自治区维吾尔医医疗机构制剂标准（MZJ-W-0016-2013）
【处方组成】罂粟壳、天仙子、阿纳其根、黑胡椒、白胡椒、甘松、白蜡树子、大戟脂、西红花。
【性　　状】本品为棕黑色小蜜丸；味苦。
【功能主治】安神止痛，催眠，镇咳。用于神经衰弱，头晕，耳鸣，瘫痪，癫痫，肌无力，各种疼痛，感冒，咳嗽。
【规　　格】每20丸重6g。50g/瓶。
【用法用量】口服；一次1~2g，一日1次。
【不良反应】尚不明确。
【禁　　忌】运动员、小儿慎用。不能长期服用。
【注意事项】尚不明确。
【贮　　藏】密封。
【包　　装】口服固体药用高密度聚乙烯瓶。
【有 效 期】12个月。
【生产单位】和田地区维吾尔医医院

本制剂仅限本医疗机构使用

依提尔菲力开西尼孜片

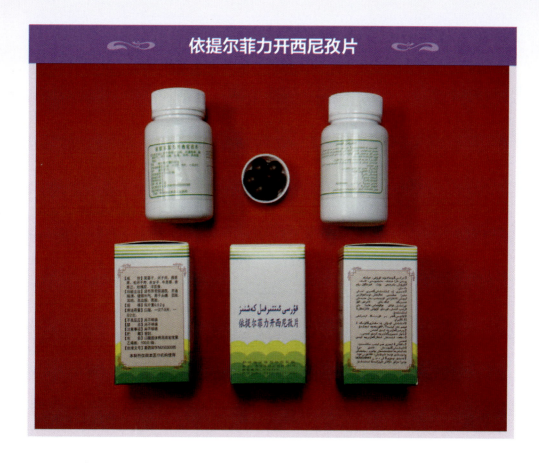

【药品名称】依提尔菲力开西尼孜片 Yitierfeili Kaixinizi Pian
【批准文号】新药制字M20030085
【执行标准】新疆食品药品监督管理局医疗机构制剂标准（MZJ-W-0051-2011）
【处方组成】芫荽子、诃子肉、西青果、毛诃子肉、余甘子、牛舌草、香青兰、玫瑰花、洋茴香、芝麻油。
【性　　状】本品为薄膜衣片，除去包衣后显灰黄色或黄棕色；气特异，味酸。
【功能主治】调节异常胆液质，开通阻滞，健胃利气。用于头痛，目眩，耳鸣，高血脂，胃胀。
【规　　格】每片重0.52g。100片/瓶。
【用法用量】口服，一次7～9片，一日2次。
【不良反应】尚不明确。
【禁　　忌】尚不明确。
【注意事项】尚不明确。
【贮　　藏】密封。
【包　　装】固体药用塑料瓶。
【有 效 期】12个月。
【生产单位】和田地区维吾尔医医院
本制剂仅限本医疗机构使用

依提尔菲力艾皮提蒙片

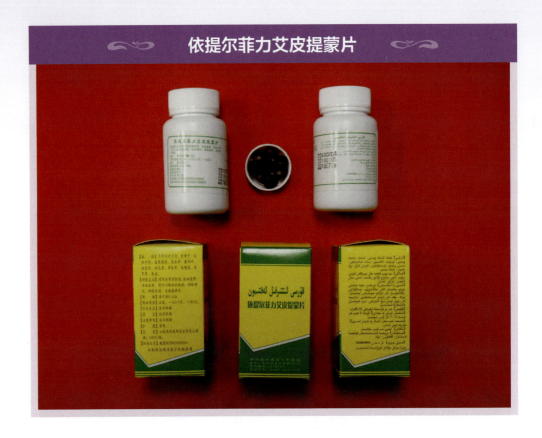

- 【药品名称】依提尔菲力艾皮提蒙片 Yitierfeili Aipitimeng Pian
- 【批准文号】新药制字M20030091
- 【执行标准】新疆食品药品监督管理局医疗机构制剂标准（MZJ-W-0049-2011）
- 【处方组成】卡布尔诃子肉、余甘子、毛诃子肉、盒果藤根、菟丝草、番泻叶、白花丹、水龙骨、薰衣草、玫瑰花、茴芹果、青盐。
- 【性　　状】本品为薄膜衣片，除去包衣后显黄棕色；味微苦、微咸。
- 【功能主治】清泻异常黑胆质，活血通滞，净血止痒。用于心脑血管疾病，动脉硬化，神经衰弱，皮肤瘙痒等。
- 【规　　格】每片重0.52g。100片/瓶。
- 【用法用量】口服，一次5～7片，一日2次。
- 【不良反应】尚不明确。
- 【禁　　忌】尚不明确。
- 【注意事项】尚不明确。
- 【贮　　藏】密封。
- 【包　　装】口服固体药用高密度聚乙烯瓶。
- 【有 效 期】12个月。
- 【生产单位】和田地区维吾尔医医院

本制剂仅限本医疗机构使用

依提尔菲力吾斯提库都斯片

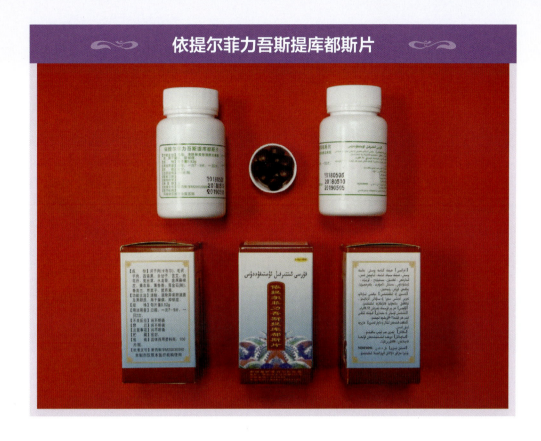

- 【药品名称】依提尔菲力吾斯提库都斯片 Yitierfeili Wusitikudusi Pian
- 【批准文号】新药制字M20030090
- 【执行标准】新疆食品药品监督管理局医疗机构制剂标准（MZJ-W-0053-2011）
- 【处方组成】诃子肉（卡布尔）、毛诃子肉、西青果、余甘子、苦艾、白花丹、菟丝草、水龙骨、盒果藤根皮、薰衣草、薰鲁香、青金石（制）、香青兰、芹菜子、茴芹果。
- 【性　　状】本品为薄膜衣片，除去包衣后显棕色；气香；味微苦。
- 【功能主治】清脑，清除异常胆液质及黑胆质。用于癫痫，抑郁症。
- 【规　　格】每片重0.52g。100片/瓶。
- 【用法用量】口服，一次7～9片，一日2次。
- 【不良反应】尚不明确。
- 【禁　　忌】尚不明确。
- 【注意事项】尚不明确。
- 【贮　　藏】密封。
- 【包　　装】固体药用塑料瓶。
- 【有 效 期】12个月。
- 【生产单位】和田地区维吾尔医医院

　　　　　　本制剂仅限本医疗机构使用

复方扎哈甫片

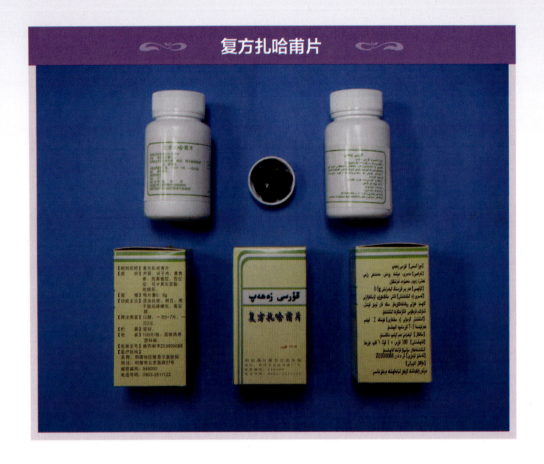

- 【药品名称】复方扎哈甫片 Fufang Zhahafu Pian
- 【批准文号】新药制字M20030068
- 【执行标准】新疆维吾尔自治区维吾尔医医疗机构制剂标准（MZJ-W-0194-2013）
- 【处方组成】芦荟、黄诃子肉、玫瑰花瓣、薰鲁香、西黄耆胶、西红花、司卡摩尼亚脂。
- 【性　　状】本品为薄膜衣片，除去包衣后显黄棕色；味苦。
- 【功能主治】活血化瘀，明目。用于脑动脉硬化，寒性头痛，白内障，夜盲症等。
- 【规　　格】每片重0.52g。100片/瓶。
- 【用法用量】口服，一次3~5片，一日2次。
- 【不良反应】尚不明确。
- 【禁　　忌】尚不明确。
- 【注意事项】尚不明确。
- 【贮　　藏】密封。
- 【包　　装】口服固体药用高密度聚乙烯瓶。
- 【有效期】12个月。
- 【生产单位】和田地区维吾尔医医院

　　本制剂仅限本医疗机构使用

复方比那甫西片

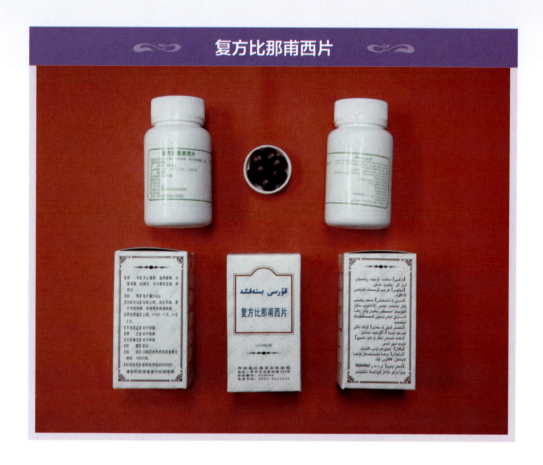

- 【药品名称】复方比那甫西片 Fufang Binafuxi Pian
- 【批准文号】新药制字M20030063
- 【执行标准】新疆食品药品监督管理局医疗机构制剂标准（MZJ-W-0012-2011）
- 【处方组成】天山堇菜、盒果藤根、甘草浸膏、玫瑰花、司卡摩尼亚脂、阿里红。
- 【性　　状】本品为薄膜衣片，除去包衣后显深棕色；气香，味苦。
- 【功能主治】化痰止咳，消炎平喘。用于热性咳嗽，哮喘等呼吸道疾病。
- 【规　　格】每片重0.52g。100片/瓶。
- 【用法用量】口服，一次5~7片，一日2次。
- 【不良反应】尚不明确。
- 【禁　　忌】尚不明确。
- 【注意事项】尚不明确。
- 【贮　　藏】密封。
- 【包　　装】口服固体药用高密度聚乙烯瓶。
- 【有 效 期】12个月。
- 【生产单位】和田地区维吾尔医医院

  本制剂仅限本医疗机构使用

复方艾皮提蒙合剂

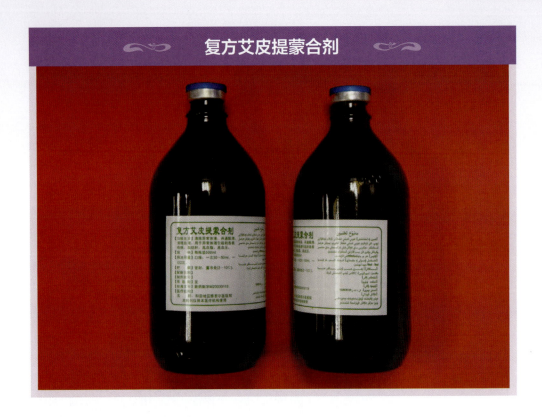

【药品名称】复方艾皮提蒙合剂 Fufang Aipitimeng Heji

【批准文号】新药制字M20030118

【执行标准】新疆维吾尔自治区维吾尔医疗机构制剂标准（MZJ-W-0029-2013）

【处方组成】菟丝草、番泻叶、高兹班、地锦草、水龙骨、薰衣草、赤芍、声色草、香青兰、天山堇菜花、睡莲花、龙葵果、盒果藤根、铁线蕨、茴香根皮、甘草、菊苣根、黄诃子肉、西青果、玫瑰花瓣、卡西卡甫枣、破布木果、药西瓜、刺糖。

【性　　状】本品为棕色液体，味苦，涩。

【功能主治】清除异常体液，开通阻滞，清理血液。用于异常体液引起的各类疾病，脂肪肝，高血脂，高血压。

【规　　格】每瓶装500mL。

【用法用量】口服；一次30～50mL，一日2次。

【不良反应】尚不明确。

【禁　　忌】尚不明确。

【注意事项】尚不明确。

【贮　　藏】密封，置冷处（2～10℃）。

【包　　装】药用钠钙玻璃输液瓶。

【有 效 期】6个月。

【生产单位】和田地区维吾尔医医院

本制剂仅限本医疗机构使用

复方夏比亚尔片

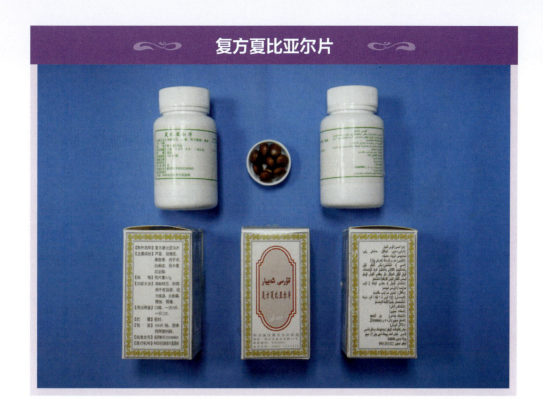

- 【药品名称】复方夏比亚尔片（夏比亚尔片）Fufang Xiabiyaer Pian
- 【批准文号】新药制字M20030065
- 【执行标准】新疆食品药品监督管理局医疗机构制剂标准（MZJ-W-0042-2011）
- 【处方组成】芦荟、玫瑰花、诃子肉、薰鲁香、盒果藤根、司卡摩尼脂。
- 【性　　状】本品为薄膜衣片，除去包衣后显灰棕色或棕褐色；味苦。
- 【功能主治】清脑明目，止痛。用于视弱，夜盲症，头痛。
- 【规　　格】每片重0.52g。100片/瓶。
- 【用法用量】口服，一次7~9片，一日2次。
- 【不良反应】尚不明确。
- 【禁　　忌】尚不明确。
- 【注意事项】尚不明确。
- 【贮　　藏】密封。
- 【包　　装】口服固体药用高密度聚乙烯瓶。
- 【有 效 期】12个月。
- 【生产单位】和田地区维吾尔医医院

　　　　　　本制剂仅限本医疗机构使用

益脑吾斯提库都斯口服液

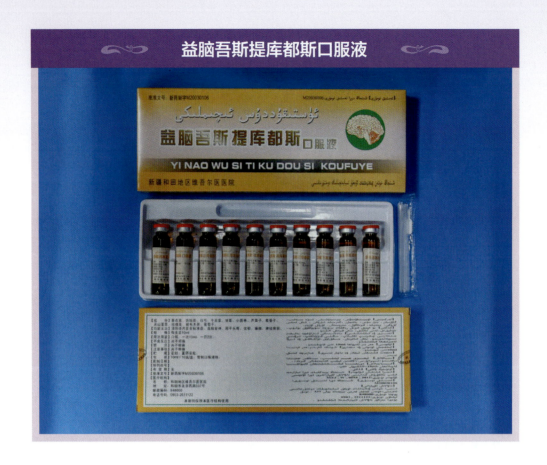

【药品名称】益脑吾斯提库都斯口服液 Yinao Wusitikudusi Koufuye
【批准文号】新药制字M20030106
【执行标准】新疆食品药品监督管理局医疗机构制剂标准（MZJ-W-0055-2011）
【处方组成】薰衣草、铁线蕨、白芍、牛舌草、甘草、小茴香、芹菜子、蜀葵子、天山堇菜、玫瑰花、破布木果、葡萄干。
【性　　状】本品为棕红色澄明液体；气香，味甜，微苦。
【功能主治】清除体内多余黏液质，益脑安神。用于头疼，忧郁，癫痫，神经衰弱。
【规　　格】每支装10mL。10支/盒。
【用法用量】口服，一次10mL，一日2次。
【不良反应】尚不明确。
【禁　　忌】尚不明确。
【注意事项】尚不明确。
【贮　　藏】密封、置阴凉处（不超过20℃）。
【包　　装】低硼硅玻璃管制口服液体瓶。
【有 效 期】12个月。
【生产单位】和田地区维吾尔医医院

本制剂仅限本医疗机构使用

通窍阿亚然及派克日片

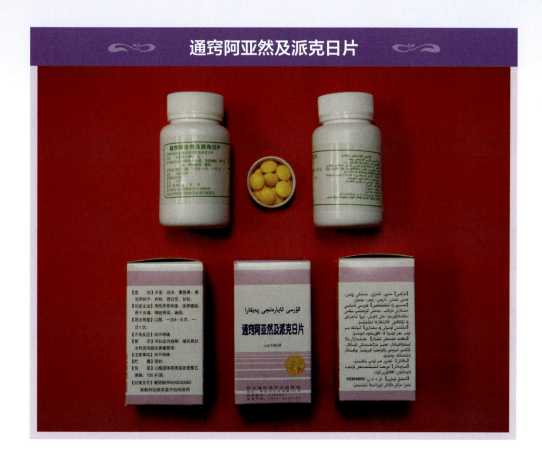

- 【药品名称】通窍阿亚然及派克日片 Tongqiao Ayaranjipaikeri Pian
- 【批准文号】新药制字M20030050
- 【执行标准】卫生部药品标准维吾尔药分册（WS3-BW-0181-98）
- 【处方组成】芦荟、细辛、薰鲁香、香没药树子、肉桂、西红花、甘松。
- 【性　　状】本品为糖衣片，除去糖衣后显棕褐色；气香，味苦。
- 【功能主治】清除异常体液，强身健脑。用于头痛，神经衰弱，癫痫。
- 【规　　格】每片重0.52g。100片/瓶。
- 【用法用量】口服；一次4～6片、一日1次。
- 【不良反应】尚不明确。
- 【禁　　忌】孕妇及月经期、哺乳期妇女和急性肠炎患者禁用。
- 【注意事项】尚不明确。
- 【贮　　藏】密封。
- 【包　　装】口服固体药用高密度聚乙烯瓶。
- 【有 效 期】12个月。
- 【生产单位】和田地区维吾尔医医院

　　　　　　本制剂仅限本医疗机构使用

温胃阿亚然及片

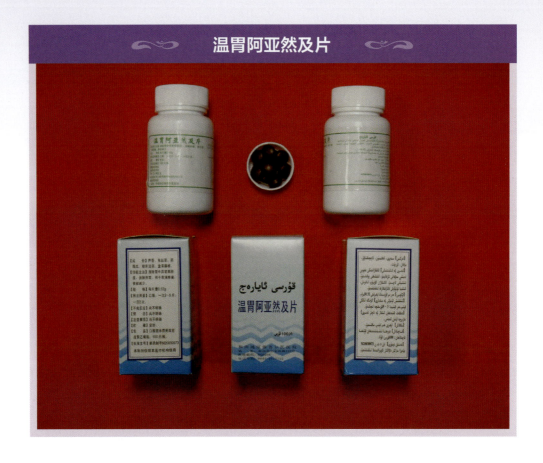

- 【药品名称】温胃阿亚然及片 Wenwei Ayaranji Pian
- 【批准文号】新药制字M20030073
- 【执行标准】新疆食品药品监督管理局医疗机构制剂标准（MZJ-W-0088-2011）
- 【处方组成】芦荟、菟丝草、药西瓜、穆库没药、盒果藤根。
- 【性　　状】本品为薄膜衣片，除去包衣后显浅棕色；气香，味苦。
- 【功能主治】清除胃中异常黑胆质，消肿开胃。用于胃满疼痛，食欲减少。
- 【规　　格】每片重0.52g。100片/瓶。
- 【用法用量】口服，一次3～5片，一日2次。
- 【不良反应】尚不明确。
- 【禁　　忌】尚不明确。
- 【注意事项】尚不明确。
- 【贮　　藏】密封。
- 【包　　装】口服固体药用高密度聚乙烯瓶。
- 【有 效 期】12个月。
- 【生产单位】和田地区维吾尔医医院

　　　　　　本制剂仅限本医疗机构使用

醒脑库克亚片

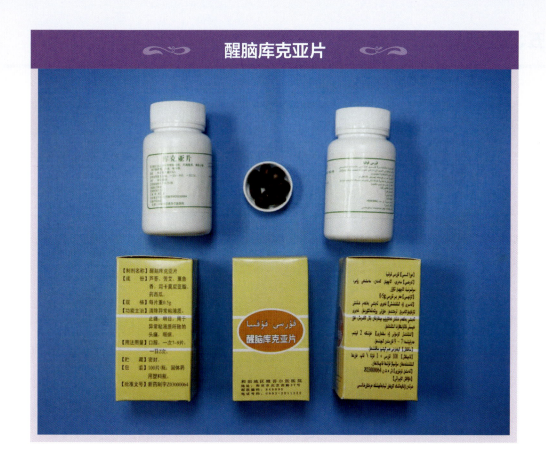

【药品名称】醒脑库克亚片（库克亚片） Xingnao Kukeya Pian

【批准文号】新药制字M20030064

【执行标准】新疆维吾尔自治区维吾尔医医疗机构制剂标准（MZJ-W-0098-2013）

【处方组成】芦荟、盒果藤根、药西瓜、诃子肉、薰衣草、阿莫尼亚脂、阿拉伯胶、西黄蓍胶、阿里红。

【性　　状】本品为棕褐色或薄膜衣片，薄膜衣片除去包衣后显棕褐色；味苦。

【功能主治】清除异常黏液质，开通阻滞，清血止痛。用于脑梗塞，头痛，偏头疼。

【规　　格】每片重0.52g。100片/瓶。

【用法用量】口服，一次4～6片，一日2次。

【不良反应】尚不明确。

【禁　　忌】尚不明确。

【注意事项】尚不明确。

【贮　　藏】密封。

【包　　装】口服固体药用高密度聚乙烯瓶。

【有 效 期】12个月。

【生产单位】和田地区维吾尔医医院

　　　　　　本制剂仅限本医疗机构使用

五、脾胃科

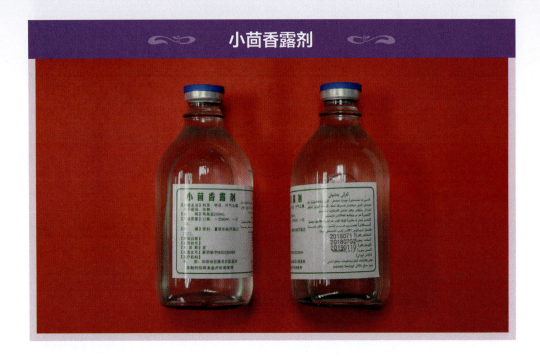

小茴香露剂

【药品名称】小茴香露剂（小茴香露） Xiaohuixiang Luji
【批准文号】新药制字M20030094
【执行标准】新疆维吾尔自治区维吾尔医医疗机构制剂标准（MZJ-W-0168-2013）
【处方组成】小茴香。
【性　　状】本品为无色至半透明液体；气香，味微苦。
【功能主治】利尿，明目，行气止痛。用于视弱，水肿。
【规　　格】每瓶装250mL。
【用法用量】口服；一次50mL，一日3次。
【不良反应】尚不明确。
【禁　　忌】尚不明确。
【注意事项】尚不明确。
【贮　　藏】密封、置阴凉处（不超过20℃）。
【包　　装】药用钠钙玻璃输液瓶。
【有 效 期】6个月。
【生产单位】和田地区维吾尔医医院
　　　　　　本制剂仅限本医疗机构使用

开胃加瓦日西阿米勒片

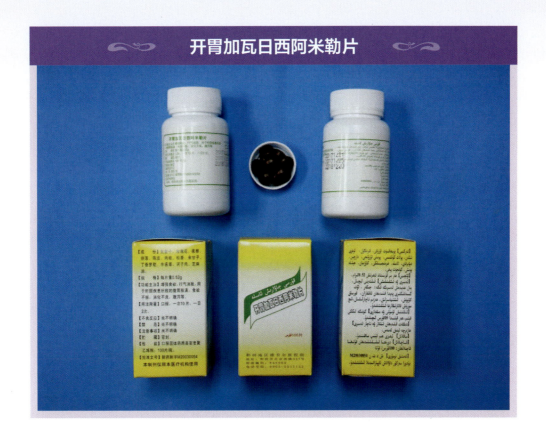

- 【药品名称】开胃加瓦日西阿米勒片 Kaiwei Jiawarexi'amile Pian
- 【批准文号】新药制字M20030054
- 【执行标准】新疆食品药品监督管理局医疗机构制剂标准（MZJ-W-0030-2011）
- 【处方组成】芫荽子、玫瑰花、蒺藜、铁落、陈皮、肉桂、松香、余甘子、丁香罗勒、牛舌草、诃子肉、芝麻油。
- 【性　　状】本品为薄膜衣片，除去包衣后显褐色；气香，味微甜。
- 【功能主治】增强食欲，行气消胀。用于肝胆疾患所致的腹胃胀满，食欲不振，消化不良，腹泻等。
- 【规　　格】每片重0.52g。100片/瓶。
- 【用法用量】口服，一次10片，一日2次。
- 【不良反应】尚不明确。
- 【禁　　忌】尚不明确。
- 【注意事项】尚不明确。
- 【贮　　藏】密封。
- 【包　　装】口服固体药用高密度聚乙烯瓶。
- 【有 效 期】12个月。
- 【生产单位】和田地区维吾尔医医院

　　本制剂仅限本医疗机构使用

比亚糖浆

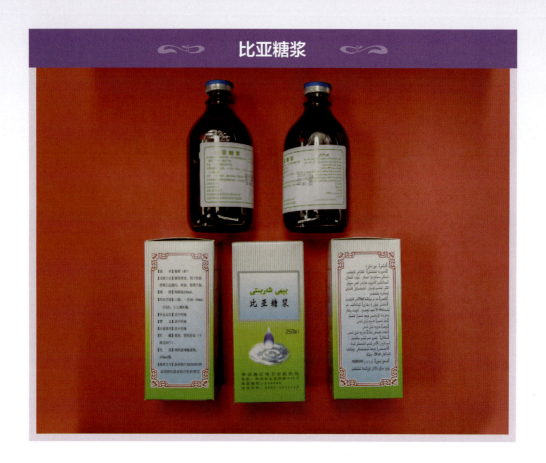

【药品名称】比亚糖浆 Biya Tangjiang

【批准文号】M20030109

【执行标准】新疆食品药品监督管理局医疗机构制剂标准（MZJ-W-0020-2013）

【处方组成】榅桲（鲜）。

【性　　状】本品为浅黄色液体；味甜。

【功能主治】健胃消食。用于肝胆胃病引起腹泻，呕恶，食欲不振。

【规　　格】每瓶装250mL。

【用法用量】口服；一次30～50mL，一日3次；小儿遵医嘱。

【不良反应】尚不明确。

【禁　　忌】尚不明确。

【注意事项】尚不明确。

【贮　　藏】密封、置阴凉处（不超过20℃）。

【包　　装】钠钙玻璃输液瓶。

【有 效 期】12个月。

【生产单位】和田地区维吾尔医医院

　　　　　　本制剂仅限本医疗机构使用

止泻塔巴西尔片

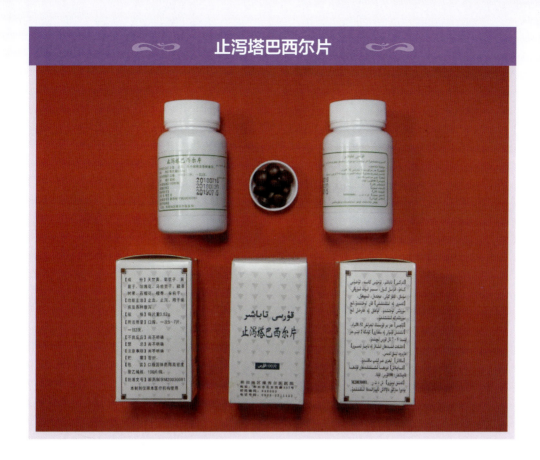

【药品名称】止泻塔巴西尔片 Zhixie Tabaxier Pian

【批准文号】新药制字M20030081

【执行标准】新疆食品药品监督管理局医疗机构制剂标准（MZJ-W-0021-2011）

【处方组成】天竺黄、菊苣子、莴苣子、玫瑰花、马齿苋子、鞣漆树果、石榴花、檀香、车前子。

【性　　状】本品为薄膜衣片，除去包衣后显灰棕色或棕褐色；气微香，味苦、麻舌。

【功能主治】止血，止泻。用于痢疾及各种腹泻。

【规　　格】每片重0.52g。100片/瓶。

【用法用量】口服，一次5～7片，一日2次。

【不良反应】尚不明确。

【禁　　忌】尚不明确。

【注意事项】尚不明确。

【贮　　藏】密封。

【包　　装】口服固体药用高密度聚乙烯瓶。

【有 效 期】12个月。

【生产单位】和田地区维吾尔医医院

　　　　　　本制剂仅限本医疗机构使用

平纳糖膏

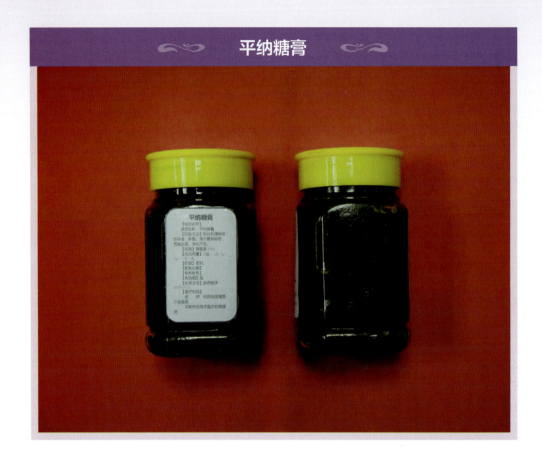

- 【药品名称】平纳糖膏 Pingna Tanggao
- 【批准文号】新药制字 M20030113
- 【执行标准】新疆维吾尔自治区维吾尔医医疗机构制剂标准（MZJ-W-0025-2013）
- 【处方组成】新鲜平纳。
- 【性　　状】本品为绿色或墨绿色糖膏；味甜
- 【功能主治】熟化和清除寒性体液，养胃。用于胃寒呕恶，胃腹胀满，消化不良。
- 【规　　格】每瓶装400g。
- 【用法用量】口服；一次10～20g，一日1次。
- 【不良反应】尚不明确。
- 【禁　　忌】尚不明确。
- 【注意事项】尚不明确。
- 【贮　　藏】密封。
- 【包　　装】药用玻璃瓶。
- 【有 效 期】12个月。
- 【生产单位】和田地区维吾尔医医院

本制剂仅限本医疗机构使用

加瓦日西安比尔片

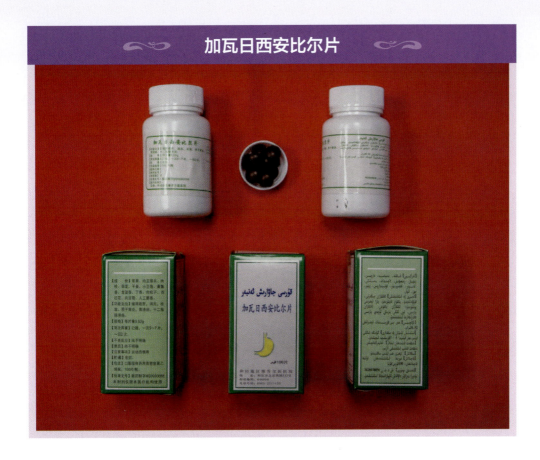

- 【药品名称】加瓦日西安比尔片 Jiawarixi Anbier Pian
- 【批准文号】新药制字M20030056
- 【执行标准】新疆食品药品监督管理局医疗机构制剂标准（MZJ-W-0025-2011）
- 【处方组成】草果、肉豆蔻衣、肉桂、荜茇、干姜、小豆蔻、薰鲁香、龙涎香、丁香、肉桂子、西红花、肉豆蔻、人工麝香。
- 【性　　状】本品为薄膜衣片，除去包衣后显棕黄色或棕褐色；气香，味微甜。
- 【功能主治】健胃疏肝，消炎，收敛。用于胃炎，胃溃疡，十二指肠溃疡。
- 【规　　格】每片重0.52g。100片/瓶。
- 【用法用量】口服，一次5～7片，一日2次。
- 【不良反应】尚不明确。
- 【禁　　忌】尚不明确。
- 【注意事项】运动员慎用。
- 【贮　　藏】密封。
- 【包　　装】口服固体药用高密度聚乙烯瓶。
- 【有 效 期】12个月。
- 【生产单位】和田地区维吾尔医医院

    本制剂仅限本医疗机构使用

加瓦日西库木尼片

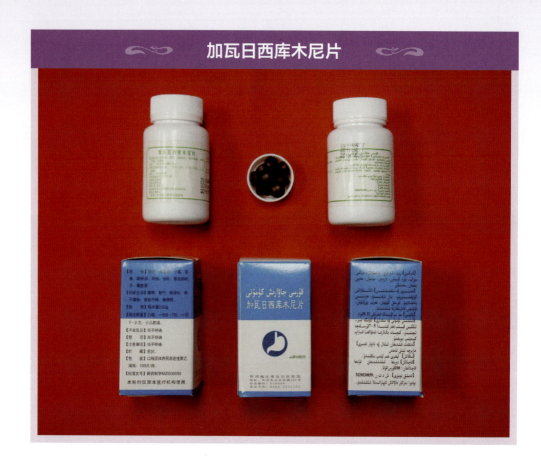

【药品名称】加瓦日西库木尼片 Jiawarixi Kumuni Pian
【批准文号】新药制字M20030059
【执行标准】新疆食品药品监督管理局医疗机构制剂标准（MZJ-W-0026-2011）
【处方组成】孜然、黑胡椒、干姜、芸香、胡杨泪、肉桂、甘松、香没药树子、薰鲁香。
【性　　状】本品为薄膜衣片，除去包衣后显棕褐色；气香，味苦。
【功能主治】健胃，散气，助消化。用于腹胀，食欲不振，肠梗阻。
【规　　格】每片重0.52g。100片/瓶。
【用法用量】口服；一次5～7片，一日1～2次；小儿酌减。
【不良反应】尚不明确。
【禁　　忌】尚不明确。
【注意事项】尚不明确。
【贮　　藏】密封。
【包　　装】口服固体药用高密度聚乙烯瓶。
【有 效 期】12个月。
【生产单位】和田地区维吾尔医医院
　　　　　　本制剂仅限本医疗机构使用

行气坦尼卡尔片

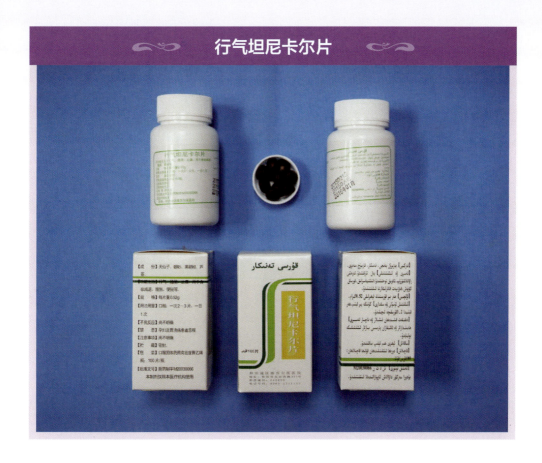

- 【药品名称】行气坦尼卡尔片 Xingqi Tannikaer Pian
- 【批准文号】新药制字M20030066
- 【执行标准】新疆维吾尔自治区维吾尔医医疗机构制剂标准（MZJ-W-0170-2013）
- 【处方组成】天仙子、硼砂、黑胡椒、芦荟。
- 【性　　状】本品为薄膜衣片，除去包衣后显棕褐色；味苦。
- 【功能主治】行气，通便，止痛。用于食欲减退，腹胀，便秘等。
- 【规　　格】每片重0.52g。100片/瓶。
- 【用法用量】口服；一次2～3片，一日1次。
- 【不良反应】尚不明确。
- 【禁　　忌】孕妇及胃溃疡患者忌服。
- 【注意事项】尚不明确。
- 【贮　　藏】密封。
- 【包　　装】口服固体药用高密度聚乙烯瓶。
- 【有 效 期】12个月。
- 【生产单位】和田地区维吾尔医医院

　　　　　　本制剂仅限本医疗机构使用

安胃加瓦日西吾地吐如西片

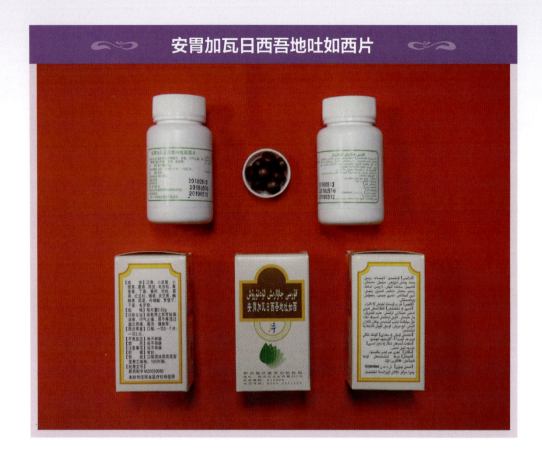

【药品名称】安胃加瓦日西吾地吐如西片 Anwei Jiawarixi Wudituruxi Pian

【批准文号】新药制字 M20030060

【执行标准】新疆食品药品监督管理局医疗机构制剂标准（MZJ-W-0001-2011）

【处方组成】沉香、小豆蔻、小檗果、藿香、陈皮、毛甘松、薰鲁香、丁香、香附、肉桂、草果、红豆杉、檀香、天竺黄、蜘蛛香、荜茇、柠檬酸、罗望子、干姜、毛罗勒。

【性　　状】本品为薄膜衣片，除去包衣后显黄色；气香，味微甜。

【功能主治】驱散胃之异常黏液，消食，行气止痛。用于寒湿过盛之胃痛，腹泻，腹胀等。

【规　　格】每片重0.52g。100片/瓶。

【用法用量】口服，一次5～7片，一日2次。

【不良反应】尚不明确。

【禁　　忌】尚不明确。

【注意事项】尚不明确。

【贮　　藏】密封。

【包　　装】口服固体药用高密度聚乙烯瓶。

【有 效 期】12个月。

【生产单位】和田地区维吾尔医医院

本制剂仅限本医疗机构使用

那尼花米西克片

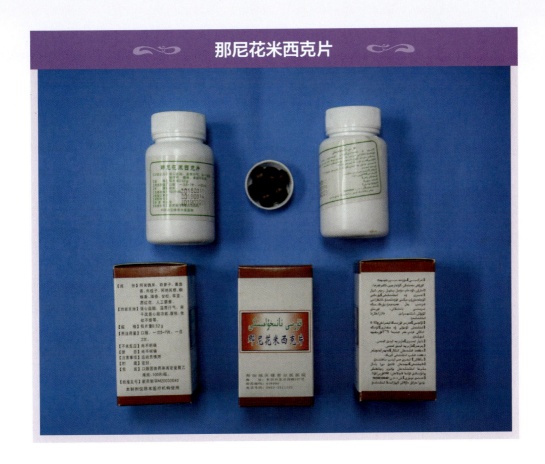

【药品名称】那尼花米西克片 Nanihuamixike Pian

【批准文号】新药制字M20030040

【执行标准】新疆食品药品监督管理局医疗机构制剂标准（MZJ-W-0037-2011）

【处方组成】阿育魏果、莳萝子、薰鲁香、肉桂子、阿纳其根、蜘蛛香、降香、甘松、荜茇、西红花、人工麝香。

【性　　状】本品为薄膜衣片，除去包衣后显灰黄色；气微香，味苦涩。

【功能主治】强心益脑，温胃行气。用于改善心脑功能，腹胀，食欲不振等。

【规　　格】每片重0.52g。100片/瓶。

【用法用量】口服，一次5～7片，一日2次。

【不良反应】尚不明确。

【禁　　忌】尚不明确。

【注意事项】运动员慎用。

【贮　　藏】密封。

【包　　装】口服固体药用高密度聚乙烯瓶。

【有 效 期】12个月。

【生产单位】和田地区维吾尔医医院

本制剂仅限本医疗机构使用

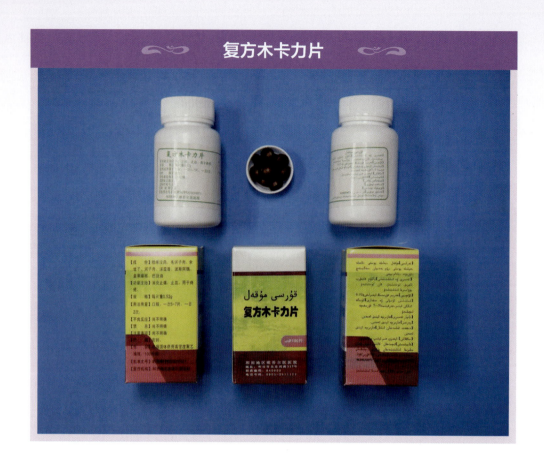

复方木卡力片

- 【药品名称】复方木卡力片 Fufang Mukali Pian
- 【批准文号】新药制字M20030071
- 【执行标准】新疆食品药品监督管理局医疗机构制剂标准（MZJ-W-0071-2011）
- 【处方组成】穆库没药、毛诃子肉、余甘子、诃子肉、洋茴香、波斯阿魏、盒果藤根、巴旦油。
- 【性　　状】本品为薄膜衣片，除去包衣后显灰黄色；气香，味甜、微涩。
- 【功能主治】消炎，止痛，止血。用于痔疮。
- 【规　　格】每片重0.52g。100片/瓶。
- 【用法用量】口服，一次5～7片，一日2次。
- 【不良反应】尚不明确。
- 【禁　　忌】尚不明确。
- 【注意事项】尚不明确。
- 【贮　　藏】密封。
- 【包　　装】口服固体药用高密度聚乙烯瓶。
- 【有 效 期】12个月。
- 【生产单位】和田地区维吾尔医医院

本制剂仅限本医疗机构使用

复方仙亚然片

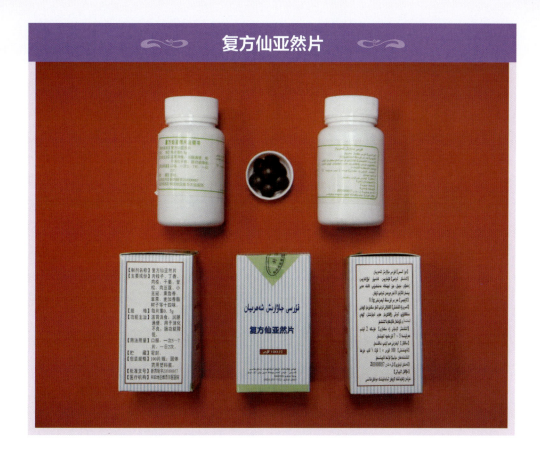

【药品名称】复方仙亚然片 Fufang Xianyaran Pian

【批准文号】新药制字M20030057

【执行标准】新疆食品药品监督管理局医疗机构制剂标准（MZJ-W-0029-2011）

【处方组成】司卡摩尼亚脂、盒果藤根、牵牛子、马齿苋子、丁香、肉桂、干姜、甘松、肉豆蔻、小豆蔻、薰鲁香、草果、香没药树子、西红花。

【性　　状】本品为薄膜衣片，除去包衣后显灰褐色；气香，味苦。

【功能主治】温胃消食，润肠通便。用于消化不良，胃溃疡，胃肠功能低下。

【规　　格】每片重0.52g。100片/瓶。

【用法用量】口服；一次10片，一日3次；小儿一次3片，一日2次。

【不良反应】尚不明确。

【禁　　忌】尚不明确。

【注意事项】尚不明确。

【贮　　藏】密封。

【包　　装】口服固体药用高密度聚乙烯瓶。

【有 效 期】12个月。

【生产单位】和田地区维吾尔医医院

本制剂仅限本医疗机构使用

复方米西克片

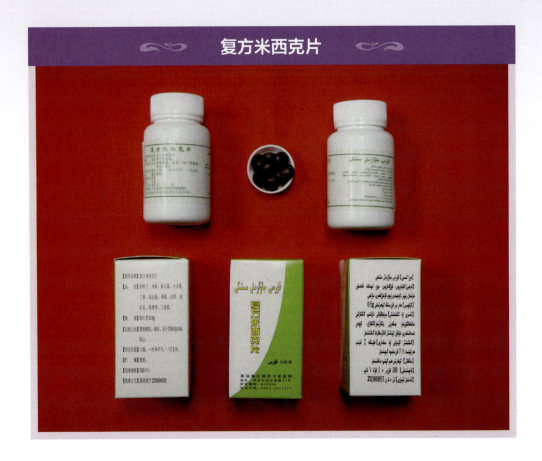

- 【药品名称】复方米西克片（加瓦日西米西克片）Fufang Mixike Pian
- 【批准文号】新药制字M20030053
- 【执行标准】新疆食品药品监督管理局医疗机构制剂标准（MZJ-W-0028-2011）
- 【处方组成】肉桂子、肉桂、肉豆蔻、小豆蔻、丁香、高良姜、荜茇、沉香、西红花、人工麝香。
- 【性　　状】本品为薄膜衣片，除去包衣后显棕黄色；气微香，味苦。
- 【功能主治】散寒健胃，疏肝。用于呕恶等胃肠道疾病。
- 【规　　格】每片重0.52g。100片/瓶。
- 【用法用量】口服，一次5～7片，一日2次。
- 【不良反应】尚不明确。
- 【禁　　忌】尚不明确。
- 【注意事项】运动员慎用。
- 【贮　　藏】密封。
- 【包　　装】口服固体药用高密度聚乙烯瓶。
- 【有 效 期】12个月。
- 【生产单位】和田地区维吾尔医医院

　　本制剂仅限本医疗机构使用

复方麦斯提克片

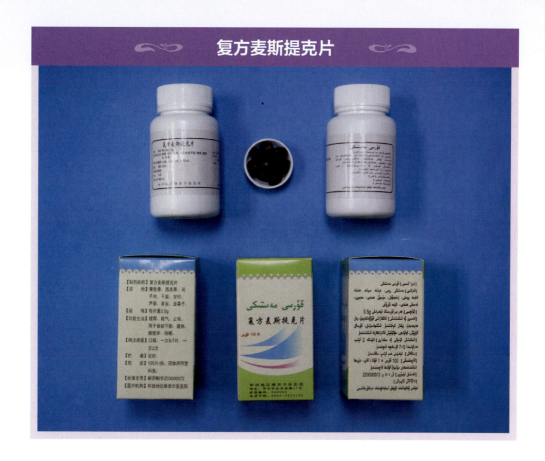

【药品名称】复方麦斯提克片 Fufang Maisitike Pian

【批准文号】新药制字M20030072

【执行标准】新疆食品药品监督管理局医疗机构制剂标准（MZJ-W-0016-2011）

【处方组成】薰鲁香、芦荟、西青果、干姜、甘松、诃子肉、青盐。

【性　　状】本品为薄膜衣片，除去包衣后显棕黑色；气微香，味苦。

【功能主治】健胃散气。用于食欲不振，消化不良，腹胀，胃及十二指肠溃疡，反流性食道炎。

【规　　格】每片重0.52g。100片/瓶。

【用法用量】口服；一次12片，一日2次。

【不良反应】尚不明确。

【禁　　忌】尚不明确。

【注意事项】尚不明确。

【贮　　藏】密封。

【包　　装】口服固体药用高密度聚乙烯瓶。

【有 效 期】12个月。

【生产单位】和田地区维吾尔医医院

　　　　　　本制剂仅限本医疗机构使用

调理药茶

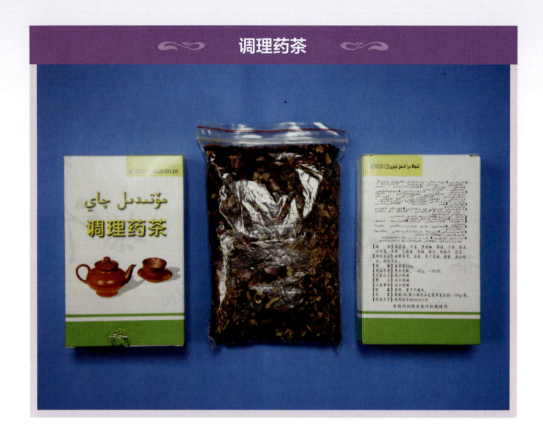

- 【药品名称】调理药茶 Tiaoli Yaocha
- 【批准文号】新药制字M20030128
- 【执行标准】新疆食品药品监督管理局医疗机构制剂标准（MZJ-W-0065-2011）
- 【处方组成】高良姜、干姜、黑胡椒、荜茇、丁香、陈皮、小豆蔻、草果、小茴香、肉桂、栀子、肉桂子、茯茶。
- 【性　　状】本品为黄褐色粉末；气香，味微辣。
- 【功能主治】祛寒养胃，消食。用于胃痛，腹胀，恶心呕吐，消化不良。
- 【规　　格】每袋装100g。
- 【用法用量】开水泡服，一次5g，一日3次。
- 【不良反应】尚不明确。
- 【禁　　忌】尚不明确。
- 【注意事项】尚不明确。
- 【贮　　藏】密闭，置干燥处。
- 【包　　装】聚酯/铝/聚乙烯药品包装用复合袋。
- 【有效期】12个月。
- 【生产单位】和田地区维吾尔医医院

本制剂仅限本医疗机构使用

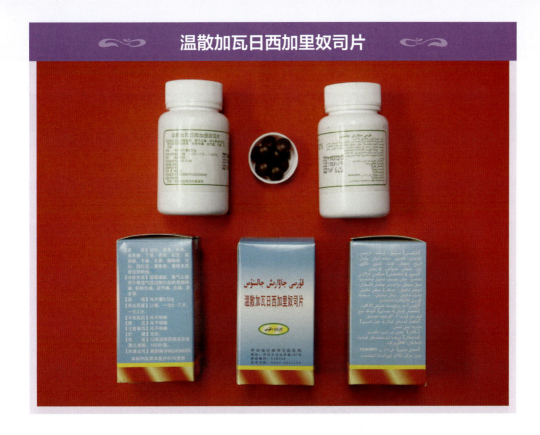

【药品名称】温散加瓦日西加里奴司片 Wensanjiawarixijialinusi Pian
【批准文号】新药制字M20030055
【执行标准】新疆食品药品监督管理局医疗机构制剂标准（MZJ-W-0040-2011）
【处方组成】甘松、草果、肉桂、高良姜、丁香、香附、荜茇、黑胡椒、干姜、木香、细辛、当归、西红花、薰鲁香、香桃木果、没药枝。
【性　　状】本品为薄膜衣片，除去包衣后显灰黄色；气香，味微苦。
【功能主治】温暖诸脏，散气止痛。用于寒湿气质过剩引起的胃肠疾病，肝胁作痛，关节痛，头痛，尿多等。
【规　　格】每片重0.52g。100片/瓶。
【用法用量】口服，一次5～7片，一日3次。
【不良反应】尚不明确。
【禁　　忌】尚不明确。
【注意事项】尚不明确。
【贮　　藏】密封。
【包　　装】口服固体药用高密度聚乙烯瓶。
【有 效 期】12个月。
【生产单位】和田地区维吾尔医医院
　　　　　　本制剂仅限本医疗机构使用

六、皮肤科

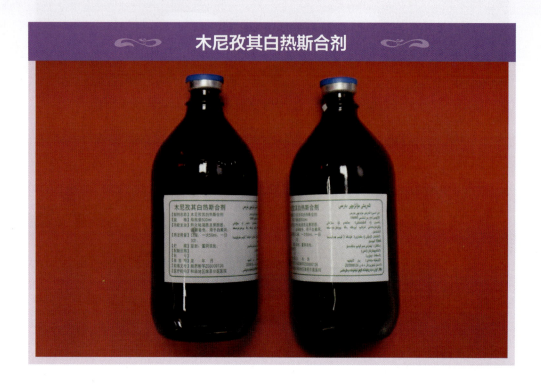

- 【药品名称】木尼孜其白热斯合剂 Muniziqi Bairesi Heji
- 【批准文号】新药制字M20030126
- 【执行标准】新疆食品药品监督管理局医疗机构制剂标准（MZJ-W-0081-2011）
- 【处方组成】小茴香、黑种草子、红葡萄干、番泻叶、干姜、地锦草、洋甘菊、玫瑰花、木香、藿香、无花果、芹菜根、甘草、甘松、茜草。
- 【性　　状】本品为棕红色液体；味微甜、涩。
- 【功能主治】熟化黏液质及黑胆质，温身着色。用于白癜风。
- 【规　　格】每瓶装500mL。
- 【用法用量】口服，一次50mL，一日3次。
- 【不良反应】尚不明确。
- 【禁　　忌】尚不明确。
- 【注意事项】尚不明确。
- 【贮　　藏】密封，置阴凉（不超过20℃）处。
- 【包　　装】钠钙玻璃输液瓶。
- 【有 效 期】12个月。
- 【生产单位】和田地区维吾尔医医院

  本制剂仅限本医疗机构使用

行滞罗哈尼孜牙片

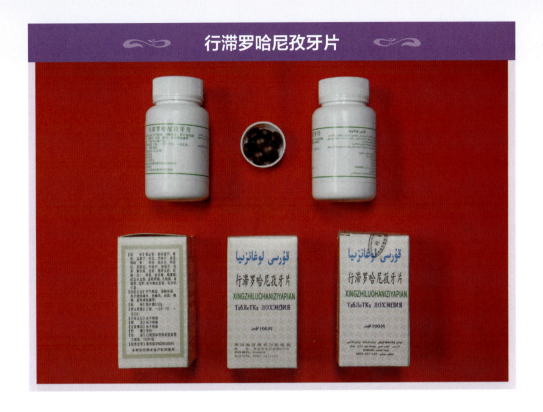

- 【药品名称】行滞罗哈尼孜牙片 Xingzhiluohaniziya Pian
- 【批准文号】新药制字M20030046
- 【执行标准】新疆食品药品监督管理局医疗机构制剂标准（MZJ-W-0045-2011）
- 【处方组成】菟丝草、骆驼蓬子、薄荷、韭菜子、苦艾、芹菜子、荜茇、黑胡椒、肉桂、西红花、阿里红、药西瓜、月桂子、铁筷子、松萝、薰衣草、龙胆、穆库没药、白胡椒、芦荟、金石蚕、格蓬脂、欧亚水龙骨、波斯阿魏、大戟脂、海狸香、没药、司卡摩尼亚脂、毛甘松、干姜。
- 【性　　状】本品为薄膜衣片，除去包衣后显棕褐色；味微苦。
- 【功能主治】行气散结，调畅体液。用于肢体麻木、白癜风、白斑、瘫痪、坐骨神经痛等。
- 【规　　格】每片重0.52g。100片/瓶。
- 【用法用量】口服，一次5~7片，一日2次。
- 【不良反应】尚不明确。
- 【禁　　忌】尚不明确。
- 【注意事项】尚不明确。
- 【贮　　藏】密封。
- 【包　　装】口服固体药用高密度聚乙烯瓶。
- 【有 效 期】12个月。
- 【生产单位】和田地区维吾尔医医院

本制剂仅限本医疗机构使用

驱白派甫云片

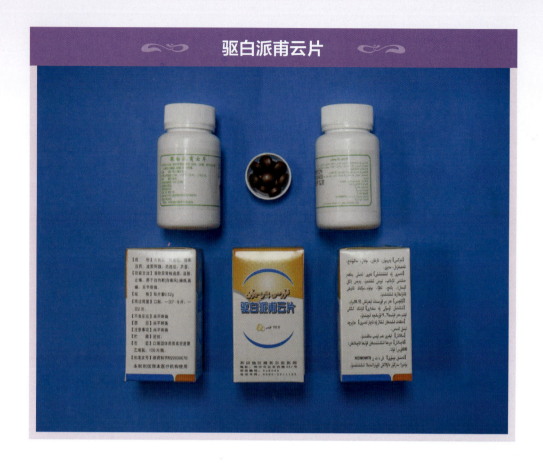

【药品名称】驱白派甫云片 Qubai Paifuyun Pian

【批准文号】新药制字M20030070

【执行标准】新疆食品药品监督管理局医疗机构制剂标准（MZJ-W-0085-2011）

【处方组成】大戟脂、阿里红、穆库没药、波斯阿魏、药西瓜、芦荟。

【性　　状】本品为薄膜衣片，除去包衣后显棕褐色；气特异，味甜、苦。

【功能主治】清除异常黏液质，温肤，止痛。用于白热斯（白癜风），瘫痪，面瘫，关节骨痛。

【规　　格】每片重0.52g。100片/瓶。

【用法用量】口服，一次7~9片，一日2次。

【不良反应】尚不明确。

【禁　　忌】尚不明确。

【注意事项】尚不明确。

【贮　　藏】密封。

【包　　装】口服固体药用高密度聚乙烯瓶。

【有 效 期】12个月。

【生产单位】和田地区维吾尔医医院

本制剂仅限本医疗机构使用

依提尔菲力开比尔片

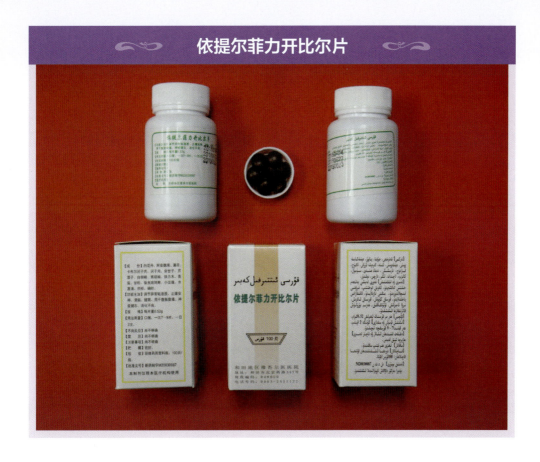

- 【药品名称】依提尔菲力开比尔片 Yitierfeili Kaibier Pian
- 【批准文号】新药制字M20030087
- 【执行标准】新疆食品药品监督管理局医疗机构制剂标准（MZJ-W-0050-2011）
- 【处方组成】白花丹、阿育魏果、薄荷、卡布尔诃子肉、诃子肉、余甘子、芹菜子、白胡椒、黑胡椒、铁力木、青盐、甘松、驱虫斑鸠菊、小豆蔻、水菖蒲、肉桂、硇砂。
- 【性　　状】本品为薄膜衣片，除去包衣后显棕黄色或棕褐色；气微香，味苦。
- 【功能主治】调节异常黏液质，止痛安神，清脑，健胃。用于腹胀腹痛，神疲健忘，消化不良。
- 【规　　格】每片重0.52g。100片/瓶。
- 【用法用量】口服，一次7～9片，一日2次；小儿酌减。
- 【不良反应】尚不明确。
- 【禁　　忌】尚不明确。
- 【注意事项】尚不明确。
- 【贮　　藏】密封。
- 【包　　装】口服固体药用高密度聚乙烯瓶。
- 【有 效 期】12个月。
- 【生产单位】和田地区维吾尔医医院

　　　　　　本制剂仅限本医疗机构使用

依提尔菲力阿玛尼片

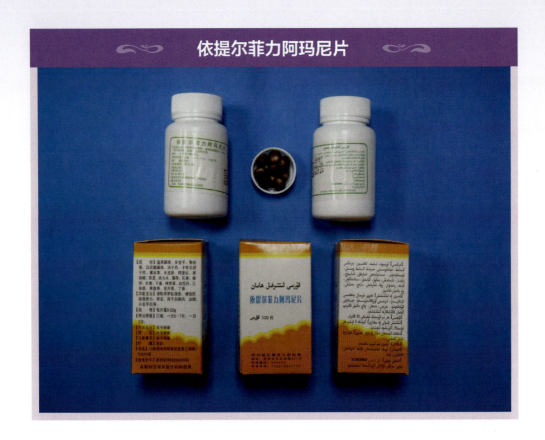

- 【药品名称】依提尔菲力阿玛尼片 Yitierfeili Amani Pian
- 【批准文号】新药制字M20030084
- 【执行标准】新疆食品药品监督管理局医疗机构制剂标准（MZJ-W-0048-2011）
- 【处方组成】盒果藤根、余甘子、菟丝草、白花酸藤果、诃子肉、诃子肉（卡布尔）、薰衣草、水龙骨、阿里红、黑胡椒、荜茇、铁力木、薄荷、乳香、香附、木香、干姜、神香草、白花丹、三条筋、熏鲁香、茴芹果、丁香。
- 【性　　状】本品为糖衣片或薄膜衣片，除去包衣后显褐色；味微苦。
- 【功能主治】清除异常黏液质，增强肌肤营养力，养发。用于白癜风，白斑，头发早白等。
- 【规　　格】每片重0.52g。100片/瓶。
- 【用法用量】口服，一次5～7片，一日2次。
- 【不良反应】尚不明确。
- 【禁　　忌】尚不明确。
- 【注意事项】尚不明确。
- 【贮　　藏】密封。
- 【包　　装】口服固体药用高密度聚乙烯瓶。
- 【有 效 期】12个月。
- 【生产单位】和田地区维吾尔医医院

本制剂仅限本医疗机构使用

依提尔菲力夏塔热片

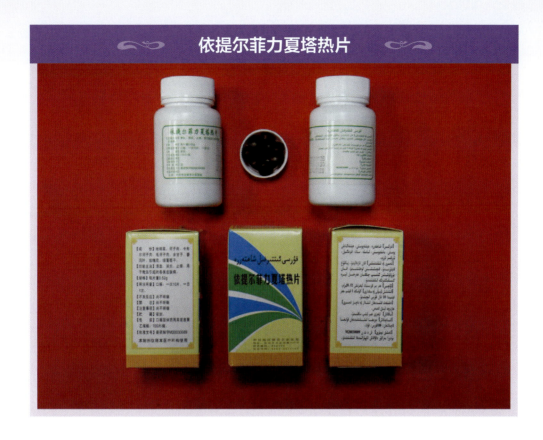

- 【药品名称】依提尔菲力夏塔热片 Yitierfeili Xiatare Pian
- 【批准文号】新药制字M20030089
- 【执行标准】新疆食品药品监督管理局医疗机构制剂标准（MZJ-W-0054-2011）
- 【处方组成】地锦草、诃子肉、卡布尔诃子肉、毛诃子肉、余甘子、番泻叶、玫瑰花、无核葡萄干。
- 【性　　状】本品为薄膜衣片，除去包衣后显灰绿色或黄绿色；味苦。
- 【功能主治】清血，消炎，止痒。用于败血引起的各类皮肤病。
- 【规　　格】每片重0.52g。100片/瓶。
- 【用法用量】口服；一次10片，一日1次。
- 【不良反应】尚不明确。
- 【禁　　忌】尚不明确。
- 【注意事项】尚不明确。
- 【贮　　藏】密封。
- 【包　　装】口服固体药用高密度聚乙烯瓶。
- 【有 效 期】12个月。
- 【生产单位】和田地区维吾尔医医院

　　　　　　本制剂仅限本医疗机构使用

复方克比热提片

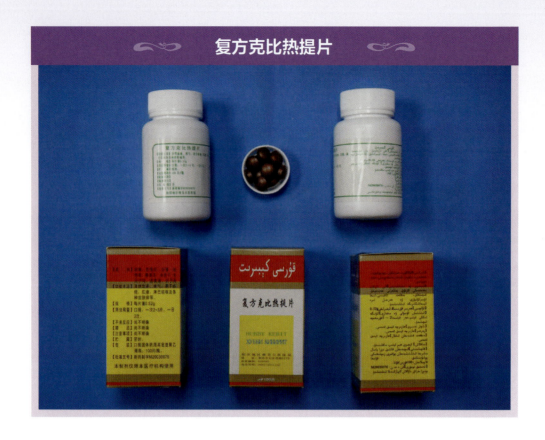

- 【药品名称】复方克比热提片 Fufang Kebireti Pian
- 【批准文号】新药制字M20030076
- 【执行标准】新疆维吾尔自治区维吾尔医医疗机构制剂标准（MZJ-W-0047-2013）
- 【处方组成】硫磺（制）、玫瑰花瓣、甘草、地锦草、睡莲花、余甘子、毛诃子肉、西青果、诃子肉。
- 【性　　状】本品为黄色或糖衣片或薄膜衣片，糖衣片或薄膜衣片除去包衣后显黄色；味苦。
- 【功能主治】清理血液，理气。用于疥疮、肛瘘、淋巴结核及各种皮肤病等。
- 【规　　格】每片重0.52g。100片/瓶。
- 【用法用量】口服，一次2～4片，一日2次。
- 【不良反应】尚不明确。
- 【禁　　忌】尚不明确。
- 【注意事项】尚不明确。
- 【贮　　藏】密封。
- 【包　　装】口服固体药用高密度聚乙烯瓶。
- 【有 效 期】1年。
- 【生产单位】和田地区维吾尔医医院

   本制剂仅限本医疗机构使用

复方欧西白合剂

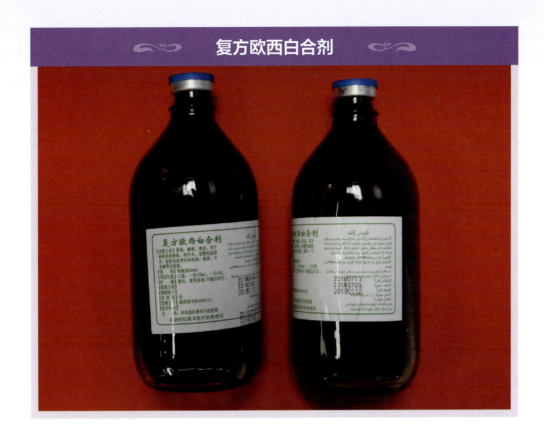

- 【药品名称】复方欧西白合剂 Fufang Ouxibai Heji
- 【批准文号】新药制字M20030123
- 【执行标准】新疆维吾尔自治区维吾尔医医疗机构制剂标准（MZJ-W-0067-2013）
- 【处方组成】欧菝葜根、菝葜、地锦草、香青兰、檀香、紫檀香、菟丝草、高兹班、菊苣子、卡西卡甫枣。
- 【性　　状】本品为棕色液体；味微苦。
- 【功能主治】清血，解毒，消炎。用于泌尿系统感染，附件炎，急慢性盆腔炎，盆腔包块等妇科疾病，湿疹，牛皮癣等皮肤病。
- 【规　　格】每瓶装500mL。
- 【用法用量】口服；一次100mL，一日3次。
- 【不良反应】尚不明确。
- 【禁　　忌】尚不明确。
- 【注意事项】尚不明确。
- 【贮　　藏】密封，置阴凉处（不超过20℃）。
- 【包　　装】药用钠钙玻璃输液瓶。
- 【有 效 期】6个月。
- 【生产单位】和田地区维吾尔医医院

  本制剂仅限本医疗机构使用

复方索木片

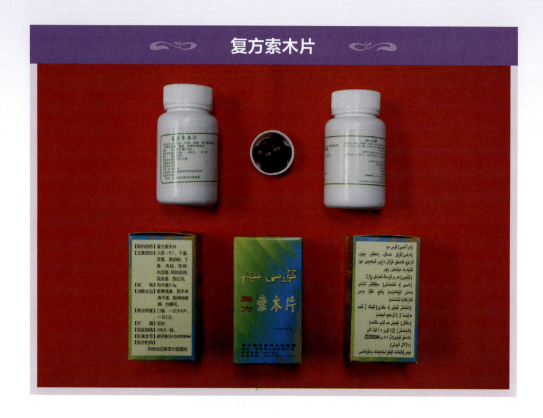

- 【药品名称】复方索木片 Fufang Suomu Pian
- 【批准文号】新药制字M20030044
- 【执行标准】新疆食品药品监督管理局医疗机构制剂标准（MZJ-W-0020-2011）
- 【处方组成】大蒜（干）、干姜、荜茇、黑胡椒、丁香、肉桂、花椒、肉豆蔻、阿纳其根、高良姜、西红花。
- 【性　　状】本品为薄膜衣片，除去包衣后显浅棕色；具大蒜的特异香气，味辛辣。
- 【功能主治】活血，除湿，驱寒。用于寒性体弱，面神经麻痹，瘫痪，白癜风等疾病。
- 【规　　格】每片重0.52g。100片/瓶。
- 【用法用量】口服；一次9片，一日1次。
- 【不良反应】尚不明确。
- 【禁　　忌】尚不明确。
- 【注意事项】尚不明确。
- 【贮　　藏】密封。
- 【包　　装】口服固体药用高密度聚乙烯瓶。
- 【有 效 期】12个月。
- 【生产单位】和田地区维吾尔医医院

　　　　　　本制剂仅限本医疗机构使用

祛斑白热斯合剂

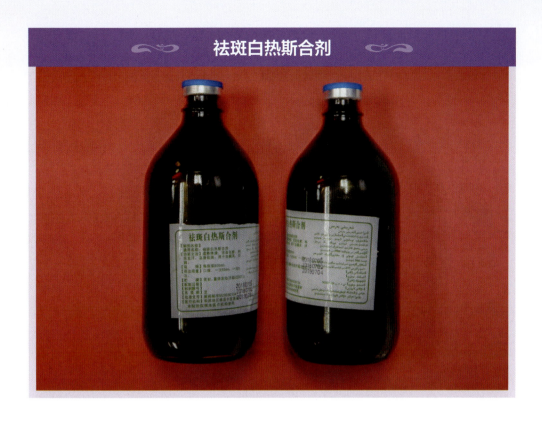

【药品名称】祛斑白热斯合剂 Quban Bairesi Heji

【批准文号】新药制字M20030104

【执行标准】新疆食品药品监督管理局医疗机构制剂标准（MZJ-W-0062-2011）

【处方组成】野葱、无花果干、苦艾、茜草、红葡萄干、阿魏根、薰鲁香、干姜、木香、硫磺、青盐、番泻叶、硇砂、洋甘菊、芹菜子、藿香、芸香子、洋茴香、芥子、薄荷、野孜然、荨麻子、黑种草子、大蒜（鲜）、药西瓜、菟丝草、阿纳其根、甘松、白花丹、驱虫斑鸠菊、铁筷子、地骨皮、葡萄汁。

【性　　状】本品为棕红色液体，味微甜、涩。

【功能主治】成熟体液，活血化瘀，利尿发汗，温身祛斑。用于白癜风，汗斑。

【规　　格】每瓶装500mL。

【用法用量】口服，一次50mL，一日3次。

【不良反应】尚不明确。

【禁　　忌】尚不明确。

【注意事项】尚不明确。

【贮　　藏】密封、置阴凉处（不超过20℃）。

【包　　装】钠钙玻璃输液瓶。

【有 效 期】12个月。

【生产单位】和田地区维吾尔医医院

本制剂仅限本医疗机构使用

消白白热斯丸

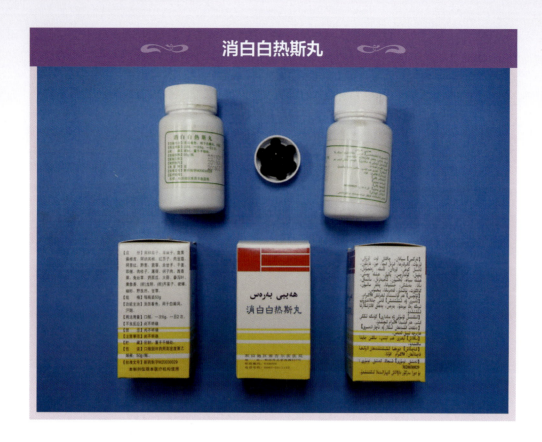

- 【药品名称】消白白热斯丸 Xiaobai Bairesi Wan
- 【批准文号】新药制字M20030029
- 【执行标准】新疆食品药品监督管理局医疗机构制剂标准（MZJ-W-0089-2011）
- 【处方组成】黑种草子、荨麻子、盒果藤根皮、阿纳其根、红芥子、肉豆蔻、阿里红、野葱、茜草、余甘子、干姜、荜茇、肉桂子、薄荷、诃子肉、西青果、菟丝草、药西瓜、大蒜、番泻叶、薰鲁香、（欧）龙胆、（欧）芹菜子、硫磺、硇砂、野孜然、甘草。
- 【性　　状】本品为黑褐色小蜜丸；气香、味苦、辛辣。
- 【功能主治】活血着色。用于白癜风，汗斑。
- 【规　　格】每瓶装50g。
- 【用法用量】口服，一次6g，一日2次。
- 【不良反应】尚不明确。
- 【禁　　忌】尚不明确。
- 【注意事项】尚不明确。
- 【贮　　藏】密封，置于干燥处。
- 【包　　装】口服固体药用高密度聚乙烯瓶。
- 【有 效 期】12个月。
- 【生产单位】和田地区维吾尔医医院

　　　　　　本制剂仅限本医疗机构使用

斯马甫软膏

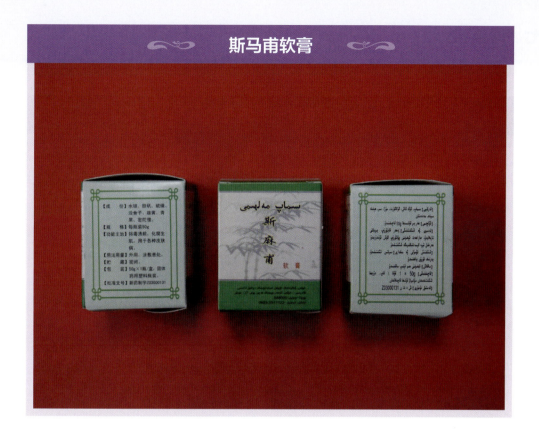

【药品名称】斯马甫软膏（百癣司马甫软膏） Simafu Ruangao
【批准文号】新药制字M20030131
【执行标准】新疆食品药品监督管理局医疗机构制剂标准（MZJ-W-0063-2011）
【处方组成】水银、胆矾（煅）、硫磺、没食子、密陀僧（煅）、雄黄、西青果。
【性　　状】本品为灰黑色软膏。
【功能主治】化腐生肌，除癣止痒。用于牛皮癣，头癣，体癣，皮肤瘙痒。
【规　　格】每瓶装50g。
【用法用量】外用，取适量涂于患处，一日1次。
【不良反应】尚不明确。
【禁　　忌】尚不明确。
【注意事项】尚不明确。
【贮　　藏】密封。
【包　　装】口服固体药用高密度聚乙烯瓶。
【有 效 期】12个月。
【生产单位】和田地区维吾尔医医院
　　　　　　本制剂仅限本医疗机构使用

七、康复科

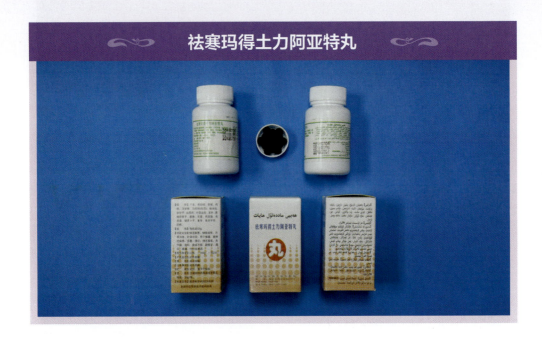

祛寒玛得土力阿亚特丸

【药品名称】祛寒玛得土力阿亚特丸 Quhan Madetuli Ayate Wan
【批准文号】新药制字M20030028
【执行标准】新疆食品药品监督管理局医疗机构制剂标准（MZJ-W-0086-2011）
【处方组成】干姜、黑胡椒、荜茇、肉桂、洋甘菊、马兜铃（防己）、秋水仙、余甘子、白花丹、中亚白及、玉竹、家独行菜子、鹿角、乳香、肉豆蔻、高良姜、胡萝卜子、麦冬、毛诃子肉、奶桃。
【性　　状】本品为棕褐色至黑褐色小蜜丸；气特异，味辛辣、麻舌。
【功能主治】燥湿散寒，健脑益智，开胃消食，补肾壮阳。用于偏瘫，面神经麻痹，舌重，健忘，神志痴呆，关节痛，齿松，食欲不振，肠痉挛，遗尿，腰痛，性功能减退。
【规　　格】每瓶装50g。
【用法用量】口服，一次6g，一日2次。
【不良反应】尚不明确。
【禁　　忌】尚不明确。
【注意事项】尚不明确。
【贮　　藏】密封，置于干燥处。
【包　　装】口服固体药用高密度聚乙烯瓶。
【有 效 期】12个月。
【生产单位】和田地区维吾尔医医院

本制剂仅限本医疗机构使用

八、肾病科

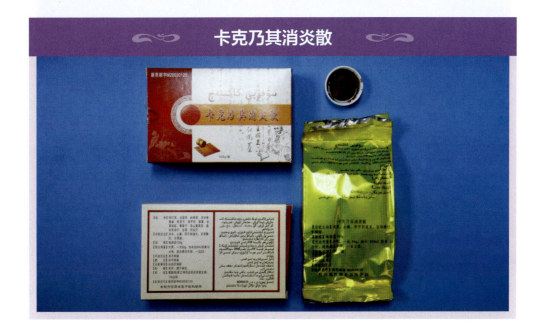

卡克乃其消炎散

【药品名称】卡克乃其消炎散 Kakenaiqi Xiaoyan San
【批准文号】新药制字M20030125
【执行标准】新疆食品药品监督管理局医疗机构制剂标准（MZJ-W-0078-2011）
【处方组成】锦灯笼、龙葵果、地锦草、洋甘菊、蓖麻、菊苣子、葫芦巴、罂粟子、甘草味胶、蜀葵子、天山堇菜花、蚤状车前子、甘草、天仙子。
【性　　状】本品为灰黄色粉末。
【功能主治】消炎，止痛。用于阴道炎，宫颈糜烂，宫颈癌。
【规　　格】每袋装100g。
【用法用量】外用，一次50g，加水200mL煎煮10分钟，趁热熏洗外阴，一日2次。
【不良反应】尚不明确。
【禁　　忌】尚不明确。
【注意事项】运动员慎用。
【贮　　藏】密闭，置干燥处。
【包　　装】聚酯/铝/聚乙烯药品包装用复合袋。
【有 效 期】12个月。
【生产单位】和田地区维吾尔医医院

本制剂仅限本医疗机构使用

加瓦日西昆都尔片

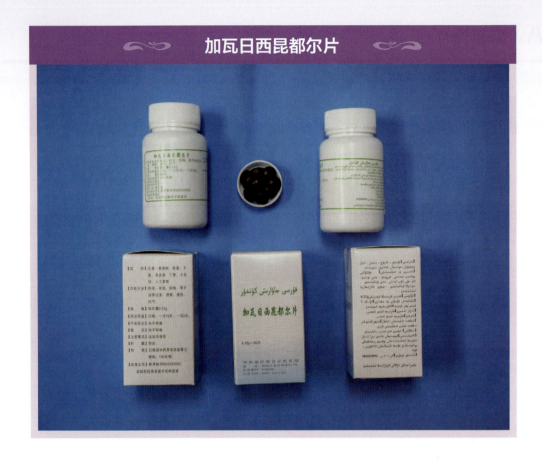

- 【药品名称】加瓦日西昆都尔片 Jiawarixi Kunduer Pian
- 【批准文号】新药制字M20030052
- 【执行标准】新疆食品药品监督管理局医疗机构制剂标准（MZJ-W-0027-2011）
- 【处方组成】乳香、黑胡椒、荜茇、干姜、高良姜、丁香、小豆蔻、人工麝香。
- 【性　　状】本品为薄膜衣片，除去包衣后显灰黄色或黄棕色；气香，味微苦。
- 【功能主治】除湿，收敛，固精。用于白带过多，遗精，遗尿，疝气。
- 【规　　格】每片重0.52g。100片/瓶。
- 【用法用量】口服，一次10片，一日2次。
- 【不良反应】尚不明确。
- 【禁　　忌】尚不明确。
- 【注意事项】运动员慎用。
- 【贮　　藏】密封。
- 【包　　装】口服固体药用高密度聚乙烯瓶。
- 【有 效 期】12个月。
- 【生产单位】和田地区维吾尔医医院

　　　　　　本制剂仅限本医疗机构使用

再尔吾尼片

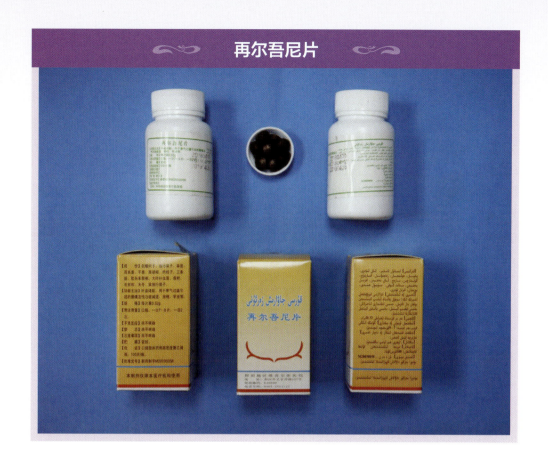

- 【药品名称】再尔吾尼片 Zaierwuni Pian
- 【批准文号】新药制字M20030058
- 【执行标准】新疆食品药品监督管理局医疗机构制剂标准（MZJ-W-0056-2011）
- 【处方组成】白蜡树子、独行菜子、荜茇、高良姜、干姜、黑胡椒、肉桂子、三条筋、欧矢车菊根、大叶补血草、香附、毛甘松、天冬、家独行菜子。
- 【性　　状】本品为薄膜衣片，除去包衣后显棕黄色；气香，味微甜、辛辣。
- 【功能主治】补益诸脏。用于寒气过盛引起的腰痛及性功能减退，滑精，早泄等。
- 【规　　格】每片重0.52g。100片/瓶。
- 【用法用量】口服，一次7~9片，一日2次。
- 【不良反应】尚不明确。
- 【禁　　忌】尚不明确。
- 【注意事项】尚不明确。
- 【贮　　藏】密封。
- 【包　　装】口服固体药用高密度聚乙烯瓶。
- 【有 效 期】12个月。
- 【生产单位】和田地区维吾尔医医院

本制剂仅限本医疗机构使用

孜亚比提片

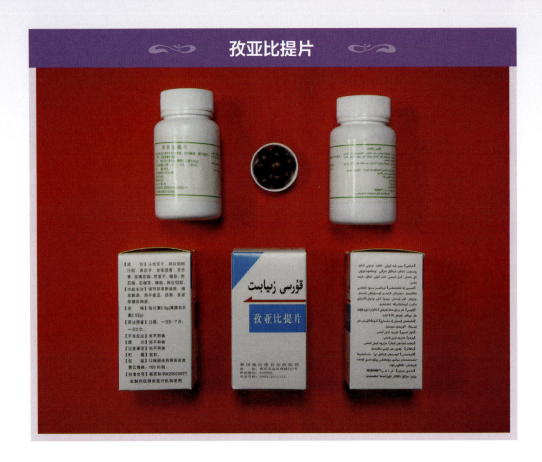

- 【药品名称】孜亚比提片 Ziyabiti Pian
- 【批准文号】新药制字M20030077
- 【执行标准】新疆食品药品监督管理局医疗机构制剂标准（MZJ-W-0202-2013）
- 【处方组成】马齿苋子、阿拉伯树汁胶、莴苣子、甘草浸膏、天竺黄、玫瑰花瓣、芫荽子、檀香、赤石脂、石榴花、樟脑、阿拉伯胶。
- 【性　　状】本品为褐色或薄膜衣片，除去包衣后显褐色；味咸、涩。
- 【功能主治】调节异常胆液质，缩尿解渴。用于疲乏，烦渴，多尿等糖尿病症。
- 【规　　格】每片重0.5g（薄膜衣片重0.52g）。100片/瓶。
- 【用法用量】口服；一次5～7片，一日2次。
- 【不良反应】尚不明确。
- 【禁　　忌】尚不明确。
- 【注意事项】尚不明确。
- 【贮　　藏】密封。
- 【包　　装】口服固体药用高密度聚乙烯瓶。
- 【有 效 期】12个月。
- 【生产单位】和田地区维吾尔医医院

　　　　　　本制剂仅限本医疗机构使用

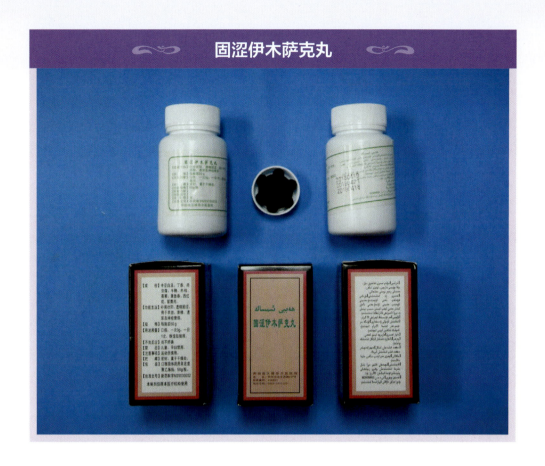

固涩伊木萨克丸

- 【药品名称】固涩伊木萨克丸 Guse Yimusake Wan
- 【批准文号】新药制字M20030032
- 【执行标准】新疆食品药品监督管理局医疗机构制剂标准（MZJ-W-0074-2011）
- 【处方组成】中亚白及、丁香、肉豆蔻、牛鞭、肉桂、蒺藜、薰鲁香、西红花、罂粟壳。
- 【性　　状】本品为浅黄色小蜜丸；气香，味苦、涩。
- 【功能主治】生精固涩，增强性欲。用于神经衰弱，早泄，滑精，遗尿。
- 【规　　格】每瓶装50g。
- 【用法用量】口服；一次3g，一日1次，晚饭后服用。
- 【不良反应】尚不明确。
- 【禁　　忌】儿童，孕妇禁用。
- 【注意事项】运动员慎用。
- 【贮　　藏】密封，置干燥处。
- 【包　　装】口服固体药用高密度聚乙烯瓶。
- 【有 效 期】12个月。
- 【生产单位】和田地区维吾尔医医院

    本制剂仅限本医疗机构使用

复方巴那都克片

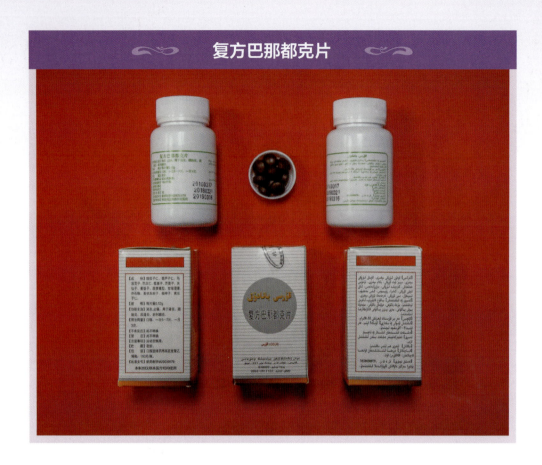

【药品名称】复方巴那都克片 Fufang Banaduke Pian

【批准文号】新药制字M20030079

【执行标准】新疆食品药品监督管理局医疗机构制剂标准（MZJ-W-0067-2011）

【处方组成】甜瓜子仁、葫芦子仁、马齿苋子、巴旦仁、罂粟子、芹菜子、天仙子、蜀葵子、西黄蓍胶、甘草浸膏、赤石脂、蚤状车前子、榅桲子、黄瓜子仁。

【性　　状】本品为薄膜衣片，除去包衣后显浅棕红色；味甜。

【功能主治】消炎，止痛。用于肾炎，膀胱炎，尿道炎，前列腺炎。

【规　　格】每片重0.52g。100片/瓶。

【用法用量】口服，一次5~7片，一日3次。

【不良反应】尚不明确。

【禁　　忌】尚不明确。

【注意事项】运动员慎用。

【贮　　藏】密封。

【包　　装】口服固体药用高密度聚乙烯瓶。

【有 效 期】12个月。

【生产单位】和田地区维吾尔医医院

本制剂仅限本医疗机构使用

复方卡克乃其片

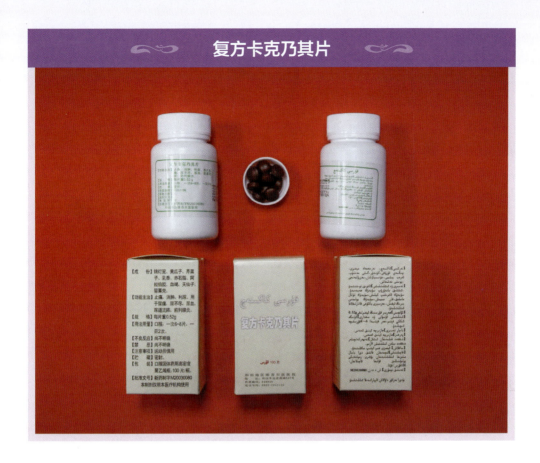

【药品名称】复方卡克乃其片 Fufang Kakenaiqi Pian
【批准文号】新药制字M20030080
【执行标准】新疆食品药品监督管理局医疗机构制剂标准（MZJ-W-0101-2011）
【处方组成】锦灯笼、黄瓜子、芹菜子、乳香、赤石脂、阿拉伯胶、血竭、天仙子、罂粟壳。
【性　　状】本品为薄膜衣片，除去包衣后显棕红色；气微香，味苦、微甜。
【功能主治】止痛，消肿，利尿。用于尿痛，尿不尽，尿血，尿道流脓，前列腺炎。
【规　　格】每片重0.52g。100片/瓶。
【用法用量】口服；一次6～8片，一日2次。
【不良反应】尚不明确。
【禁　　忌】尚不明确。
【注意事项】运动员慎用。
【贮　　藏】密封。
【包　　装】口服固体药用高密度聚乙烯瓶。
【有 效 期】12个月。
【生产单位】和田地区维吾尔医医院
　　　　　　本制剂仅限本医疗机构使用

复方苏拉甫丸

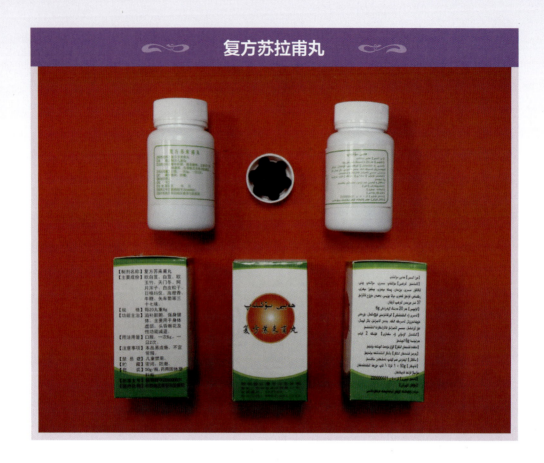

- 【药品名称】复方苏拉甫丸 Fufang Sulafu Wan
- 【批准文号】新药制字M20030031
- 【执行标准】新疆维吾尔自治区维吾尔医医疗机构制剂标准（MZJ-W-0062-2013）
- 【处方组成】中亚白及、大叶补血草、欧玉竹、欧矢车菊、巴旦仁、阿月浑子、欧榛、奶桃、黑芝麻、干姜、丁香、茴芹果、荜茇、西红花、肉桂子、肉桂、蛋黄（熟）。
- 【性　　状】本品为棕黄色小蜜丸；味微苦。
- 【功能主治】增强机体捏住力，强身补脑，固精缩尿。用于遗精遗尿，早泄体弱，神疲乏力。
- 【规　　格】每瓶装50g。
- 【用法用量】口服；一次3～6g，一日2次。
- 【不良反应】尚不明确。
- 【禁　　忌】尚不明确。
- 【注意事项】尚不明确。
- 【贮　　藏】密封。
- 【包　　装】口服固体药用高密度聚乙烯瓶。
- 【有 效 期】12个月。
- 【生产单位】和田地区维吾尔医医院

本制剂仅限本医疗机构使用

复方沙拉吉提片

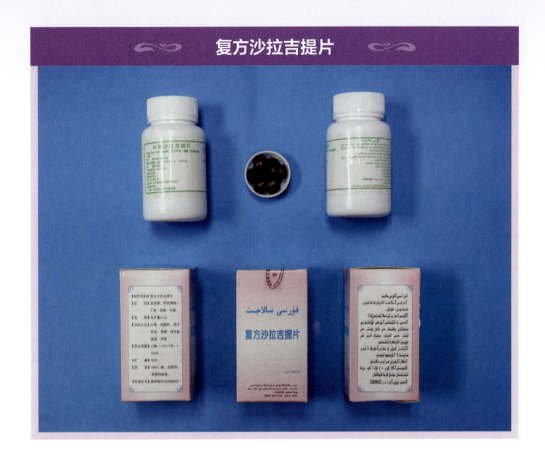

- 【药品名称】复方沙拉吉提片 Fufang Shalajiti Pian
- 【批准文号】新药制字M20030037
- 【执行标准】新疆食品药品监督管理局医疗机构制剂标准（MZJ-W-0064-2011）
- 【处方组成】安息香、阿纳其根、花椒、乳香、丁香。
- 【性　　状】本品为薄膜衣片，除去包衣后显棕红色；气香，味苦。
- 【功能主治】补肾，强筋骨。用于早泄，滑精，性功能减退，尿频。
- 【规　　格】每片重0.52g。100片/瓶。
- 【用法用量】口服，一次5～7片，一日2次。
- 【不良反应】尚不明确。
- 【禁　　忌】尚不明确。
- 【注意事项】尚不明确。
- 【贮　　藏】密封。
- 【包　　装】口服固体药用高密度聚乙烯瓶。
- 【有 效 期】12个月。
- 【生产单位】和田地区维吾尔医医院

本制剂仅限本医疗机构使用

复方哈比沙拉吉提片

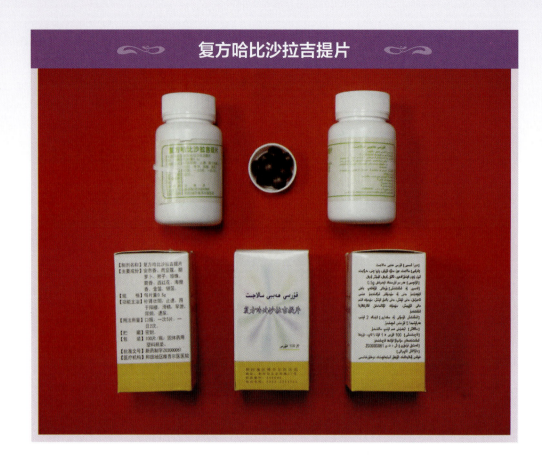

【药品名称】复方哈比沙拉吉提片（复方沙拉吉提片） Fufang Habi Shalajiti Pian

【批准文号】新药制字M20030061

【执行标准】新疆食品药品监督管理局医疗机构制剂标准（MZJ-W-0017-2011）

【处方组成】安息香、肉豆蔻、胡萝卜子、附子、西红花、海狸香、珍珠、金箔、银箔。

【性　　状】本品为薄膜衣片，除去包衣后显灰黑色；气香，味微苦。

【功能主治】强筋健肌，补肾壮阳。用于肾虚，早泄，遗尿，尿频。

【规　　格】每片重0.52g。100片/瓶。

【用法用量】口服，一次5片，一日2次。

【不良反应】尚不明确。

【禁　　忌】尚不明确。

【注意事项】尚不明确。

【贮　　藏】密封。

【包　　装】口服固体药用高密度聚乙烯瓶。

【有 效 期】12个月。

【生产单位】和田地区维吾尔医医院

本制剂仅限本医疗机构使用

温身阿扎热克丸

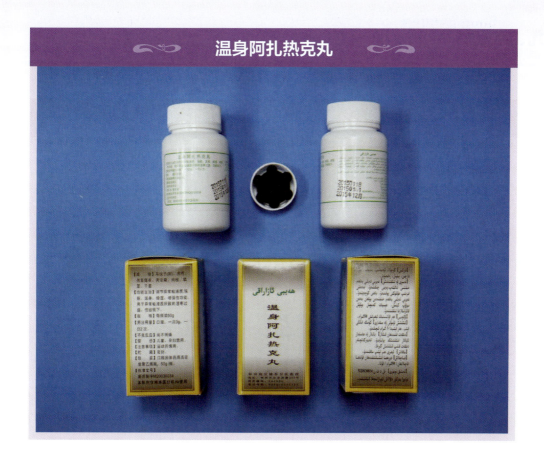

- 【药品名称】温身阿扎热克丸 Wenshen Azhareke Wan
- 【批准文号】新药制字M20030034
- 【执行标准】新疆食品药品监督管理局医疗机构制剂标准（MZJ-W-0041-2011）
- 【处方组成】马钱子（制）、赤芍、肉豆蔻衣、肉豆蔻、肉桂、荜茇、干姜。
- 【性　　状】本品为浅黄色小蜜丸；气香，味苦涩。
- 【功能主治】调节异常黏液质，强筋，温身，燥湿，增强性功能。用于异常黏液质所致的湿寒过盛，性欲低下。
- 【规　　格】每瓶装50g。
- 【用法用量】口服；一次3g，一日2次。
- 【不良反应】尚不明确。
- 【禁　　忌】儿童、孕妇禁用。
- 【注意事项】运动员慎用。
- 【贮　　藏】密封。
- 【包　　装】口服固体药用高密度聚乙烯瓶。
- 【有 效 期】12个月。
- 【生产单位】和田地区维吾尔医医院

　　　　　　本制剂仅限本医疗机构使用

九、血液科

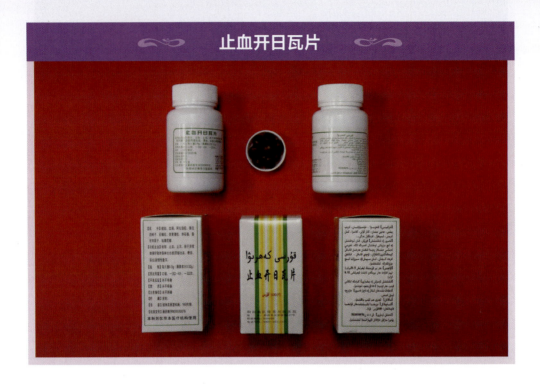

【药品名称】止血开日瓦片 Zhixue Kairiwa Pian

【批准文号】新药制字 M20030078

【执行标准】新疆维吾尔自治区维吾尔医医疗机构制剂标准（MZJ-W-0198-2013）

【处方组成】琥珀、血竭、阿拉伯胶、香没药树子、石榴花、西黄蓍胶、赤石脂、蚤状车前子、玫瑰花瓣。

【性　　状】本品为棕红色片或薄膜衣片，薄膜衣片除去包衣后显棕红色；味微酸、涩。

【功能主治】收敛，止血，止泻。用于异常体液所致的各种出血症（胃肠出血、便血、尿血）及慢性腹泻。

【规　　格】每片重0.5g（薄膜衣片0.52g）。100片/瓶。

【用法用量】口服，一次2～4片，一日2次。

【不良反应】尚不明确。

【禁　　忌】尚不明确。

【注意事项】尚不明确。

【贮　　藏】密封。

【包　　装】固体药用塑料瓶。

【有 效 期】12个月。

【生产单位】和田地区维吾尔医医院

本制剂仅限本医疗机构使用

复方粉尼口服液

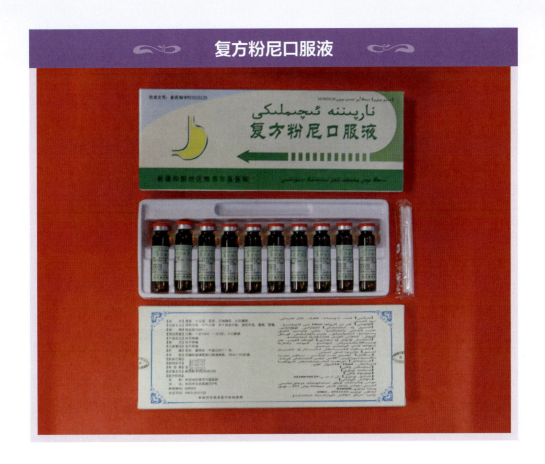

- 【药品名称】复方粉尼口服液 Fufang Fenni Koufuye
- 【批准文号】新药制字M20030129
- 【执行标准】新疆食品药品监督管理局医疗机构制剂标准（MZJ-W-0069-2011）
- 【处方组成】藿香、小豆蔻、草果、石榴糖浆、比亚糖浆。
- 【性　　状】本品为棕红色澄明液体；气香，味酸甜。
- 【功能主治】健胃消食，行气止痛。用于食欲不振，消化不良，腹胀，胃痛。
- 【规　　格】每支装10mL。10支/盒。
- 【用法用量】口服，一次10mL，一日3次；小儿酌减。
- 【不良反应】尚不明确。
- 【禁　　忌】尚不明确。
- 【注意事项】尚不明确。
- 【贮　　藏】密封、置阴凉处（不超过20℃）。
- 【包　　装】低硼硅玻璃管制口服液体瓶。
- 【有 效 期】12个月。
- 【生产单位】和田地区维吾尔医医院

　　　　　　本制剂仅限本医疗机构使用

消食阿米勒努西片

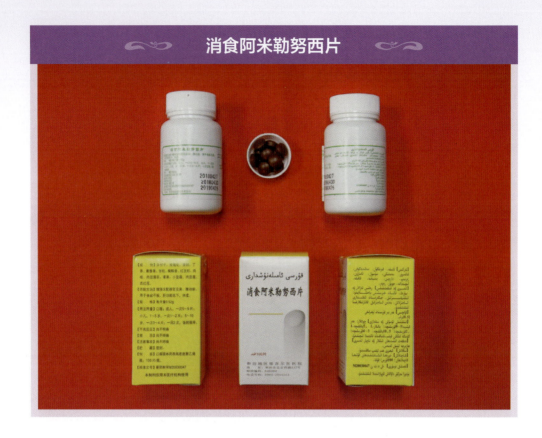

【药品名称】消食阿米勒努西片 Xiaoshi Amilenuxi Pian

【批准文号】新药制字M20030047

【执行标准】新疆食品药品监督管理局医疗机构制剂标准（MZJ-W-0043-2011）

【处方组成】余甘子、玫瑰花、香附、丁香、薰鲁香、甘松、蜘蛛香、红豆杉、肉桂、肉豆蔻衣、草果、小豆蔻、肉豆蔻、西红花。

【性　　状】本品为薄膜衣片，除去包衣后显灰棕色；气香，味酸、微苦涩。

【功能主治】增强支配器官及肾、脾功能。用于食欲不振，肝功能低下，体虚。

【规　　格】每片重0.52g。100片/瓶。

【用法用量】口服；成人，一次5～9片；小儿，1～5岁，一次1～2片；5～10岁，一次3～4片；一日2次，饭前服用。

【不良反应】尚不明确。

【禁　　忌】尚不明确。

【注意事项】尚不明确。

【贮　　藏】密封。

【包　　装】口服固体药用高密度聚乙烯瓶。

【有 效 期】12个月。

【生产单位】和田地区维吾尔医医院

本制剂仅限本医疗机构使用

十、肺病科

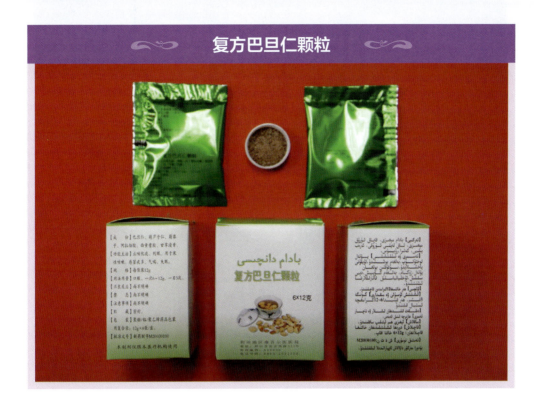

- 【药品名称】复方巴旦仁颗粒 Fufang Badanren Keli
- 【批准文号】新药制字M20030100
- 【执行标准】新疆食品药品监督管理局医疗机构制剂标准（MZJ-W-0010-2011）
- 【处方组成】巴旦仁、葫芦子仁、蜀葵子、阿拉伯胶、西黄耆胶、甘草浸膏。
- 【性　　状】本品为浅黄色颗粒；气香，味甜。
- 【功能主治】止咳化痰，利眠。用于寒性咳嗽，感冒痰多，气喘，失眠。
- 【规　　格】每袋装12g。6袋/盒。
- 【用法用量】口服；一次6～12g，一日3次。
- 【不良反应】尚不明确。
- 【禁　　忌】尚不明确。
- 【注意事项】尚不明确。
- 【贮　　藏】密封。
- 【包　　装】聚酯/铝/聚乙烯药品包装用复合袋。
- 【有 效 期】12个月。
- 【生产单位】和田地区维吾尔医医院

　　　　　　本制剂仅限本医疗机构使用

复方祖帕片

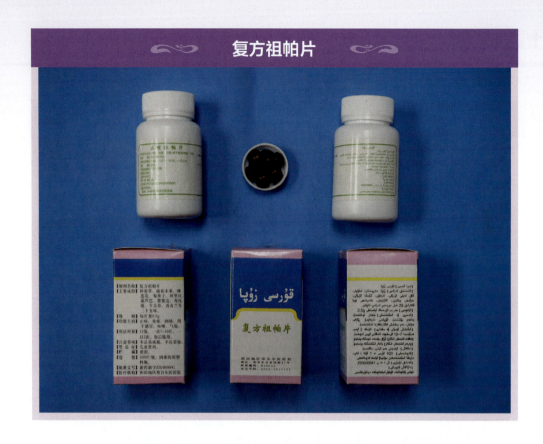

- 【药品名称】复方祖帕片（止咳祖帕片）Fufang Zupa Pian
- 【批准文号】新药制字M20030041
- 【执行标准】新疆食品药品监督管理局医疗机构制剂标准（MZJ-W-0072-2011）
- 【处方组成】神香草、芹菜根、小茴香、香青兰、甘草、罂粟壳、芹菜子、洋茴香、孜然、玫瑰花、葫芦巴、野葱、茴香根皮、阿里红、睡莲花、盒果藤根、防己、西黄蓍胶、牛舌草、蜀葵子、阿拉伯胶、破布木果、香茅、甘松。
- 【性　　状】本品为薄膜衣片，除去包衣后显灰白色；气香，味甜。
- 【功能主治】止咳，化痰，润肺。用于感冒咳嗽，气喘。
- 【规　　格】每片重0.52g。100片/瓶。
- 【用法用量】口服，一次7～10片，一日2次。
- 【不良反应】尚不明确。
- 【禁　　忌】儿童禁用
- 【注意事项】运动员慎用；本品易成瘾，不宜长服。
- 【贮　　藏】密封。
- 【包　　装】口服固体药用高密度聚乙烯瓶。
- 【有 效 期】12个月。
- 【生产单位】和田地区维吾尔医医院

  本制剂仅限本医疗机构使用

润肺阿里红片

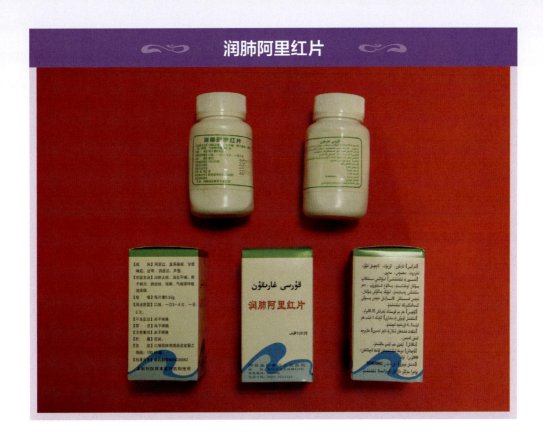

- 【药品名称】润肺阿里红片 Runfei Alihong Pian
- 【批准文号】新药制字M20030062
- 【执行标准】新疆维吾尔自治区维吾尔医医疗机构制剂标准（MZJ-W-0140-2013）
- 【处方组成】阿里红、盒果藤根、甘草味胶、甘草、药西瓜、芦荟。
- 【性　　状】本品为黄褐色片或薄膜衣片，除去包衣后显黄褐色；味苦。
- 【功能主治】润肺止咳，消炎平喘。用于肺炎，肺结核，咳嗽，气喘等呼吸道疾病。
- 【规　　格】每片重0.52g。100片/瓶。
- 【用法用量】口服，一次3~4片，一日2次
- 【不良反应】尚不明确。
- 【禁　　忌】尚不明确。
- 【注意事项】尚不明确。
- 【贮　　藏】密封。
- 【包　　装】固体药用塑料瓶。
- 【有 效 期】12个月。
- 【生产单位】和田地区维吾尔医医院

　　　　　　本制剂仅限本医疗机构使用

清热卡西卡甫颗粒

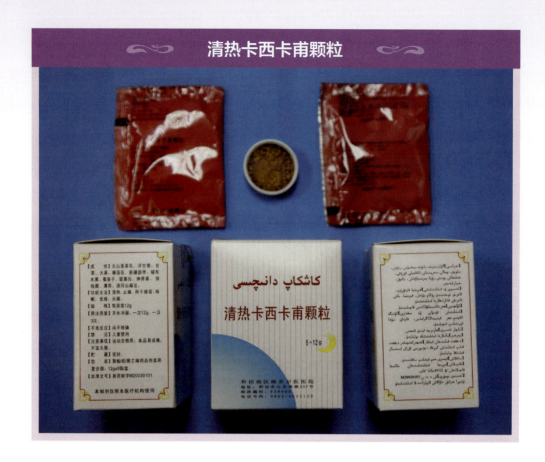

- 【药品名称】清热卡西卡甫颗粒 Qingre Kaxikafu Keli
- 【批准文号】新药制字M20030101
- 【执行标准】新疆食品药品监督管理局医疗机构制剂标准（MZJ-W-0079-2011）
- 【处方组成】天山堇菜花、洋甘菊、甘草、大黄、睡莲花、新疆圆枣、破布木果、蜀葵子、罂粟壳、神香草、铁线蕨、薄荷、清泻山扁豆。
- 【性　　状】本品为浅棕色颗粒；味甜、微苦。
- 【功能主治】清热，止痛。用于感冒，咳嗽，发烧，头痛。
- 【规　　格】每袋装12g。6袋/盒。
- 【用法用量】开水冲服，一次12g，一日3次。
- 【不良反应】尚不明确。
- 【禁　　忌】儿童禁用。
- 【注意事项】运动员慎用；本品易成瘾，不宜久服。
- 【贮　　藏】密封。
- 【包　　装】聚酯/铝/聚乙烯药品包装用复合袋。
- 【有 效 期】12个月。
- 【生产单位】和田地区维吾尔医医院

    本制剂仅限本医疗机构使用

十一、肝胆科

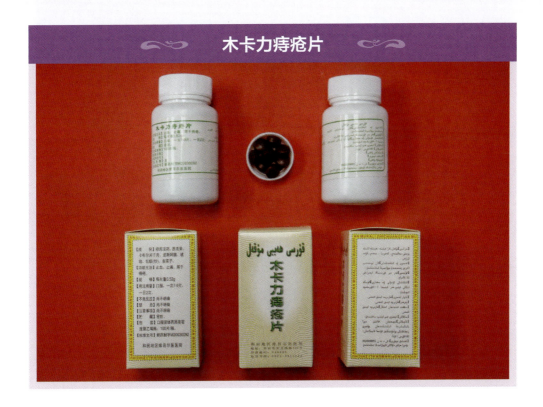

【药品名称】木卡力痔疮片 Mukali Zhichuang Pian

【批准文号】新药制字M20030092

【执行标准】新疆食品药品监督管理局医疗机构制剂标准（MZJ-W-0080-2011）

【处方组成】穆库没药、西青果、卡布尔诃子肉、波斯阿魏、琥珀、牡蛎（炒）、韭菜子。

【性　　状】本品为薄膜衣片，除去包衣后显棕绿至棕黄色，味微苦、涩。

【功能主治】止血，止痛。用于痔疮。

【规　　格】每片重0.52g。100片/瓶。

【用法用量】口服，一次7~9片，一日2次。

【不良反应】尚不明确。

【禁　　忌】尚不明确。

【注意事项】尚不明确。

【贮　　藏】密封。

【包　　装】口服固体药用高密度聚乙烯瓶。

【有 效 期】12个月。

【生产单位】和田地区维吾尔医医院

本制剂仅限本医疗机构使用

玫瑰花露

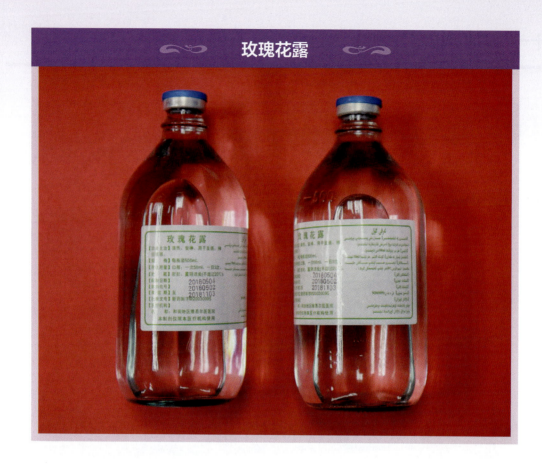

- 【药品名称】玫瑰花露 Meiguihua Lu
- 【批准文号】新药制字M20030095
- 【执行标准】新疆维吾尔自治区维吾尔医医疗机构制剂标准（MZJ-W-0107-2013）
- 【处方组成】玫瑰花瓣。
- 【性　　状】本品为半透明液体；气香。
- 【功能主治】清热，安神。用于发烧，神经衰弱，心慌。
- 【规　　格】每瓶装500mL。
- 【用法用量】口服；一次50mL，一日3次。
- 【不良反应】尚不明确。
- 【禁　　忌】尚不明确。
- 【注意事项】尚不明确。
- 【贮　　藏】密封、置阴凉处（不超过20℃）。
- 【包　　装】药用钠钙玻璃输液瓶。
- 【有 效 期】6个月。
- 【生产单位】和田地区维吾尔医医院

　　　　　　本制剂仅限本医疗机构使用

松补力糖浆

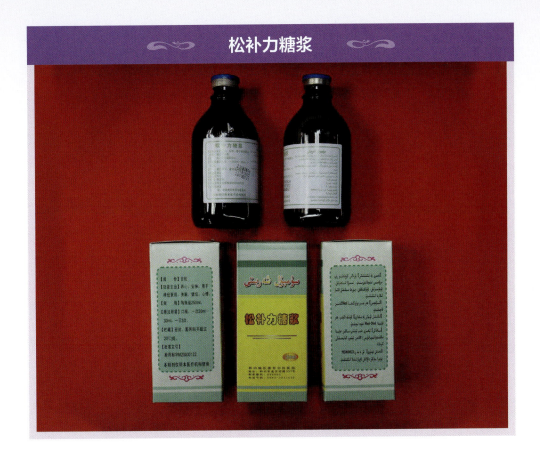

- 【药品名称】松补力糖浆 Songbuli Tangjiang
- 【批准文号】新药制字M20030122
- 【执行标准】新疆食品药品监督管理局医疗机构制剂标准（MZJ-W-0122-2011）
- 【处方组成】甘松。
- 【性　　状】本品为黑色至黑褐色黏稠液体；味甜。
- 【功能主治】养心，安神。用于神经衰弱，失眠，健忘，心悸。
- 【规　　格】每瓶装250mL。
- 【用法用量】口服；一次20～30mL，一日3次。
- 【不良反应】尚不明确。
- 【禁　　忌】尚不明确。
- 【注意事项】尚不明确。
- 【贮　　藏】密封、置阴凉（不超过20℃）。
- 【包　　装】钠钙玻璃输液瓶。
- 【有 效 期】12个月。
- 【生产单位】和田地区维吾尔医医院

　　本制剂仅限本医疗机构使用

依提尔菲力赛合尔片

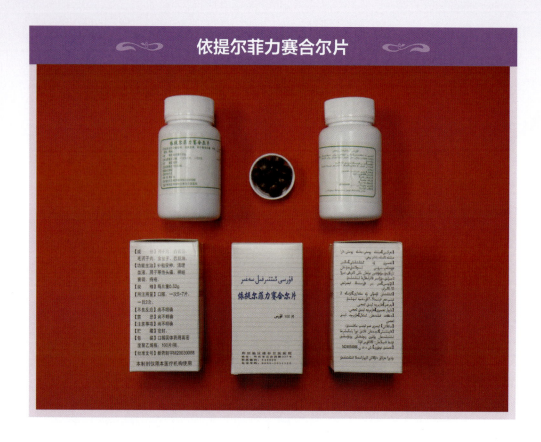

【药品名称】依提尔菲力赛合尔片 Yitierfeili Saiheer Pian

【批准文号】新药制字M20030088

【执行标准】新疆食品药品监督管理局医疗机构制剂标准（MZJ-W-0052-2011）

【处方组成】诃子肉、西青果、毛诃子肉、余甘子、巴旦油。

【性　　状】本品为薄膜衣片，除去包衣后显黄褐色；味苦。

【功能主治】补脑安神，清理血液。用于寒性头痛，神经衰弱，痔疮。

【规　　格】每片重0.52g。100片/瓶。

【用法用量】口服，一次5～7片，一日2次。

【不良反应】尚不明确。

【禁　　忌】尚不明确。

【注意事项】尚不明确。

【贮　　藏】密封。

【包　　装】口服固体药用高密度聚乙烯瓶。

【有 效 期】12个月。

【生产单位】和田地区维吾尔医医院

本制剂仅限本医疗机构使用

复方布祖热合剂

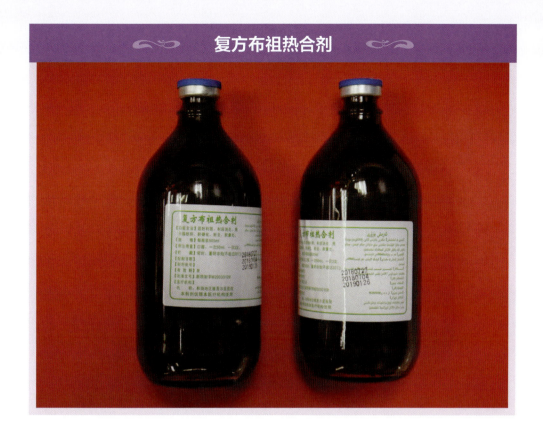

- 【药品名称】复方布祖热合剂 Fufang Buzure Heji
- 【批准文号】新药制字M20030108
- 【执行标准】新疆食品药品监督管理局医疗机构制剂标准（MZJ-W-0068-2011）
- 【处方组成】龙葵果、菟丝子、香青兰、玫瑰花、荜茇、牛舌草、小茴香、洋茴香、草果、小豆蔻、肉桂子、黄瓜子、菊苣子、三条筋、柠檬酸、檀香、马齿苋子、石榴糖浆、比亚糖浆、苹果糖浆、红葡萄汁。
- 【性　　状】本品为棕红色液体；味甜、微苦。
- 【功能主治】疏肝利胆，利尿消炎。用于脂肪肝，肝硬化，肝炎，胆囊炎。
- 【规　　格】每瓶装500mL。
- 【用法用量】口服；一次50mL，一日3次。
- 【不良反应】尚不明确。
- 【禁　　忌】尚不明确。
- 【注意事项】尚不明确。
- 【贮　　藏】密封、置阴凉处（不超过20℃）。
- 【包　　装】钠钙玻璃输液瓶。
- 【有 效 期】6个月。
- 【生产单位】和田地区维吾尔医医院

本制剂仅限本医疗机构使用

复方待比地力片

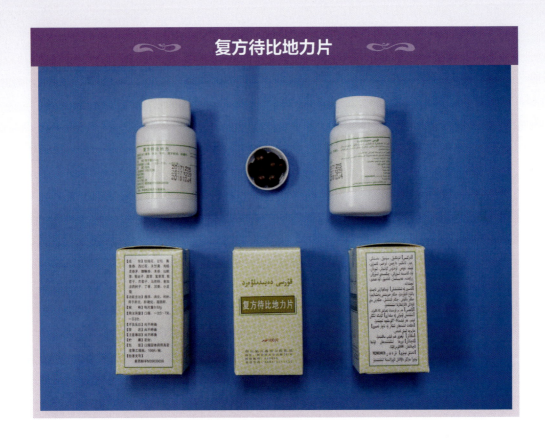

【药品名称】复方待比地力片 Fufang Daibidili Pian

【批准文号】新药制字M20030038

【执行标准】新疆食品药品监督管理局医疗机构制剂标准（MZJ-W-0013-2011）

【处方组成】玫瑰花、甘松、薰鲁香、西红花、天竺黄、肉桂、青香茅、蜘蛛香、木香、仙鹤草、菟丝子、茜草、紫草茸、菊苣子、芹菜子、马兜铃、麦加没药树子、丁香、沉香、小豆蔻。

【性　　状】本品为薄膜衣片，除去包衣后显浅黄色；味甜、微苦。

【功能主治】通滞，消炎，利肝。用于肝炎，肝硬化，脂肪肝。

【规　　格】每片重0.52g。100片/瓶。

【用法用量】口服；一次5~7片，一日2次。

【不良反应】尚不明确。

【禁　　忌】尚不明确。

【注意事项】尚不明确。

【贮　　藏】密封。

【包　　装】口服固体药用高密度聚乙烯瓶。

【有 效 期】12个月。

【生产单位】和田地区维吾尔医医院

本制剂仅限本医疗机构使用

基盖尔吾提口服液

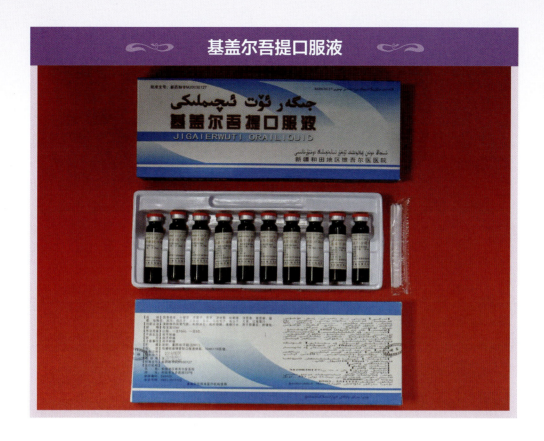

【药品名称】基盖尔吾提口服液 Jigaierwuti Koufuye
【批准文号】新药制字M20030127
【执行标准】新疆食品药品监督管理局医疗机构制剂标准（MZJ-W-0075-2011）
【处方组成】茴香根皮、小檗实、芹菜子、香茅、洋甘菊、仙鹤草、洋茴香、菊苣根、菠葜、玫瑰花、泽泻、西瓜子、三条筋、草果、马齿苋子、菟丝子、大黄、红葡萄汁。
【性　　状】本品为黄褐色或黄棕色澄明液体，味甜、微酸。
【功能主治】清除体内异常气质，利胆消炎，疏肝理脾，通络行水。用于胆囊炎，肝硬化。
【规　　格】每支装10mL。10支/盒。
【用法用量】口服，一次10mL，一日3次。
【不良反应】尚不明确。
【禁　　忌】尚不明确。
【注意事项】尚不明确。
【贮　　藏】密封、置阴凉（不超过20℃）。
【包　　装】低硼硅玻璃管制口服液体瓶。
【有 效 期】12个月。
【生产单位】和田地区维吾尔医医院

本制剂仅限本医疗机构使用

菊苣子露

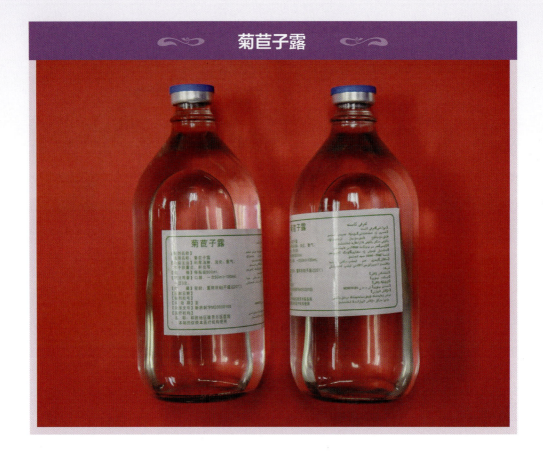

- 【药品名称】菊苣子露 Jujuzi Lu
- 【批准文号】新药制字M20030105
- 【执行标准】新疆食品药品监督管理局医疗机构制剂标准（MZJ-W-0311-2009）
- 【处方组成】菊苣子。
- 【性　　状】本品为无色澄清液体，味淡。
- 【功能主治】利尿消肿，消炎，散气。用于胆囊炎，肝炎等。
- 【规　　格】每瓶装500mL。
- 【用法用量】口服；一次50～100mL，一日3次。
- 【不良反应】尚不明确。
- 【禁　　忌】尚不明确。
- 【注意事项】尚不明确。
- 【贮　　藏】密封、置阴凉处（不超过20℃）。
- 【包　　装】钠钙玻璃输液瓶。
- 【有 效 期】6个月。
- 【生产单位】和田地区维吾尔医医院

　　　　　　本制剂仅限本医疗机构使用

第四节
墨玉县维吾尔医医院

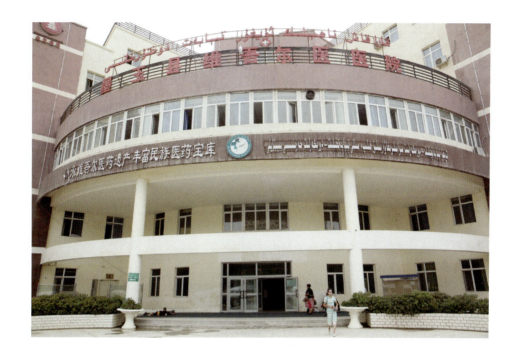

　　墨玉县维吾尔医医院是一所集医疗与护理、保健、医学研究、药剂研究与生产、卫生医疗培训、卫生技术人员继续教育为一体的非营利性二级甲等维吾尔医医院。医院占地面积43.9亩，业务用房总面积19800平方米，其中标准病房14600平方米。

　　医院的康复（瘫痪）科为国家级重点专科，妇科为地区级重点专科。其中，康复科以坚持维吾尔医学独特诊断方法和辨证施治特色，对面神经麻痹病、脑梗塞病、脑出血病、白癜风等病有较高的预防和治疗水平。

　　医院制剂室已获得自治区食品药品监督管理局审批的10个剂型97个品种制剂批件。

一、安神补益类

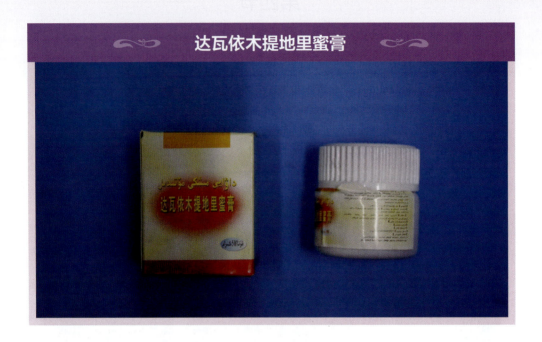

【药品名称】达瓦依木提地里蜜膏 Dawayi Mutidili Migao

【批准文号】新药制字Z0042237

【执行标准】新疆食品药品监督管理局医疗机构制剂标准（MZJ-W-0284-2009）

【处方组成】珍珠、琥珀、玫瑰花、蚕茧、肉桂、白矢车菊、檀香、小豆蔻、蜜蜂花、人工麝香、红矢车菊、黑龙涎香、金箔、银箔、西红花、珊瑚、天竺黄、紫檀香、马齿苋子、乳香、松萝、沉香、印度多榔菊根、小檗实、芫荽子、余甘子、苹果糖浆。

【性　　状】本品为棕色蜜膏；味微甜。

【功能主治】增强支配器官功能，健胃爽神。用于心胸作痛，心悸，胃肠功能虚弱，视弱及神经衰弱。

【规　　格】每瓶装50g。

【用法用量】口服，一次3～5g，一日2次，饭前服。

【不良反应】尚不明确。

【禁　　忌】尚不明确。

【注意事项】尚不明确。

【贮　　藏】密封，置阴凉处（不超过20℃）。

【包　　装】口服液体药用聚酯瓶。

【有 效 期】12个月。

【生产单位】墨玉县维吾尔医医院

本制剂仅限本医疗机构使用

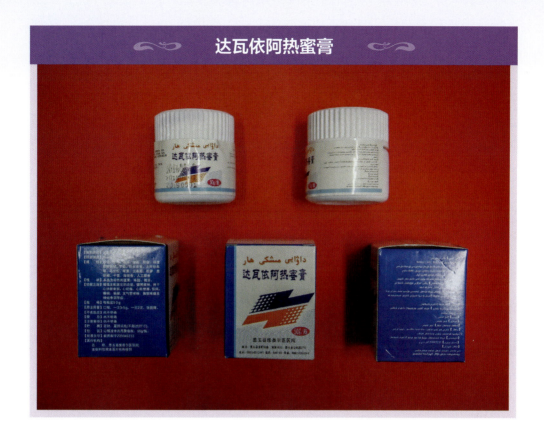

【药品名称】达瓦依阿热蜜膏 Dawayi Are Migao

【批准文号】新药制字Z20042233

【执行标准】新疆食品药品监督管理局医疗机构制剂标准（MZJ-W-0281-2009）

【处方组成】珍珠、琥珀、珊瑚、蚕茧、郁金、印度多榔菊根、丁香、欧矢车菊根、大叶补血草、毛甘松、草果、三条筋、松萝、黑胡椒、干姜、海狸香、人工麝香。

【性　　状】本品为棕色蜜膏；味甜、微苦。

【功能主治】增强支配器官的功能，健胃爽神。用于心功能衰弱，心绞痛，心肌梗塞，惊风，癫痫，偏瘫，支气管哮喘，胸部疼痛及神经衰弱等症。

【规　　格】每瓶装50g。

【用法用量】口服，一次3～5g，一日2次，饭前服。

【不良反应】尚不明确。

【禁　　忌】尚不明确。

【注意事项】尚不明确。

【贮　　藏】密封，置阴凉处（不超过20℃）。

【包　　装】口服液体药用聚酯瓶。

【有 效 期】12个月。

【生产单位】墨玉县维吾尔医医院

　　　　　　本制剂仅限本医疗机构使用

罗勒颗粒

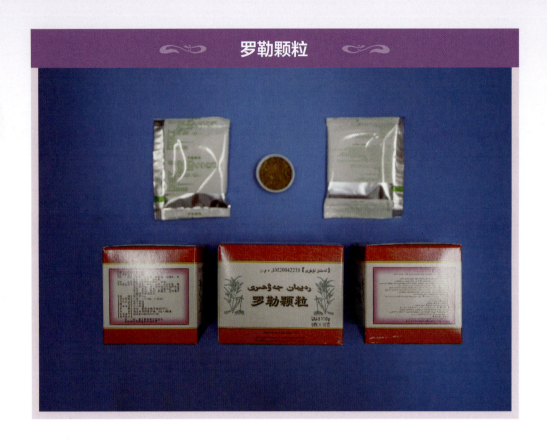

- 【药品名称】罗勒颗粒 Luole Keli
- 【批准文号】新药制字M20042210
- 【执行标准】新疆食品药品监督管理局医疗机构制剂标准（MZJ-W-0292-2009）
- 【处方组成】毛罗勒、牛舌草、薰衣草、玫瑰花、毛甘松、小茴香、菟丝草。
- 【性　　状】本品为棕褐色颗粒；味甜。
- 【功能主治】活血通阻，消食，补血，养心补脑，增强心脑功能。用于神经衰弱引起的头疼、失眠、健忘、多梦、心功能不全、心律不齐，贫血，胃炎，胆囊炎，也可用于白癜风的辅助治疗。
- 【规　　格】每袋装10g。9袋/盒。
- 【用法用量】口服；一次10g，一日3次。
- 【不良反应】尚不明确。
- 【禁　　忌】尚不明确。
- 【注意事项】尚不明确。
- 【贮　　藏】密封，置阴凉处（不超过20℃）。
- 【包　　装】药品包装用复合袋。
- 【有 效 期】12个月。
- 【生产单位】墨玉县维吾尔医医院

本制剂仅限本医疗机构使用

依提尔菲力吾斯提库都斯蜜膏

【药品名称】依提尔菲力吾斯提库都斯蜜膏 Yitierfeili Wusitikudusi Migao

【批准文号】新药制字M20042242

【执行标准】新疆食品药品监督管理局医疗机构制剂标准（MZJ-W-0188-2013）

【处方组成】卡布尔诃子肉、毛诃子肉、西青果、余甘子、苦艾、白花丹、菟丝草、水龙骨、盒果藤、薰衣草、薰鲁香、青金石（制）、香青兰、芹菜子、茴芹果、巴旦油。

【性　　状】本品为棕色蜜膏；味苦、涩。

【功能主治】清脑，清除异常胆液质及黑胆质。用于癫痫，抑郁症。

【规　　格】每瓶装100g。

【用法用量】口服；一次8～10g；一日2次。

【不良反应】尚不明确。

【禁　　忌】尚不明确。

【注意事项】尚不明确。

【贮　　藏】密封，置阴凉处（不超过20℃）。

【包　　装】口服液体药用聚酯瓶。

【有 效 期】12个月。

【生产单位】墨玉县维吾尔医医院

　　　　　　本制剂仅限本医疗机构使用

复方努加蜜膏

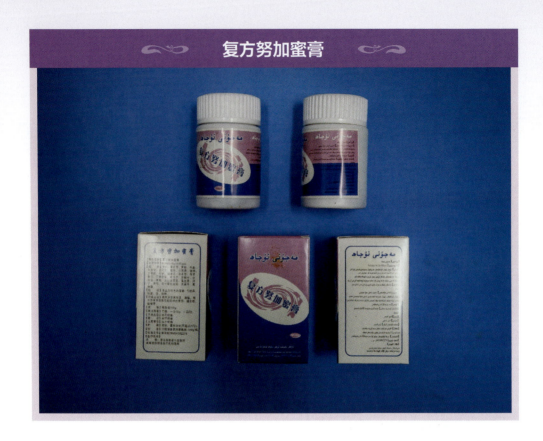

【药品名称】复方努加蜜膏 Fufang Nujia Migao

【批准文号】新药制字M04002279

【执行标准】新疆食品药品监督管理局医疗机构制剂标准（MZJ-W-0055-2013）

【处方组成】甘松、薰衣草、罗勒、牛至、水龙骨、香青兰、檀香、小茴香、细辛、三条筋、松萝、玫瑰花、牛舌草、牛舌草花、丁香罗勒、紫苏子、罗勒子、小豆蔻、草果、天山堇菜花、菟丝草、诃子、赤芍、司卡摩尼亚脂、芫荽子、盒果藤。

【性　　状】本品为棕色蜜膏；气特异，味甜、辛、微辣。

【功能主治】成熟异常黑胆质，通阻。用于异常黑胆质引起的神经衰弱，健忘症，脑梗塞。

【规　　格】每瓶装100g。

【用法用量】口服；一次10g，一日2次。

【不良反应】尚不明确。

【禁　　忌】尚不明确。

【注意事项】尚不明确。

【贮　　藏】密封，置阴凉处（不超过20℃）。

【包　　装】口服液体药用聚酯瓶。

【有 效 期】12个月。

【生产单位】墨玉县维吾尔医医院

　　　　　　本制剂仅限本医疗机构使用

二、补益类

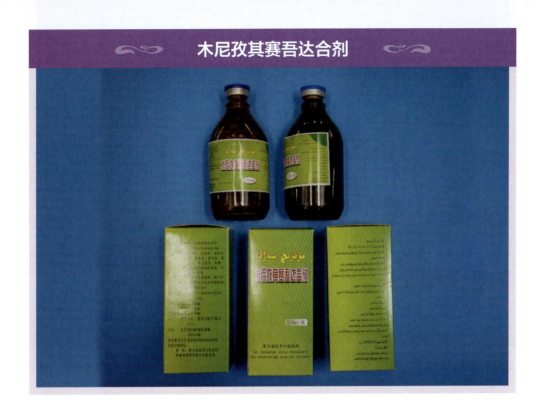

木尼孜其赛吾达合剂

【药品名称】木尼孜其赛吾达合剂 Muniziqi Saiwuda Heji
【批准文号】新药制字M20042209
【执行标准】新疆食品药品监督管理局医疗机构制剂标准（MZJ-W-0115-2013）
【处方组成】牛舌草、水龙骨、破布木果、薰衣草、西青果、香青兰、天山堇菜、刺糖。
【性　　状】本品为淡棕色液体；气清香，味甜。
【功能主治】成熟异常黑胆质。用于异常黑胆质引起的各种疾病。
【规　　格】每瓶装250mL。
【用法用量】口服；一次50～100mL，一日2～3次。
【不良反应】尚不明确。
【禁　　忌】尚不明确。
【注意事项】尚不明确。
【贮　　藏】密封，置阴凉处（不超过20℃）。
【包　　装】钠钙玻璃输液瓶。
【有 效 期】3个月。
【生产单位】墨玉县维吾尔医医院
　　　　　　本制剂仅限本医疗机构使用

艾皮蜜膏

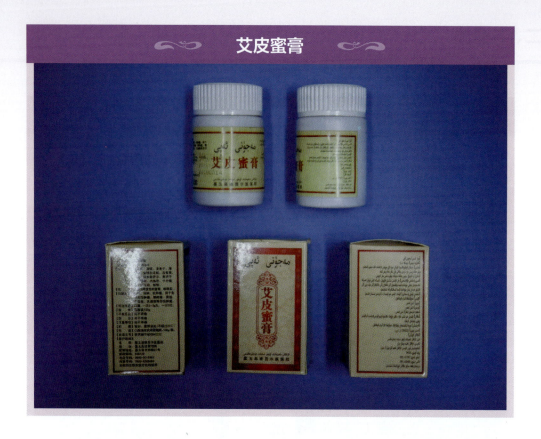

【药品名称】艾皮蜜膏 Aipi Migao

【批准文号】新药制字Z20042222

【执行标准】新疆食品药品监督管理局医疗机构制剂标准（MZJ-W-0278-2009）

【处方组成】白花蛇、湖蛙、没食子、海螵蛸、金钱白花蛇、西青果、儿茶、阿米勒萨尔、黄诃子肉、珊瑚、冉伽尼、中介蝮蛇、巴旦油、蛤蚧。

【性　　状】本品为黑紫色蜜膏；味微苦。

【功能主治】散气，消肿，抗肿瘤。用于各种良性肿瘤，咽喉癌，胃癌，子宫癌，乳腺癌等恶性肿瘤。

【规　　格】每瓶装100g。

【用法用量】口服；一次3～5g，一日3次。

【不良反应】尚不明确。

【禁　　忌】尚不明确。

【注意事项】尚不明确。

【贮　　藏】密封，置阴凉处（不超过20℃）。

【包　　装】口服液体药用聚酯瓶。

【有 效 期】12个月。

【生产单位】墨玉县维吾尔医医院

本制剂仅限本医疗机构使用

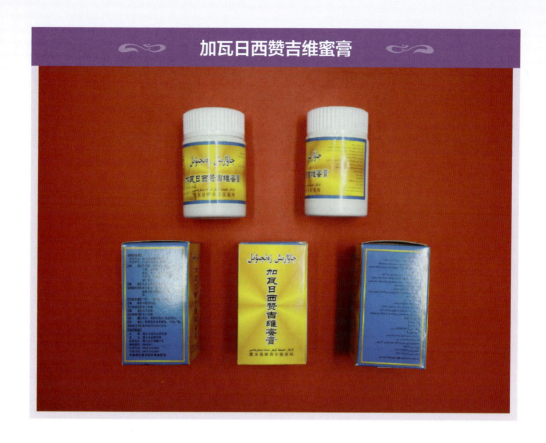

【药品名称】加瓦日西赞吉维蜜膏 Jiawarixi Zanjiwei Migao

【批准文号】新药制字Z20042276

【执行标准】新疆食品药品监督管理局医疗机构制剂标准

【处方组成】黑胡椒、铁力木、荜茇、毛甘松、干姜、高良姜、肉桂子、西红花、香附、天冬、欧矢车菊根、大叶补血草、白蜡树子、家独行菜子、独行菜子。

【性　　状】本品为棕色蜜膏；味微苦、辛。

【功能主治】滋补强肾。用于寒性过盛引起的腰痛及性功能减退，遗精，早泄等。

【规　　格】每瓶装100g。

【用法用量】口服，一次10g，一日2次。

【不良反应】尚不明确。

【禁　　忌】尚不明确。

【注意事项】尚不明确。

【贮　　藏】密封，置阴凉处（不超过20℃）。

【包　　装】口服液体药用聚酯瓶。

【有 效 期】12个月。

【生产单位】墨玉县维吾尔医医院

　　　　　　本制剂仅限本医疗机构使用

罗补甫艾斯热蜜膏

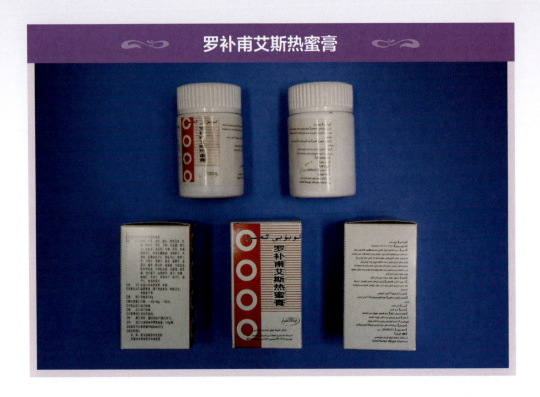

- 【药品名称】罗补甫艾斯热蜜膏 Luobufu Aisire Migao
- 【批准文号】新药制字M20042272
- 【执行标准】新疆食品药品监督管理局医疗机构制剂标准（MZJ-W-0101-2013）
- 【处方组成】肉桂、丁香、甘松、细辛、肉豆蔻衣、花椒、肉桂子、荜茇、沉香、肉豆蔻、铁力木、龙涎香、西红花、干姜、天冬、木香、葵花子仁、印度多榔菊根、没药树子、白胡椒、新疆甜瓜子仁、黄瓜子仁、胡萝卜子、洋葱子、芜菁子、麦冬、罂粟子、韭菜子、栀子、欧玉竹、高良姜、中亚白及、欧矢车菊根、大叶补血草、水菖蒲、黑芝麻、独行菜子、白蜡树子、海马、奶桃、核桃仁、巴旦仁、阿育浑子、松子仁、棉子仁、家独行菜子。
- 【性　　状】本品为棕色蜜膏；味甜。
- 【功能主治】温肾强身。用于身虚体弱，神疲乏力，性欲低下等。
- 【规　　格】每瓶装100g。
- 【用法用量】口服；一次5～10g，一日2次。
- 【不良反应】尚不明确。
- 【禁　　忌】尚不明确。
- 【注意事项】运动员慎用。
- 【贮　　藏】密封，置阴凉处（不超过20℃）。
- 【包　　装】口服液体药用聚酯瓶。
- 【有 效 期】12个月。
- 【生产单位】墨玉县维吾尔医医院

  本制剂仅限本医疗机构使用

依本斯纳蜜膏

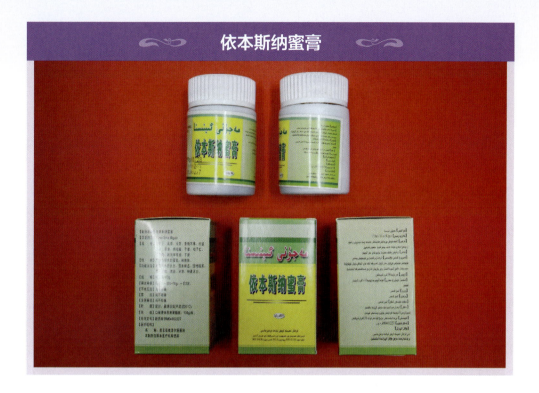

【药品名称】依本斯纳蜜膏 Yiben Sina Migao
【批准文号】新药制字M04002227
【执行标准】新疆食品药品监督管理局医疗机构制剂标准（MZJ-W-0176-2013）
【处方组成】余甘子、乳香、没药、香桃木果、肉豆蔻衣、藿香、侧柏脂、干姜、松子仁、诃子肉、欧矢车菊根、丁香。
【性　　状】本品为棕色蜜膏；味微苦。
【功能主治】增强机体捏住力，强身燥湿，固精缩尿。用于遗精，遗尿，早泄，神疲乏力。
【规　　格】每瓶装100g。
【用法用量】口服；一次5～10g，一日2次。
【不良反应】尚不明确。
【禁　　忌】尚不明确。
【注意事项】尚不明确。
【贮　　藏】密封，置阴凉处（不超过20℃）。
【包　　装】口服液体药用聚酯瓶。
【有效期】12个月。
【生产单位】墨玉县维吾尔医医院
　　　　　　本制剂仅限本医疗机构使用

依提尔菲力开比尔蜜膏

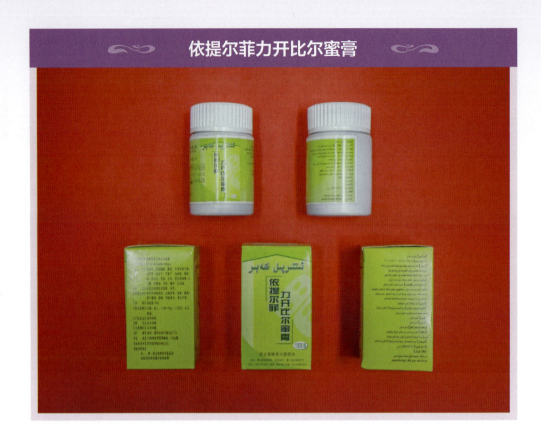

- 【药品名称】依提尔菲力开比尔蜜膏 Yitierfeili Kaibier Migao
- 【批准文号】新药制字M20042232
- 【执行标准】新疆食品药品监督管理局医疗机构制剂标准（MZJ-W-0183-2013）
- 【处方组成】白花丹、阿育魏果、薄荷、卡布尔诃子肉、诃子肉、余甘子、芹菜子、白胡椒、黑胡椒、铁力木、青盐、甘松、驱虫斑鸠菊、小豆蔻、水菖蒲、肉桂、硇砂、巴旦油。
- 【性　　状】本品为棕褐色蜜膏；味苦。
- 【功能主治】调节异常黏液质，止痛安神，清脑，健胃。用于腹胀，腹痛，神疲健忘，消化不良。
- 【规　　格】每瓶装100g。
- 【用法用量】口服；成人，一次6～10g；一日2次。小儿酌减。
- 【不良反应】尚不明确。
- 【禁　　忌】尚不明确。
- 【注意事项】尚不明确。
- 【贮　　藏】密封，置阴凉处（不超过20℃）。
- 【包　　装】口服液体药用聚酯瓶。
- 【有 效 期】12个月。
- 【生产单位】墨玉县维吾尔医医院

　　本制剂仅限本医疗机构使用

穆派日克力甫蜜膏

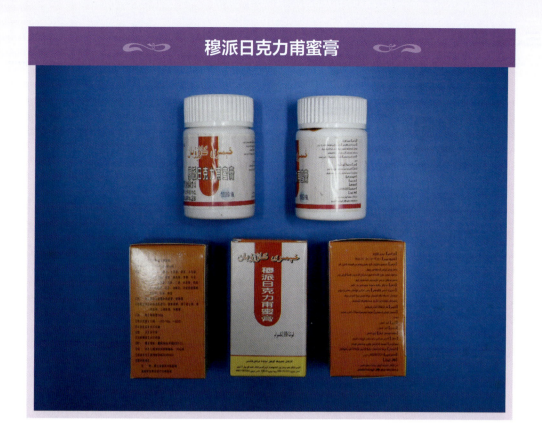

【药品名称】穆派日克力甫蜜膏 Mupairi Kelifu Migao
【批准文号】新药制字M20042524
【执行标准】新疆食品药品监督管理局医疗机构制剂标准（MZJ-W-0119-2013）
【处方组成】香青兰、牛舌草、小茴香、蚕茧、小豆蔻、细辛、檀香、陈皮、薰衣草、罗勒、牛至、甘松、三条筋、松萝、丁香、水龙骨、肉桂子、菊苣子、栀子、玫瑰花、印度多椰菊根、西红花、苹果、银箔。
【性　　状】本品为棕褐色蜜膏；味微甜。
【功能主治】补益支配器官，强身爽神。用于冠心病，神经衰弱，心律失常，失眠等。
【规　　格】每瓶装100g。
【用法用量】口服；一次5～10g，一日2次。
【不良反应】尚不明确。
【禁　　忌】尚不明
【注意事项】尚不明确。
【贮　　藏】密封，置阴凉处（不超过20℃）。
【包　　装】口服液体药用聚酯瓶。
【有 效 期】12个月。
【生产单位】墨玉县维吾尔医医院
　　　　　　本制剂仅限本医疗机构使用

三、肛肠类

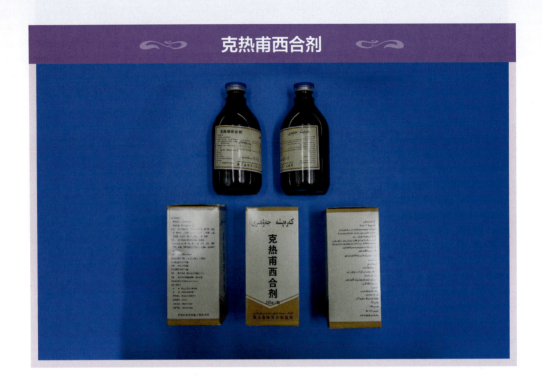

【药品名称】克热甫西合剂 Kerefuxi Heji
【批准文号】新药制字M20042523
【执行标准】新疆食品药品监督管理局医疗机构制剂标准（MZJ-W-0291-2009）
【处方组成】茴香根皮、芹菜根、青香茅、菊苣根、玫瑰花、菟丝子、小茴香、茴芹果、旱芹子、小檗果、大黄、龙葵果、水龙骨、枸杞子、蒺藜、干姜、薄荷。
【性　　状】本品为棕黄色液体；味微苦。
【功能主治】补益肝、胃，散气止痛，利胆，利水。用于肝寒，胃痛，脾阻胁痛及关节骨痛，风湿病，泌尿系统疾病。
【规　　格】每瓶装250mL。
【用法用量】口服，一次50～100mL，一日3次。
【不良反应】尚不明确。
【禁　　忌】尚不明确。
【注意事项】尚不明确。
【贮　　藏】密封，置阴凉处（不超过20℃）。
【包　　装】钠钙玻璃输液瓶。
【有效期】6个月。
【生产单位】墨玉县维吾尔医医院
　　　　　　本制剂仅限本医疗机构使用

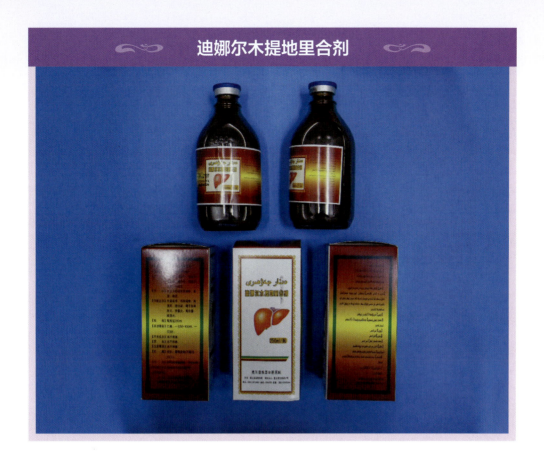

迪娜尔木提地里合剂

- 【药品名称】迪娜尔木提地里合剂 Dinaer Mutidili Heji
- 【批准文号】新药制字Z20042212
- 【执行标准】新疆食品药品监督管理局医疗机构制剂标准（MZJ-W-0286-2009）
- 【处方组成】菊苣根、菊苣子、黄瓜子、牛舌草、睡莲花、菟丝子、大黄、玫瑰花。
- 【性　　状】本品为棕褐色液体；味甜、微苦。
- 【功能主治】开通阻滞，利尿消肿，增强肝、胆功能。用于各种肝炎，胆囊炎，高血脂，肝腹水。
- 【规　　格】每瓶装250mL。
- 【用法用量】口服，一次50～100mL，一日3次。
- 【不良反应】尚不明确。
- 【禁　　忌】尚不明确。
- 【注意事项】尚不明确。
- 【贮　　藏】密封，置阴凉处（不超过20℃）。
- 【包　　装】钠钙玻璃输液瓶。
- 【有 效 期】6个月。
- 【生产单位】墨玉县维吾尔医医院

本制剂仅限本医疗机构使用

斯日坎吉本布祖热合剂

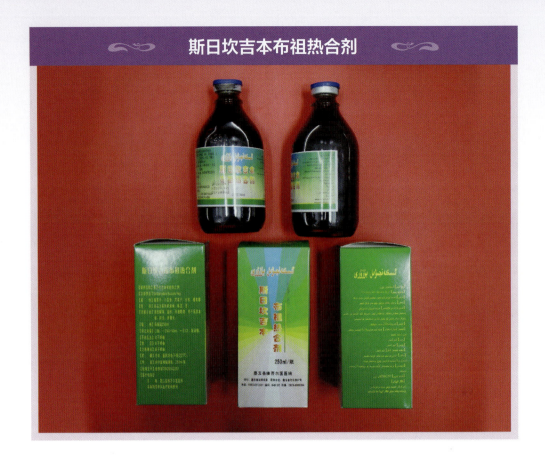

【药品名称】斯日坎吉本布祖热合剂 Sirikanjiben Buzure Heji
【批准文号】新药制字M20042293
【执行标准】新疆食品药品监督管理局医疗机构制剂标准（MZJ-W-0150-2013）
【处方组成】菊苣子、小茴香、芹菜子、甘松、葡萄醋。
【性　　状】本品为棕色液体；味涩、苦。
【功能主治】清热解渴，益肝，开通阻滞。用于高脂血症，肝炎，胆囊炎。
【规　　格】每瓶装250mL。
【用法用量】口服；一次40~50mL，一日3次。饭前服。
【不良反应】尚不明确。
【禁　　忌】尚不明确。
【注意事项】尚不明确。
【贮　　藏】密封，置阴凉处（不超过20℃）。
【包　　装】钠钙玻璃输液瓶。
【有 效 期】6个月。
【生产单位】墨玉县维吾尔医医院
　　　　　　本制剂仅限本医疗机构使用

四、健胃消食类

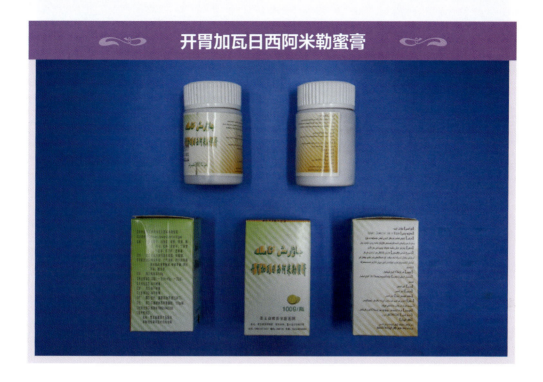

开胃加瓦日西阿米勒蜜膏

【药品名称】开胃加瓦日西阿米勒蜜膏 Kaiwei Jiawarixi Amile Migao
【批准文号】新药制字M20042260
【执行标准】新疆食品药品监督管理局医疗机构制剂标准（MZJ-W-0095-2013）
【处方组成】芫荽子、玫瑰花、蒺藜、铁落、陈皮、肉桂、松香、余甘子、丁香罗勒、牛舌草、诃子肉、芝麻油。
【性　　状】本品为黑棕色蜜膏；味微甜。
【功能主治】增强食欲，行气消胀。用于肝胆疾患所致的腹胃胀满，食欲不振，消化不良，腹泻等。
【规　　格】每瓶装100g。
【用法用量】口服；一次10～15g，一日2次。
【不良反应】尚不明确。
【禁　　忌】尚不明确。
【注意事项】尚不明确。
【贮　　藏】密封，置阴凉处（不超过20℃）。
【包　　装】口服液体药用聚酯瓶。
【有 效 期】12个月。
【生产单位】墨玉县维吾尔医医院
　　　　　　本制剂仅限本医疗机构使用

加瓦日西安比尔蜜膏

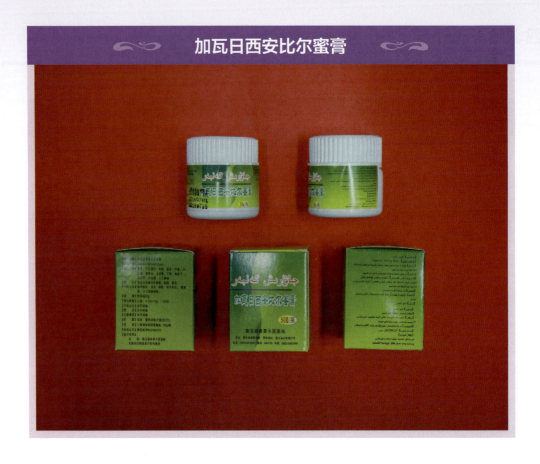

- 【药品名称】加瓦日西安比尔蜜膏 Jiawarixi Anbier Migao
- 【批准文号】新药制字M20042231
- 【执行标准】新疆食品药品监督管理局医疗机构制剂标准（MZJ-W-0079-2013）
- 【处方组成】草果、肉豆蔻衣、肉桂、荜茇、干姜、小豆蔻、薰鲁香、龙涎香、丁香、肉桂子、西红花、肉豆蔻、人工麝香。
- 【性　　状】本品为棕褐色蜜膏；味甜、微苦。
- 【功能主治】健胃疏肝，消炎，收敛。用于胃炎，胃溃疡，十二指肠溃疡。
- 【规　　格】每瓶装50g。
- 【用法用量】口服；一次5～10g，一日2次。
- 【不良反应】尚不明确。
- 【禁　　忌】尚不明确。
- 【注意事项】尚不明确。
- 【贮　　藏】密封，置阴凉处（不超过20℃）。
- 【包　　装】口服液体药用聚酯瓶。
- 【有 效 期】12个月。
- 【生产单位】墨玉县维吾尔医医院

本制剂仅限本医疗机构使用

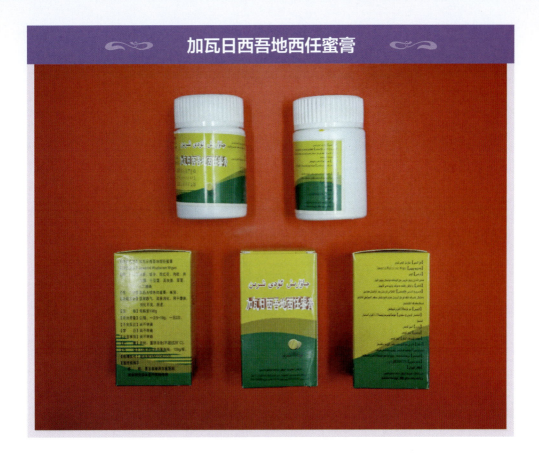

- 【药品名称】加瓦日西吾地西任蜜膏 Jawarixi Wudixiren Migao
- 【批准文号】新药制字M20042258
- 【执行标准】新疆食品药品监督管理局医疗机构制剂标准（MZJ-W-0086-2013）
- 【处方组成】沉香、细辛、西红花、肉桂、肉豆蔻、小豆蔻、高良姜、荜茇、人工麝香。
- 【性　　状】本品为棕色蜜膏；味苦。
- 【功能主治】温胃散气，改善消化。用于腹胀，消化不良，肝虚。
- 【规　　格】每瓶装100g。
- 【用法用量】口服；一次5～10g，一日2次。
- 【不良反应】尚不明确。
- 【禁　　忌】尚不明确。
- 【注意事项】尚不明确。
- 【贮　　藏】密封，置阴凉处（不超过20℃）。
- 【包　　装】口服液体药用聚酯瓶。
- 【有 效 期】12个月。
- 【生产单位】墨玉县维吾尔医医院

　　　　　　本制剂仅限本医疗机构使用

加瓦日西库木尼蜜膏

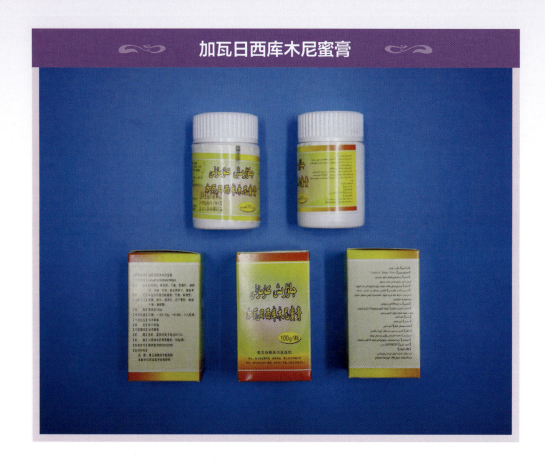

- 【药品名称】加瓦日西库木尼蜜膏 Jiawarixi Kumuni Migao
- 【批准文号】新药制字M20042249
- 【执行标准】新疆食品药品监督管理局医疗机构制剂标准
- 【处方组成】孜然（制）、黑胡椒、干姜、芸香叶、胡桐泪、肉桂、甘松、香没药树子、薰鲁香。
- 【性　　状】本品为棕黄色蜜膏；气香，味微苦。
- 【功能主治】健胃，散气，助消化。用于腹胀，食欲不振，肠梗阻。
- 【规　　格】每瓶装100g。
- 【用法用量】口服；一次5～10g，一日2～3次；小儿酌减。
- 【不良反应】尚不明确。
- 【禁　　忌】尚不明确。
- 【注意事项】尚不明确。
- 【贮　　藏】密封，置阴凉处（不超过20℃）。
- 【包　　装】口服液体药用聚酯瓶。
- 【有 效 期】12个月。
- 【生产单位】墨玉县维吾尔医医院

本制剂仅限本医疗机构使用

加瓦日西昆都尔蜜膏

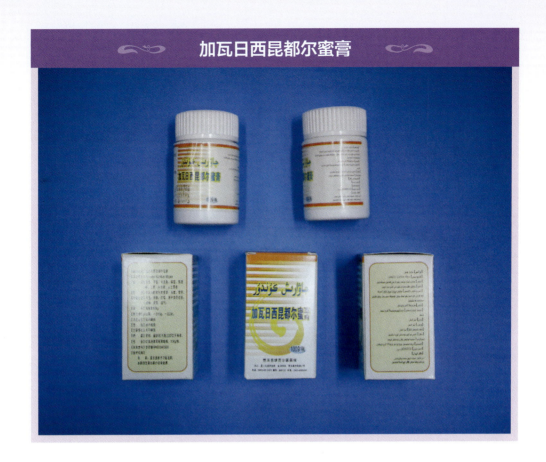

【药品名称】加瓦日西昆都尔蜜膏 Jiawarixi Kunduer Migao

【批准文号】新药制字M20042526

【执行标准】新疆食品药品监督管理局医疗机构制剂标准（MZJ-W-0082-2013）

【处方组成】乳香、干姜、高良姜、荜茇、黑胡椒、丁香、小豆蔻、人工麝香。

【性　　状】本品为棕褐色蜜膏；味甜、微苦。

【功能主治】除湿，收敛，固精。用于白带过多，遗精，遗尿，疝气。

【规　　格】每瓶装100g。

【用法用量】口服；一次10g，一日2次。

【不良反应】尚不明确。

【禁　　忌】尚不明确。

【注意事项】尚不明确。

【贮　　藏】密封，置阴凉（不超过20℃）干燥处。

【包　　装】口服液体药用聚酯瓶。

【有 效 期】12个月。

【生产单位】墨玉县维吾尔医医院

　　　　　　本制剂仅限本医疗机构使用

安胃加瓦日西吾地吐如西蜜膏

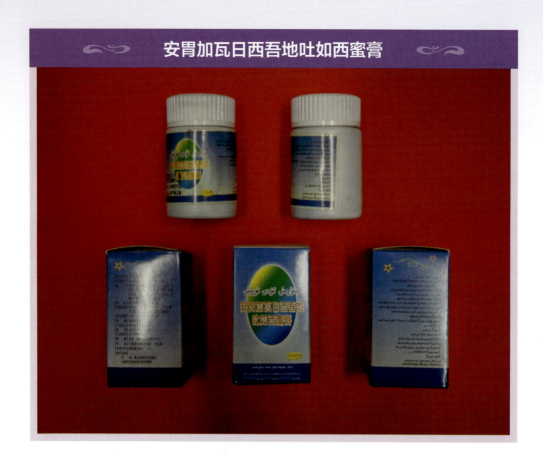

- 【药品名称】安胃加瓦日西吾地吐如西蜜膏 Anwei Jiawarixi Wudituruxi Migao
- 【批准文号】新药制字M20042250
- 【执行标准】新疆食品药品监督管理局医疗机构制剂标准（MZJ-W-0007-2013）
- 【处方组成】沉香、小豆蔻、小檗果、藿香、陈皮、毛甘松、薰鲁香、丁香、香附、肉桂、草果、红豆杉、檀香、天竺黄、细辛、荜茇、柠檬酸、罗望子、干姜、毛罗勒。
- 【性　　状】本品为棕色蜜膏；味微苦。
- 【功能主治】驱散胃之异常黏液质，消食，行气止痛。用于寒湿过盛之胃痛，腹泻，腹胀等。
- 【规　　格】每瓶装100g。
- 【用法用量】口服；一次8～12g，一日2次。
- 【不良反应】尚不明确。
- 【禁　　忌】尚不明确。
- 【注意事项】尚不明确。
- 【贮　　藏】密封，置阴凉处（不超过20℃）。
- 【包　　装】口服液体药用聚酯瓶。
- 【有 效 期】12个月。
- 【生产单位】墨玉县维吾尔医医院

  本制剂仅限本医疗机构使用

那尔粉尼合剂

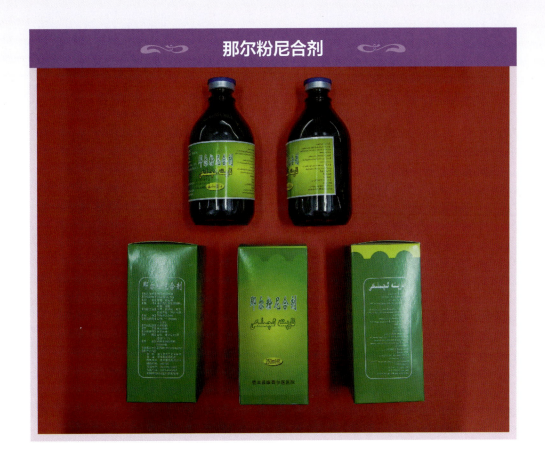

【药品名称】那尔粉尼合剂（那尔平纳合剂） Naerfeini Heji

【批准文号】新药制字M20042292

【执行标准】新疆食品药品监督管理局医疗机构制剂标准（MZJ-W-0121-2013）

【处方组成】藿香、酸石榴。

【性　　状】本品为红棕色液体；味甜、微酸。

【功能主治】开胃，助消化。用于食欲不振，消化不良。

【规　　格】每瓶装250mL。

【用法用量】口服；一次50mL，一日3次。

【不良反应】尚不明确。

【禁　　忌】尚不明确。

【注意事项】尚不明确。

【贮　　藏】密封，置阴凉处（不超过20℃）。

【包　　装】钠钙玻璃输液瓶。

【有 效 期】12个月。

【生产单位】墨玉县维吾尔医医院

　　　　　　本制剂仅限本医疗机构使用

库尔斯尼格片（行气坦尼卡尔丸）

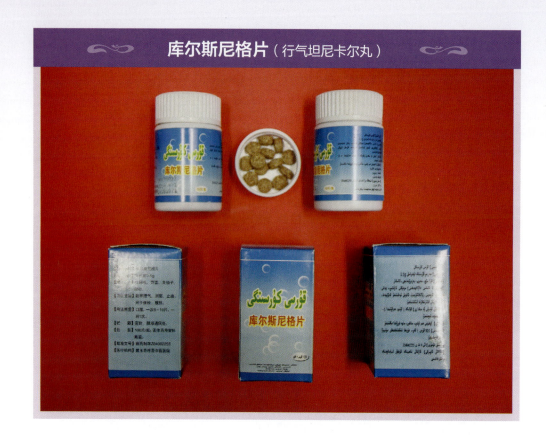

- 【药品名称】库尔斯尼格片（行气坦尼卡尔丸）Kuersinige Pian
- 【批准文号】新药制字M20042255
- 【执行标准】新疆食品药品监督管理局医疗机构制剂标准（MZJ-W-0171-2013）
- 【处方组成】芦荟、黑胡椒、天仙子、硼砂。
- 【性　　状】本品为棕褐色水丸；味极苦。
- 【功能主治】行气，通便，止痛。用于食欲减退，腹胀，便秘等。
- 【规　　格】每片重0.5克。100片/瓶。
- 【用法用量】口服；一次6～10片，一日1次。
- 【不良反应】尚不明确。
- 【禁　　忌】孕妇及胃溃疡患者忌服。
- 【注意事项】尚不明确。
- 【贮　　藏】密封，置阴凉处（不超过20℃）。
- 【包　　装】口服固体药用高密度聚乙烯瓶。
- 【有 效 期】12个月。
- 【生产单位】墨玉县维吾尔医医院

本制剂仅限本医疗机构使用

消食阿米勒努西蜜膏

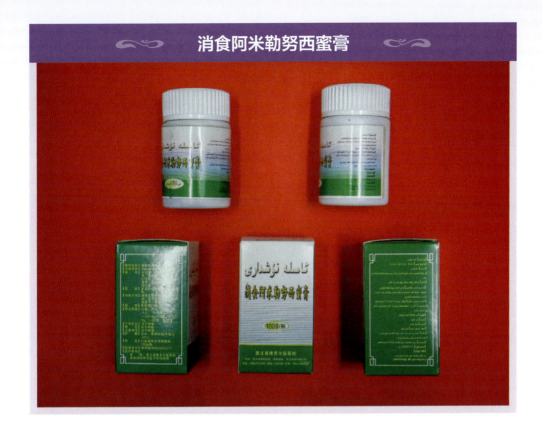

- 【药品名称】消食阿米勒努西蜜膏 Xiaoshi Amilenuxi Migao
- 【批准文号】新药制字M20042211
- 【执行标准】新疆食品药品监督管理局医疗机构制剂标准（MZJ-W-0167-2013）
- 【处方组成】余甘子、玫瑰花、香附、丁香、薰鲁香、甘松、细辛、红豆杉、肉桂、肉豆蔻衣、草果、小豆蔻、肉豆蔻、西红花。
- 【性　　状】本品为棕褐色蜜膏；味微甜。
- 【功能主治】增强支配器官及肾、脾功能。用于食欲不振，肝功能低下，体虚。
- 【规　　格】每瓶装100g。
- 【用法用量】口服；成人：一次5～9g；小儿：5～10岁，一次3～4g；1～5岁，一次1～2g；一日2次。饭前服。
- 【不良反应】尚不明确。
- 【禁　　忌】尚不明确。
- 【注意事项】尚不明确。
- 【贮　　藏】密封，置阴凉处（不超过20℃）。
- 【包　　装】口服液体药用聚酯瓶。
- 【有 效 期】12个月。
- 【生产单位】墨玉县维吾尔医医院

  本制剂仅限本医疗机构使用

温散加瓦日西加里奴司蜜膏

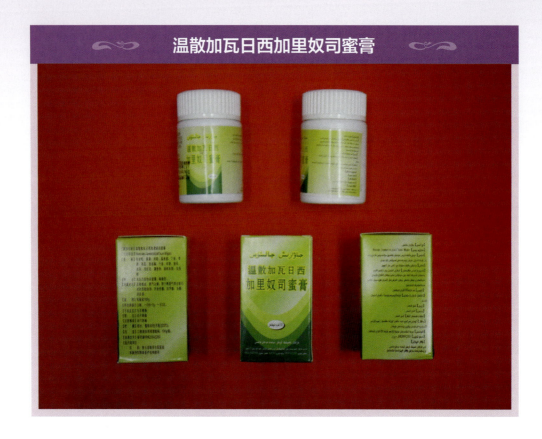

- 【药品名称】温散加瓦日西加里奴司蜜膏 Wensan Jawarixi Jialinusi Migao
- 【批准文号】新药制字M20042263
- 【执行标准】新疆食品药品监督管理局医疗机构制剂标准（MZJ-W-0161-2013）
- 【处方组成】毛甘松、草果、肉桂、高良姜、丁香、香附、荜茇、黑胡椒、干姜、木香、细辛、当归、西红花、薰鲁香、香桃木果、没药枝。
- 【性　　状】本品为棕色蜜膏；味微苦。
- 【功能主治】温暖诸脏，散气止痛。用于寒湿气质过剩引起的胃肠疾患，肝胁作痛，关节痛，头痛，尿多等。
- 【规　　格】每瓶装100g。
- 【用法用量】口服，一次5～7g，一日3次。
- 【不良反应】尚不明确。
- 【禁　　忌】尚不明确。
- 【注意事项】尚不明确。
- 【贮　　藏】密封，置阴凉处（不超过20℃）。
- 【包　　装】口服液体药用聚酯瓶。
- 【有 效 期】12个月。
- 【生产单位】墨玉县维吾尔医医院

本制剂仅限本医疗机构使用

五、接骨类

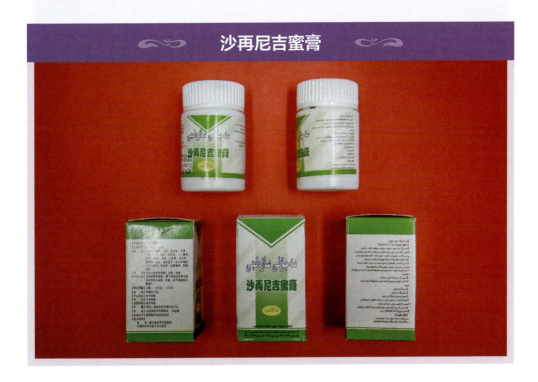

沙再尼吉蜜膏

【药品名称】沙再尼吉蜜膏 Shazainiji Migao
【批准文号】新药制字M20042228
【执行标准】新疆食品药品监督管理局医疗机构制剂标准（MZJ-W-0304-2009）
【处方组成】三条筋、菝葜、天冬、秋水仙、松萝、干姜、丁香、草果、西红花、人工麝香、珍珠、琥珀、郁金、小豆蔻、印度多榔菊根、蚕茧、骆驼蓬子、欧矢车菊根、大叶补血草、毛甘松、欧菝葜根、荜茇、珊瑚。
【性　　状】本品为棕色蜜膏；味甜、微苦。
【功能主治】清泻异常血液质。用于血液质异常引起的风湿性心脏病，脊椎、关节等部位软骨增生。
【规　　格】每瓶装100g。
【用法用量】口服，一次10g，一日3次。
【不良反应】尚不明确。
【禁　　忌】尚不明确。
【注意事项】尚不明确。
【贮　　藏】密封，置阴凉处（不超过20℃）。
【包　　装】口服液体药用聚酯瓶。
【有 效 期】12个月。
【生产单位】墨玉县维吾尔医医院

本制剂仅限本医疗机构使用

耶合亚蜜膏

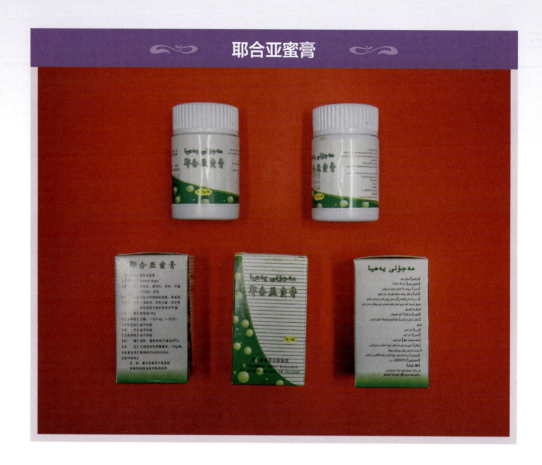

- 【药品名称】耶合亚蜜膏 Yeheya Migao
- 【批准文号】新药制字M20042224
- 【执行标准】新疆食品药品监督管理局医疗机构制剂标准（MZJ-W-0174-2013）
- 【处方组成】秋水仙、番泻叶、细辛、干姜、孜然（制）、荜茇。
- 【性　　状】本品为棕褐色蜜膏；味微苦。
- 【功能主治】开通阻滞，消肿止痛。用于异常黏液质引起的各种关节痛。
- 【规　　格】每瓶装100g。
- 【用法用量】口服；一次3～4g，一日2次。
- 【不良反应】尚不明确。
- 【禁　　忌】尚不明确。
- 【注意事项】尚不明确。
- 【贮　　藏】密封，置阴凉处（不超过20℃）。
- 【包　　装】口服液体药用聚酯瓶。
- 【有 效 期】12个月。
- 【生产单位】墨玉县维吾尔医医院

本制剂仅限本医疗机构使用

六、明目类

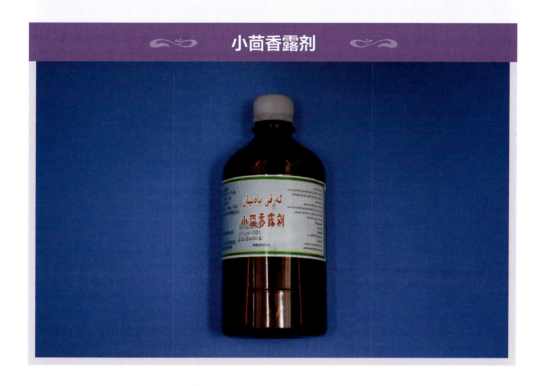

小茴香露剂

【药品名称】小茴香露剂 Xiaohuixiang Luji
【批准文号】新药制字M20042302
【执行标准】新疆食品药品监督管理局医疗机构制剂标准（MZJ-W-0168-2013）
【处方组成】小茴香。
【性　　状】本品为无色半透明液体；气香，味淡。
【功能主治】利尿，明目，行气止痛。用于视弱，水肿。
【规　　格】每瓶装500mL。
【用法用量】口服；一次50mL，一日3次。
【不良反应】尚不明确。
【禁　　忌】尚不明确。
【注意事项】尚不明确。
【贮　　藏】密封，置阴凉处（不超过20℃）。
【包　　装】口服液体药用聚酯瓶。
【有 效 期】3个月。
【生产单位】墨玉县维吾尔医医院
　　　　　　本制剂仅限本医疗机构使用

依提尔菲力开西尼孜蜜膏

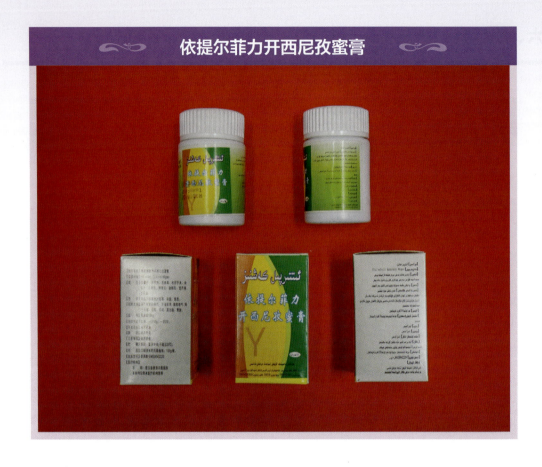

- 【药品名称】依提尔菲力开西尼孜蜜膏 Yitierfeili Kaixinizi Migao
- 【批准文号】新药制字M20042220
- 【执行标准】新疆食品药品监督管理局医疗机构制剂标准（MZJ-W-0184-2013）
- 【处方组成】芫荽子、诃子肉、西青果、毛诃子肉、余甘子、牛舌草、香青兰、玫瑰花、茴芹果、巴旦油。
- 【性　　状】本品为棕褐色蜜膏；味甜、微苦。
- 【功能主治】调节异常胆液质，开通阻滞，健胃理气。用于头痛，目眩，耳鸣，高血脂，胃胀。
- 【规　　格】每瓶装100g。
- 【用法用量】口服；一次10g，一日2次。
- 【不良反应】尚不明确。
- 【禁　　忌】尚不明确。
- 【注意事项】尚不明确。
- 【贮　　藏】密封，置阴凉处（不超过20℃）。
- 【包　　装】口服液体药用聚酯瓶。
- 【有 效 期】12个月。
- 【生产单位】墨玉县维吾尔医医院

本制剂仅限本医疗机构使用

七、排石类

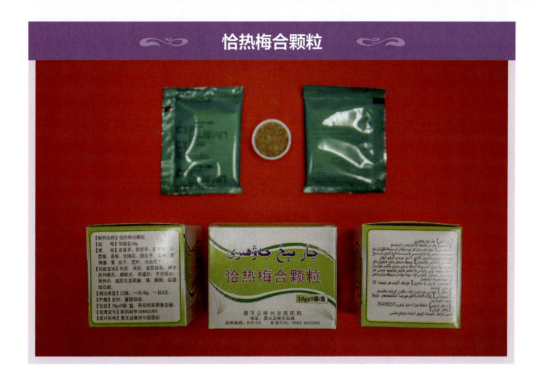

【药品名称】恰热梅合颗粒 Qiaremeihe Keli

【批准文号】新药制字M20042207

【执行标准】新疆食品药品监督管理局医疗机构制剂标准（MZJ-W-0123-2009）

【处方组成】青香茅、菊苣子、菊苣根、小茴香、蒺藜、玫瑰花、新疆甜瓜子、黄连、地锦草、菟丝子、艾叶、马齿苋子、菝葜。

【性　　状】本品为浅棕色颗粒；味微苦。

【功能主治】利尿，消炎，溶石排石。用于前列腺炎，膀胱炎，尿道炎，子宫颈炎，附件炎，盆腔炎及胆囊、肾、膀胱、尿道结石等。

【规　　格】每袋装10g。9袋/盒。

【用法用量】口服；一次10g，一日3次。

【不良反应】尚不明确。

【禁　　忌】尚不明确。

【注意事项】尚不明确。

【贮　　藏】密封，置阴凉处（不超过20℃）。

【包　　装】药品包装用复合袋。

【有 效 期】12个月。

【生产单位】墨玉县维吾尔医医院

本制剂仅限本医疗机构使用

八、消炎类

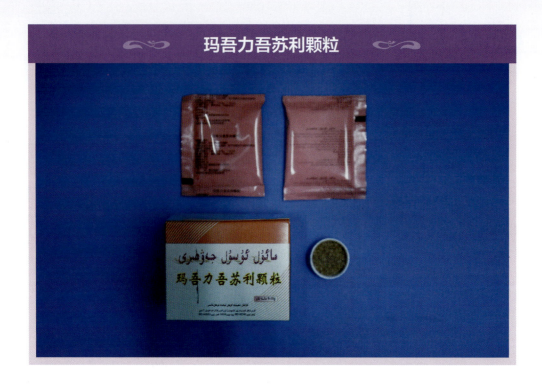

【药品名称】玛吾力吾苏利颗粒 Mawuli Wusuli Keli

【批准文号】新药制字M20042205

【执行标准】新疆食品药品监督管理局医疗机构制剂标准（MZJ-W-0105-2013）

【处方组成】无核葡萄干、芹菜根、茴香根皮、刺山柑根皮、芹菜子、茴芹果、小茴香、青香茅、天冬、骆驼蓬子、龙胆、肉桂、细辛、香没药树子。

【性　　状】本品为黄色或黄褐色颗粒；味甜。

【功能主治】消炎，利尿消肿。用于尿路及生殖系统感染。

【规　　格】每袋装10g。9袋/盒。

【用法用量】口服；一次10g，一日3次。

【不良反应】尚不明确。

【禁　　忌】尚不明确。

【注意事项】尚不明确。

【贮　　藏】密封，置阴凉处（不超过20℃）。

【包　　装】药品包装用复合袋。

【有 效 期】12个月。

【生产单位】墨玉县维吾尔医医院

　　　　　　本制剂仅限本医疗机构使用

帕萨提洪合剂

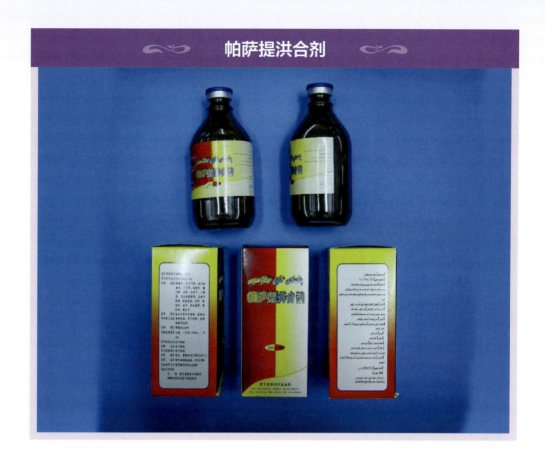

- 【药品名称】帕萨提洪合剂 Pasatihong Heji
- 【批准文号】新药制字M20042206
- 【执行标准】新疆食品药品监督管理局医疗机构制剂标准（MZJ-W-0302-2009）
- 【处方组成】地锦草、毛诃子肉、清泻山扁豆、诃子肉、水龙骨、番泻叶、红枣、余甘子、小茴香、巴热达西夏木、没食子、蒺藜、欧拨契根、苦艾、玫瑰花、椴梓子、天山堇菜、菊苣根、菟丝子。
- 【性　　状】本品为棕色液体；味微苦。
- 【功能主治】清理败血。用于疥疮、痤疮、痔疮等疾病。
- 【规　　格】每瓶装250mL。
- 【用法用量】口服，一次50～100mL，一日3次。
- 【不良反应】尚不明确。
- 【禁　　忌】尚不明确。
- 【注意事项】尚不明确。
- 【贮　　藏】密封，置阴凉处（不超过20℃）。
- 【包　　装】钠钙玻璃输液瓶。
- 【有 效 期】6个月。
- 【生产单位】墨玉县维吾尔医医院

本制剂仅限本医疗机构使用

依提尔菲力夏塔热蜜膏

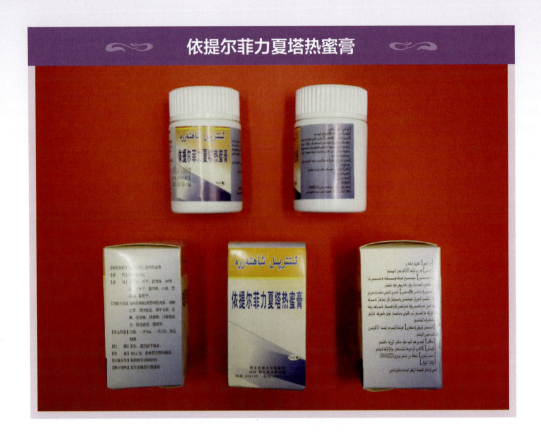

- 【药品名称】依提尔菲力夏塔热蜜膏 Yitierfeili Xatare Migao
- 【批准文号】新药制字M20042226
- 【执行标准】新疆食品药品监督管理局医疗机构制剂标准（MZJ-W-0229-2009）
- 【处方组成】地锦草、诃子肉、卡布尔诃子肉、毛诃子肉、余甘子、番泻叶、玫瑰花、巴旦油、无核葡萄干。
- 【性　　状】本品为棕褐色蜜膏；味苦。
- 【功能主治】清血，消炎，止痒。用于败血引起的各类皮肤病。
- 【规　　格】每瓶装100g。
- 【用法用量】口服；一次10g；一日3次。
- 【不良反应】尚不明确。
- 【禁　　忌】尚不明确。
- 【注意事项】尚不明确。
- 【贮　　藏】密封，置阴凉处（不超过20℃）。
- 【包　　装】口服液体药用聚酯瓶。
- 【有 效 期】12个月。
- 【生产单位】墨玉县维吾尔医医院

本制剂仅限本医疗机构使用

复方艾皮提蒙合剂

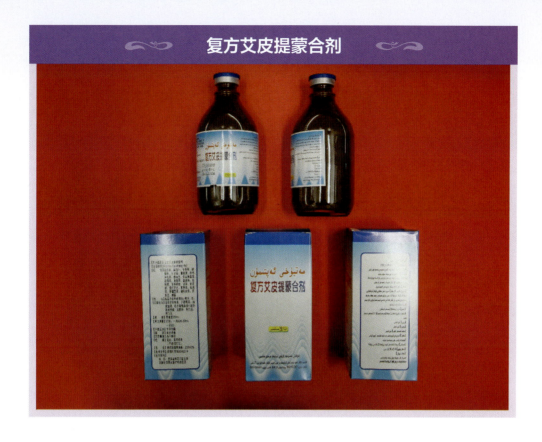

【药品名称】复方艾皮提蒙合剂 Fufang Aipitimeng Heji
【批准文号】新药制字M20042214
【执行标准】新疆食品药品监督管理局医疗机构制剂标准（MZJ-W-0029-2013）
【处方组成】菟丝草、番泻叶、牛舌草、地锦草、水龙骨、薰衣草、赤芍、声色草、香青兰、天山堇菜花、睡莲花、龙葵果、盒果藤、铁线蕨、茴香根皮、甘草、菊苣根、黄诃子肉、西青果、玫瑰花、新疆圆枣、破布木果、药西瓜、刺糖。
【性　　状】本品为棕色液体；味苦、涩。
【功能主治】清除异常体液，开通阻滞，清理血液。用于异常体液引起的各类疾病，脂肪肝，高血脂，高血压。
【规　　格】每瓶装250mL。
【用法用量】口服；一次30～50mL，一日2次。
【不良反应】尚不明确。
【禁　　忌】尚不明确。
【注意事项】尚不明确。
【贮　　藏】密封，置阴凉处（不超过20℃）。
【包　　装】钠钙玻璃输液瓶。
【有 效 期】6个月。
【生产单位】墨玉县维吾尔医医院
　　　　　　本制剂仅限本医疗机构使用

复方合牙日仙拜尔蜜膏

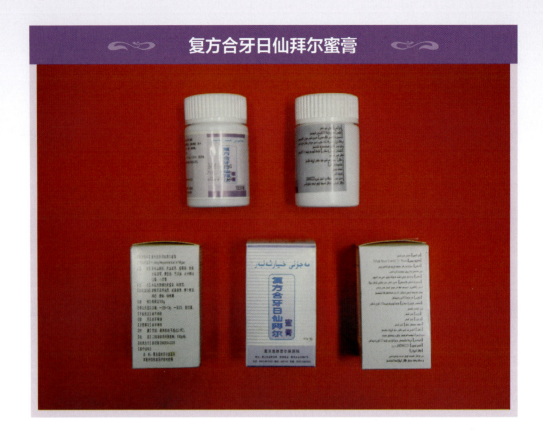

- 【药品名称】复方合牙日仙拜尔蜜膏 Fufang Heyarixianbaier Migao
- 【批准文号】新药制字M20042225
- 【执行标准】新疆食品药品监督管理局医疗机构制剂标准（MZJ-W-0040-2013）
- 【处方组成】清泻山扁豆、天山堇菜、盒果藤、青盐、甘草浸膏、薰鲁香、巴旦油、司卡摩尼亚脂、小茴香。
- 【性　　状】本品为黑褐色蜜膏；味微苦。
- 【功能主治】清除异常胆液质，润肠通便。用于瘀血，闭经，便秘，肠梗阻。
- 【规　　格】每瓶装100g。
- 【用法用量】口服；一次5～10g，一日2次，饭前服。
- 【不良反应】尚不明确。
- 【禁　　忌】尚不明确。
- 【注意事项】尚不明确。
- 【贮　　藏】密封，置阴凉处（不超过20℃）。
- 【包　　装】口服液体药用聚酯瓶。
- 【有 效 期】12个月。
- 【生产单位】墨玉县维吾尔医医院

本制剂仅限本医疗机构使用

清血曲比亲蜜膏

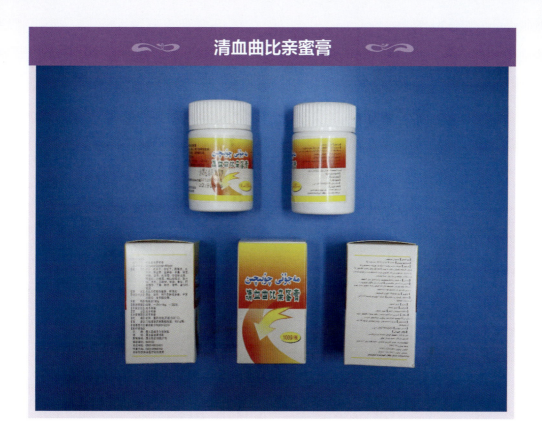

- 【药品名称】清血曲比亲蜜膏 Qingxue Qubiqin Migao
- 【批准文号】新药制字M20042230
- 【执行标准】新疆食品药品监督管理局医疗机构制剂标准（MZJ-W-0136-2013）
- 【处方组成】诃子、毛诃子、余甘子、西青果、水龙骨、菟丝草、盒果藤、干姜、荜茇、肉桂、草果、肉豆蔻、印度防己实、阿里红、小茴香、刺山柑根皮、秋水仙、天冬、黑胡椒、郁金、食盐、阿育魏果、丁香、防己、甘草、番泻叶、菝葜。
- 【性　　状】本品为棕色蜜膏；味微苦。
- 【功能主治】清血，消炎。用于各种皮肤癣，子宫内膜炎，前列腺炎等。
- 【规　　格】每瓶装100g。
- 【用法用量】口服；一次5～10g，一日2次。
- 【不良反应】尚不明确。
- 【禁　　忌】尚不明确。
- 【注意事项】尚不明确。
- 【贮　　藏】密封，置阴凉处（不超过20℃）。
- 【包　　装】口服液体药用聚酯瓶。
- 【有 效 期】12个月。
- 【生产单位】墨玉县维吾尔医医院

  本制剂仅限本医疗机构使用

清血吾血白蜜膏

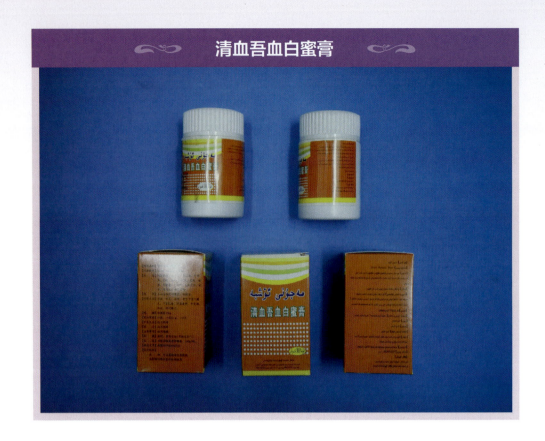

【药品名称】清血吾血白蜜膏（清血欧西白蜜膏）Qinxue Wuxuebai Migao
【批准文号】新药制字M20042229
【执行标准】新疆食品药品监督管理局医疗机构制剂标准（MZJ-W-0136-2013）
【处方组成】欧菝葜根、水龙骨、菟丝草、牛舌草、花椒、肉桂、玫瑰花、菝葜、檀香、紫檀香、番泻叶、毛诃子肉、甘松、西青果、黄诃子肉。
【性　　状】本品为棕色蜜膏；味微苦。
【功能主治】清血，消炎，消肿。用于子宫内膜炎，子宫肌瘤，卵巢囊肿，牛皮癣，疥疮，前列腺炎。
【规　　格】每瓶装100g。
【用法用量】口服；一次15g，一日2次。
【不良反应】尚不明确。
【禁　　忌】尚不明确。
【注意事项】尚不明确。
【贮　　藏】密封，置阴凉处（不超过20℃）。
【包　　装】口服液体药用聚酯瓶。
【有 效 期】12个月。
【生产单位】墨玉县维吾尔医医院
　　　　　　本制剂仅限本医疗机构使用

九、心血管类

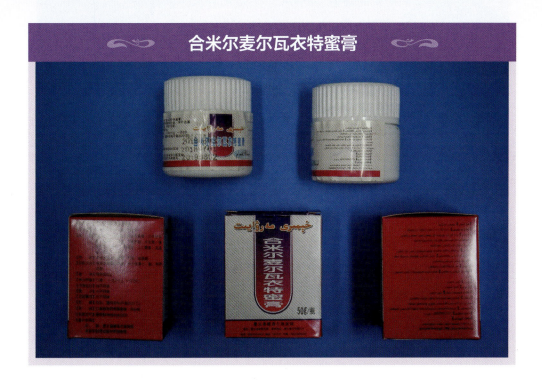

【药品名称】合米尔麦尔瓦衣特蜜膏（麦尔瓦衣特蜜膏）Hemier Maierwayite Migao

【批准文号】新药制字M20042235

【执行标准】新疆食品药品监督管理局医疗机构制剂标准（MZJ-W-0076-2013）

【处方组成】蚕茧（制）、珍珠（制）、欧矢车菊根、大叶补血草、芫荽子、菊苣、丁香罗勒、牛舌草、香青兰子、菊苣子、玫瑰花、人工麝香、龙涎香、苹果、余甘子。

【性　　状】本品为棕色蜜膏；气香，味微甜。

【功能主治】增强支配器官功能。用于改善心、脑、肝的功能。

【规　　格】每瓶装50g。

【用法用量】口服；一次2~4g，一日2次。

【不良反应】尚不明确。

【禁　　忌】尚不明确。

【注意事项】尚不明确。

【贮　　藏】密封，置阴凉处（不超过20℃）。

【包　　装】口服液体药用聚酯瓶。

【有 效 期】12个月。

【生产单位】墨玉县维吾尔医医院

本制剂仅限本医疗机构使用

红宝舒心口服液

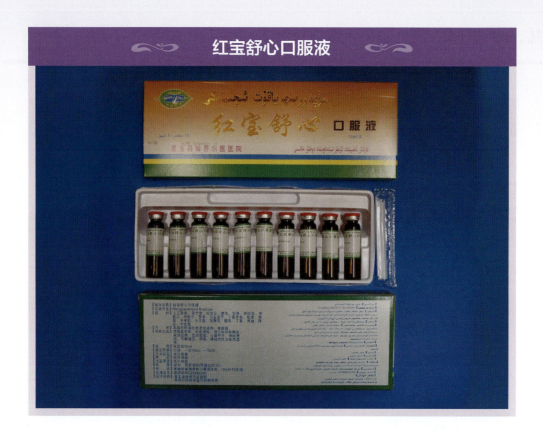

- 【药品名称】红宝舒心口服液 Hongbaoshuxin Koufuye
- 【批准文号】新药制字Z20042290
- 【执行标准】新疆食品药品监督管理局医疗机构制剂标准（MZJ-W-0289-2009）
- 【处方组成】人工麝香、天竺黄、红宝石、琥珀、珍珠、西红花、香青兰、肉桂子、草果、马齿苋子、丁香罗勒、松萝、蚕茧、毛甘松、小豆蔻、玫瑰花、檀香、丁香、肉桂、陈皮、牛舌草。
- 【性　　状】本品为棕褐色澄明液体；味微甜。
- 【功能主治】清除黑胆质，活血通阻。用于脑动脉硬化，高血压病，高脂血症，心律不齐，神经衰弱，失眠健忘，烦躁，神经性性功能减退等。
- 【规　　格】每支装10mL。10支/盒。
- 【用法用量】口服；一次10mL，一日2次。
- 【不良反应】尚不明确。
- 【禁　　忌】尚不明确。
- 【注意事项】尚不明确。
- 【贮　　藏】密封，置阴凉处（不超过20℃）。
- 【包　　装】低硼硅玻璃管制口服液体瓶。
- 【有 效 期】12个月。
- 【生产单位】墨玉县维吾尔医医院

本制剂仅限本医疗机构使用

穆派日卡力富合剂

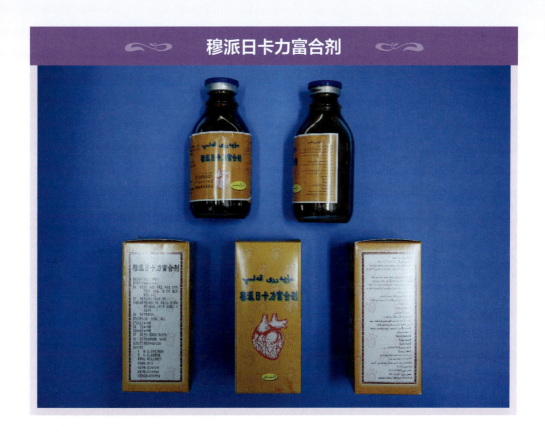

- 【药品名称】穆派日卡力富合剂 Mupairi Kalifu Heji
- 【批准文号】新药制字M20042296
- 【执行标准】新疆食品药品监督管理局医疗机构制剂标准（MZJ-W-0299-2009）
- 【处方组成】蚕茧、玫瑰花、牛舌草、高良姜、毛甘松、丁香罗勒、水菖蒲、丁香、松萝、西红花、薰衣草、香青兰。
- 【性　　状】本品为棕红色液体；味甜。
- 【功能主治】增强支配器官功能，通络活血，强心醒脑。用于心胸疼痛，心悸心慌，失眠健忘，神经衰弱等。
- 【规　　格】每瓶装100mL。
- 【用法用量】口服；一次10mL，一日3次。
- 【不良反应】尚不明确。
- 【禁　　忌】尚不明确。
- 【注意事项】尚不明确。
- 【贮　　藏】密封，置阴凉处（不超过20℃）。
- 【包　　装】钠钙玻璃输液瓶。
- 【有 效 期】12个月。
- 【生产单位】墨玉县维吾尔医医院

  本制剂仅限本医疗机构使用

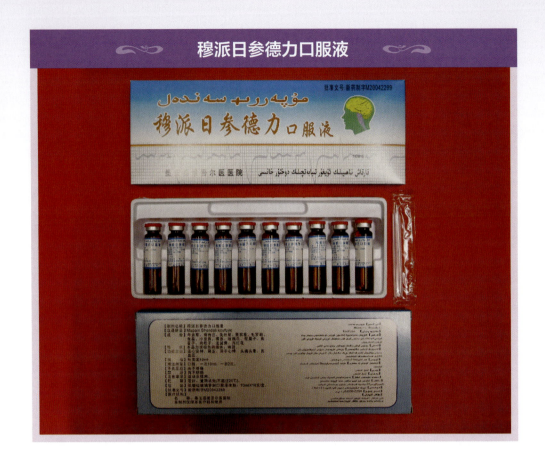

- 【药品名称】穆派日参德力口服液 Mupairi Shendeli Koufuye
- 【批准文号】新药制字M20042289
- 【执行标准】新疆食品药品监督管理局医疗机构制剂标准（MZJ-W-0298-2009）
- 【处方组成】牛舌草、香青兰、菟丝草、薰衣草、毛罗勒、蚕茧、小豆蔻、檀香、玫瑰花、罂粟子、莴苣子、肉桂子、龙涎香、西红花。
- 【性　　状】本品为淡棕色液体；味甜。
- 【功能主治】强心安神，降压。用于心悸，头痛头晕，高血压。
- 【规　　格】每支装10mL。10支/盒。
- 【用法用量】口服；一次10mL，一日2次。
- 【不良反应】尚不明确。
- 【禁　　忌】尚不明确。
- 【注意事项】运动员慎用。
- 【贮　　藏】密封，置阴凉处（不超过20℃）。
- 【包　　装】低硼硅玻璃管制口服液体瓶。
- 【有 效 期】12个月。
- 【生产单位】墨玉县维吾尔医医院

  本制剂仅限本医疗机构使用

十、止咳化痰类

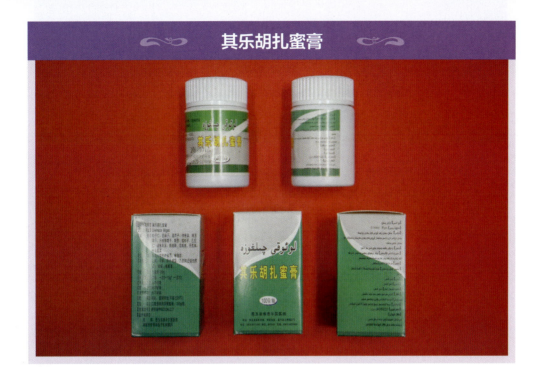

【药品名称】其乐胡扎蜜膏 Qilehuzha Migao

【批准文号】新药制字M20042221

【执行标准】新疆食品药品监督管理局医疗机构制剂标准（MZJ-W-0302-2009）

【处方组成】松子仁、亚麻子、葫芦子、神香草、阿月浑子、无核葡萄干、野葱、榅桲子、巴旦仁、破布木果、铁线蕨、鸢尾根、无花果、天山堇菜。

【性　　状】本品为棕色蜜膏；味微甜。

【功能主治】止咳，平喘。用于感冒，乃孜来（迁延性感冒），哮喘、咳嗽等。

【规　　格】每瓶装100g。

【用法用量】口服；一次5～10g，一日2次。

【不良反应】尚不明确。

【禁　　忌】尚不明确。

【注意事项】尚不明确。

【贮　　藏】密封，置阴凉处（不超过20℃）。

【包　　装】口服液体药用聚酯瓶。

【有 效 期】12个月。

【生产单位】墨玉县维吾尔医医院

　　　　　　本制剂仅限本医疗机构使用

复方巴旦仁蜜膏

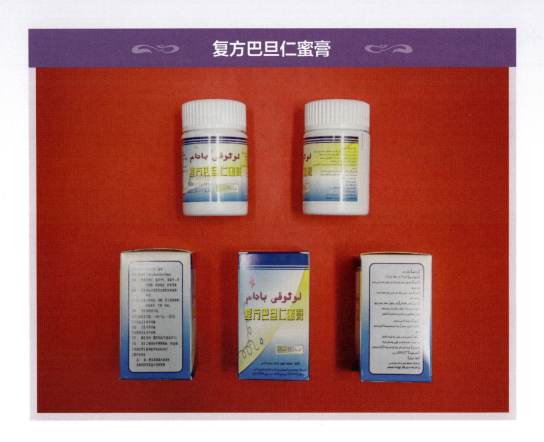

- 【药品名称】复方巴旦仁蜜膏 Fufang Badanren Migao
- 【批准文号】新药制字M20042527
- 【执行标准】新疆食品药品监督管理局医疗机构制剂标准（MZJ-W-0034-2013）
- 【处方组成】巴旦仁、葫芦子仁、蜀葵子、阿拉伯胶、西黄蓍胶、甘草浸膏。
- 【性　　状】本品为浅黄色至黄棕色蜜膏；味甜。
- 【功能主治】止咳化痰，利眠。用于寒性咳嗽，感冒痰多，气喘，失眠。
- 【规　　格】每瓶装100g。
- 【用法用量】口服；一次6～12g，一日3次。
- 【不良反应】尚不明确。
- 【禁　　忌】尚不明确。
- 【注意事项】尚不明确。
- 【贮　　藏】密封，置阴凉处（不超过20℃）。
- 【包　　装】口服液体药用聚酯瓶。
- 【有 效 期】12个月。
- 【生产单位】墨玉县维吾尔医医院

本制剂仅限本医疗机构使用

复方祖帕糖浆

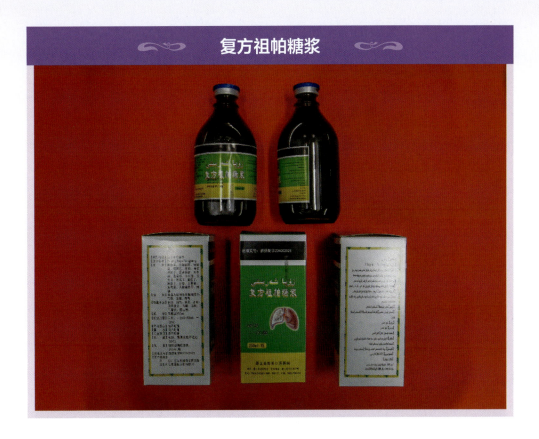

【药品名称】复方祖帕糖浆 Fufang Zupa Tangjiang
【批准文号】新药制字M20042525
【执行标准】新疆食品药品监督管理局医疗机构制剂标准（MZJ-W-0070-2013）
【处方组成】神香草、新疆圆枣、铁线蕨、葫芦巴、甘松、香没药树子、茴香根皮、芹菜根、鸢尾根、小茴香、茴芹果、芹菜子、菊苣子、蜀葵子、野葱、没药枝、无花果、无核葡萄干、刺糖。
【性　　状】本品为棕褐色黏稠液体；气微，味甜、微苦。
【功能主治】润肺，纳气，消炎，止咳。用于肺炎，气喘，咳嗽，气管炎，感冒等。
【规　　格】每瓶装250mL。
【用法用量】口服；一次40～50mL，一日3次。
【不良反应】尚不明确。
【禁　　忌】尚不明确。
【注意事项】尚不明确。
【贮　　藏】密封，置阴凉处（不超过20℃）。
【包　　装】钠钙玻璃输液瓶。
【有 效 期】12个月。
【生产单位】墨玉县维吾尔医医院
　　　　　　本制剂仅限本医疗机构使用

斯比亚尼蜜膏

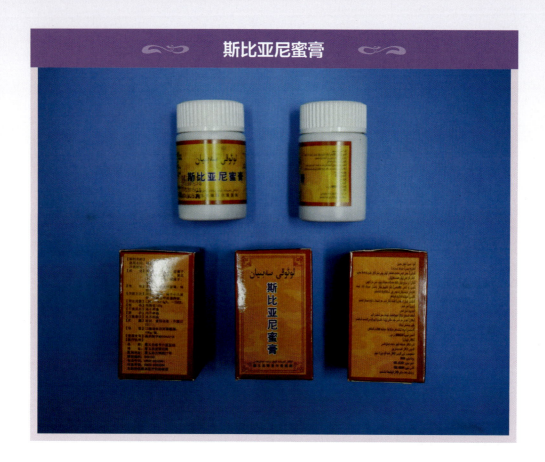

- 【药品名称】斯比亚尼蜜膏 Sibiyani Migao
- 【批准文号】新药制字M20042218
- 【执行标准】新疆食品药品监督管理局医疗机构制剂标准（MZJ-W-0149-2013）
- 【处方组成】阿拉伯胶、淀粉、罂粟子、甘草浸膏、葫芦子、黄瓜子仁、天竺黄、蜀葵子、桔梗子。
- 【性　　状】本品为棕黄色蜜膏；味微苦。
- 【功能主治】消炎，镇咳。用于小儿发烧、咳嗽及呼吸道疾病。
- 【规　　格】每瓶装100g。
- 【用法用量】口服；一次3～5g，一日2次。
- 【不良反应】尚不明确。
- 【禁　　忌】尚不明确。
- 【注意事项】运动员慎用。
- 【贮　　藏】密封，置阴凉处（不超过20℃）。
- 【包　　装】口服液体药用聚酯瓶。
- 【有 效 期】12个月。
- 【生产单位】墨玉县维吾尔医医院

本制剂仅限本医疗机构使用

第四章

傣药医院制剂

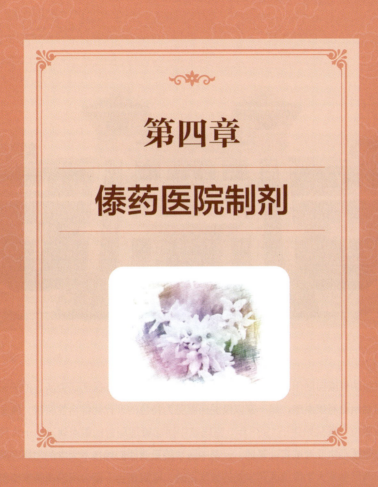

西双版纳傣族自治州傣医医院

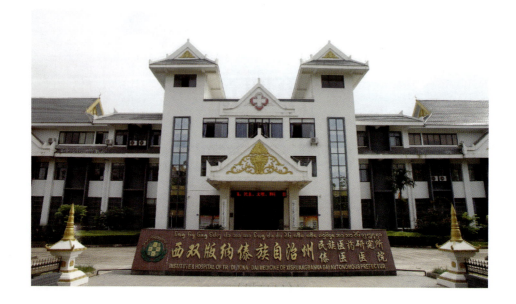

西双版纳傣族自治州傣医医院（西双版纳傣族自治州民族医药研究所）位于云南省西双版纳自治州首府景洪市，是一家以傣医药服务为特色的现代化综合性医院，属国家公益二类事业单位。医院始建于1988年，是国家中医药管理局首批重点建设的十大民族医医院，国家傣医师执业考试实训基地，云南中医学院及滇西应用技术大学的附属医院，同时也是泰国清莱皇家大学传统医药学院的教学医院。医院是当下湄公河沿岸国家传统医药行业中极具影响力并拥有重要话语权的民族医药研究所。

医院目前占地128.56亩，建筑面积近4万平方米，设置床位500张，在岗职工295人，其中高级职称31人，研究生导师4人，省级师承指导老师4人，云南中医学院、滇西大傣医药学院兼职教师32人，云南省津贴专家3人，西部之光访问学者3人，云南省技术创新人才2人。医院已建成有国家级重点专科3个、省级重点专科3个、州级重点专科1个，尤其在风湿、骨伤、肛肠疾病诊治以及腹腔镜微创手术和超声检查等专业方向颇具影响。

医院开发出"疮毒酊""百解胶囊"等医院制剂。

一、风湿关节类

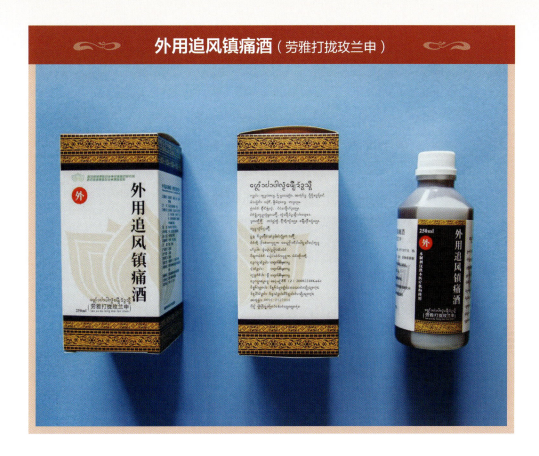

【药品名称】外用追风镇痛酒（劳雅打拢玫兰申） Waiyong Zhuifengzhentong Jiu
【批准文号】滇药制字（Z）20082248K
【执行标准】滇ZJGF/2005-647
【处方组成】黑皮跌打、钩藤、苏木等。
【性　　状】本品为红棕色液体；气香。
【功能主治】追风除湿，活血止痛。用于治疗冷、热风湿病，肢体关节、肌肉、筋骨痉挛剧痛，酸麻胀痛，中风偏瘫后遗症。
【规　　格】250mL/瓶。
【用法用量】外用。取适量反复揉搽患处。
【注意事项】开放性创口禁用。
【贮　　藏】密闭，防潮。
【研制单位】西双版纳傣族自治州民族医药研究所
【生产单位】西双版纳傣族自治州傣医医院。
本制剂仅限本医疗机构使用

二、耳鼻喉科

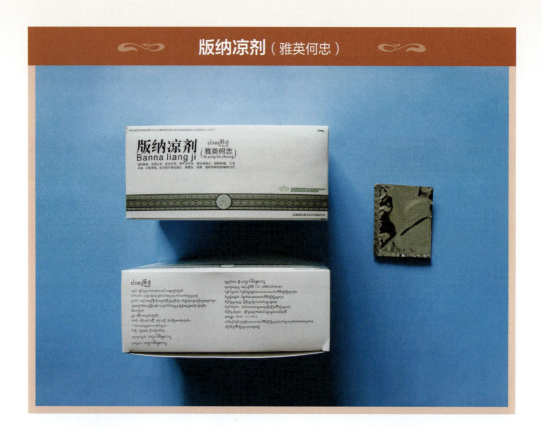

- 【药品名称】版纳凉剂（雅英何忠） Banna Liangji
- 【批准文号】滇药制字（Z）20082285K
- 【执行标准】滇ZJGF/2005-684
- 【处方组成】鱼腥草、大百解、十大功劳等。
- 【性　　状】本品为黄褐色粉末；气香，味微甜、微有清凉感。
- 【功能主治】清热解毒，生津止渴，疏风开窍。用于治疗急、慢性咽喉炎，咽喉肿痛，口舌干燥，口腔溃疡。也可用于慢性鼻炎，鼻窦炎，尿黄，便秘等病症的辅助治疗。
- 【规　　格】200g/盒。
- 【用法用量】口服，每次5克，一日3次，开水冲泡10分钟，饭后服用，40日为一疗程。
- 【注意事项】尚不明确。
- 【贮　　藏】密闭，置阴凉干燥处保存。
- 【研制单位】西双版纳傣族自治州民族医药研究所
- 【委托单位】西双版纳傣族自治州傣医医院
- 【受托单位】西双版纳版纳药业有限责任公司

本制剂仅限本医疗机构使用

棉榔青止咳液（雅罕唉喃火烘）

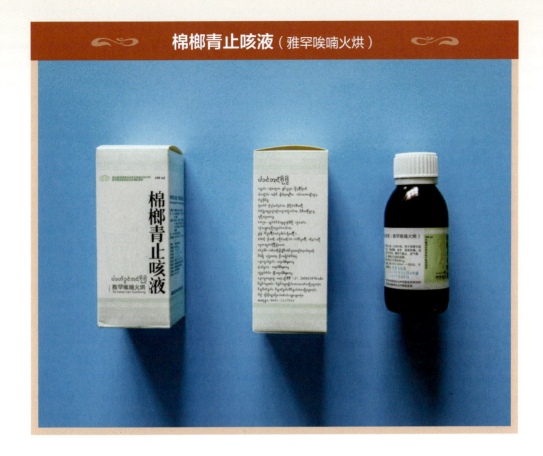

【药品名称】棉榔青止咳液（雅罕唉喃火烘） Mianlangqing Zhike Ye
【批准文号】滇药制字（Z）20082247K
【执行标准】滇ZJGF/2005-646
【处方组成】槟榔青树皮、鱼腥草、黄芩等。
【性　　状】本品为棕褐色液体，有少许沉淀；味酸甜、微咸涩。
【功能主治】清肺止咳，化痰利咽。用于感冒引起的冷、热咳嗽，痰多，咽喉肿痛。也用于治疗急、慢性气管炎，支气管炎，咽喉炎引起的咳嗽。
【规　　格】100mL/瓶。
【用法用量】每次30～50mL，一日3次。小儿酌减。
【注意事项】忌食腥臭、香燥之品。
【贮　　藏】密闭，防潮。
【研制单位】西双版纳傣族自治州民族医药研究所
【生产单位】西双版纳傣族自治州傣医医院
　　　　　　本制剂仅限本医疗机构使用

喉舒宝含片（雅翁沙拢接火）

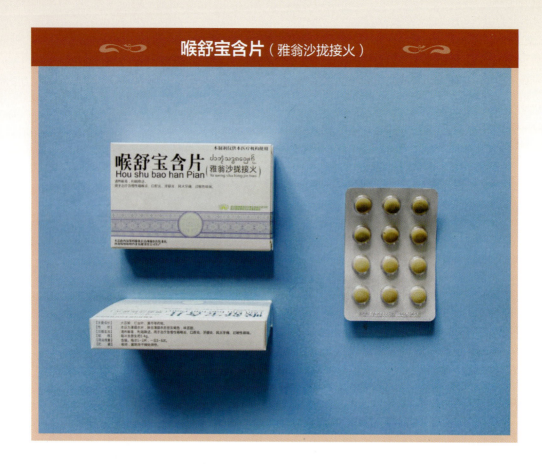

【药品名称】喉舒宝含片（雅翁沙拢接火） Houshubao Hanpian
【批准文号】滇药制字（Z）20082259K
【执行标准】滇ZJGF/2005-658
【处方组成】傣百解、灯台叶、黄芩等。
【性　　状】本品为薄膜衣片，除去薄膜衣后显灰褐色；味苦甜。
【功能主治】清热解毒，利咽降逆。用于治疗急慢性咽喉炎，口腔炎，牙龈炎，风火牙痛，过敏性咳嗽。
【规　　格】12片/板。
【用法用量】含服。每次1~2片，一日3~6次。
【注意事项】尚不明确。
【贮　　藏】密闭，置阴凉干燥处保存。
【研制单位】西双版纳傣族自治州民族医药研究所
【委托单位】西双版纳傣族自治州傣医医院
【受托单位】西双版纳版纳药业有限责任公司
　　　　　　本制剂仅限本医疗机构使用

三、皮肤科

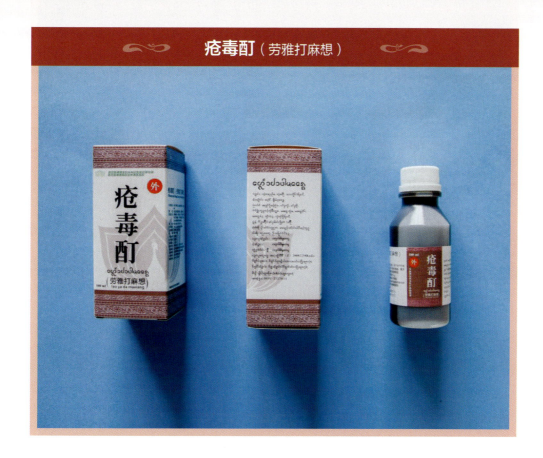

疮毒酊（劳雅打麻想）

【药品名称】疮毒酊（劳雅打麻想）Chuangdu Ding
【批准文号】滇药制字（Z）20082258K
【执行标准】滇ZJGF/2005-657
【处方组成】余甘子树皮、云南石梓树皮、台乌等。
【性　　状】本品为红棕色液体，久置有少许沉淀。
【功能主治】清热解毒，收敛止痒。用于治疗疔疮肿毒，带状疱疹，单纯性疱疹，黄水疮，急、慢性湿疹及各种痒症。
【规　　格】100mL/瓶。
【用法用量】外用。取适量药液涂于患部。
【注意事项】外用药，禁止内服。
【贮　　藏】密闭，防潮。
【研制单位】西双版纳傣族自治州民族医药研究所
【生产单位】西双版纳傣族自治州傣医医院
　　　　　　本制剂仅限本医疗机构使用

神药油（雅喃满雅底帕召）

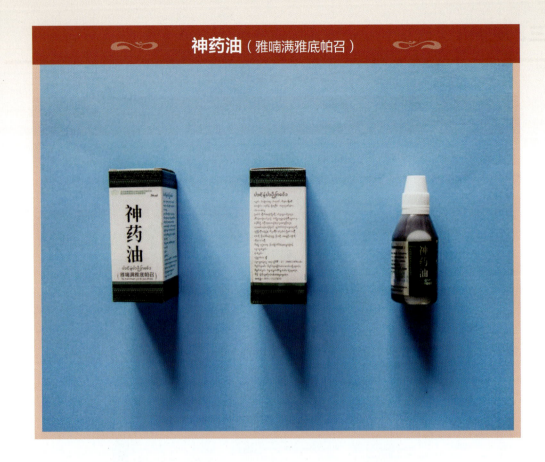

【药品名称】神药油（雅喃满雅底帕召） Shenyao You
【批准文号】滇药制字（Z）20082249K
【执行标准】滇ZJGF/2005-648
【处方组成】黑皮跌打、钩藤、苏木等。
【性　　状】本品为淡黄色半透明液体；有芝麻清香气，味淡，久置有少许沉淀。
【功能主治】清热解毒，消疮止痛。用于治疗疔疮斑疹，肿疖，皮肤干燥起皱痒痛。也用于治疗急、慢性咽炎，口舌生疮。
【规　　格】50mL/瓶
【用法用量】外用取适量搽于患部。内服，取适量含服，一日3次。
【注意事项】尚不明确。
【贮　　藏】密闭，防潮。
【研制单位】西双版纳傣族自治州民族医药研究所
【生产单位】西双版纳傣族自治州傣医医院
　　　　　　本制剂仅限本医疗机构使用

四、消化科

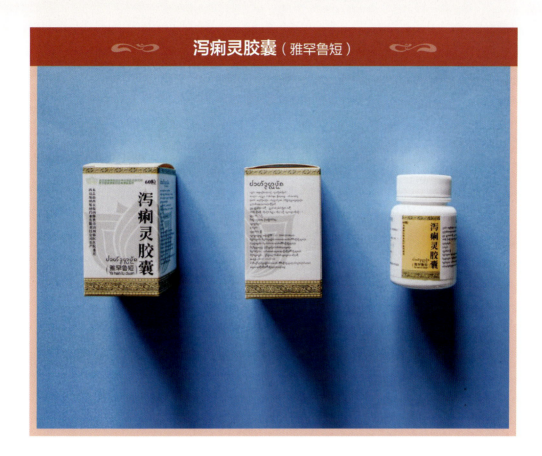

【药品名称】泻痢灵胶囊（雅罕鲁短） Xieliling Jiaonang
【批准文号】滇药制字（Z）20082253K
【执行标准】滇ZJGF/2005-652
【处方组成】十大功劳、白花树皮、大莲座蕨等。
【性　　状】本品为胶囊剂，内容物为淡棕红色粉末；气微，味涩。
【功能主治】清热解毒，止泻止痢。用于治疗急、慢性胃肠炎，菌痢。
【规　　格】60粒/瓶，180粒/瓶。
【用法用量】口服；每次4～8粒，一日3次；儿童每次1～3粒，一日3次。
【注意事项】尚不明确。
【贮　　藏】密闭，防潮。
【研制单位】西双版纳傣族自治州民族医药研究所
【委托单位】西双版纳傣族自治州傣医医院
【受托单位】西双版纳版纳药业有限责任公司
　　　　　　本制剂仅限本医疗机构使用

溃疡胶囊(雅崩·晒兵洞哦勒)

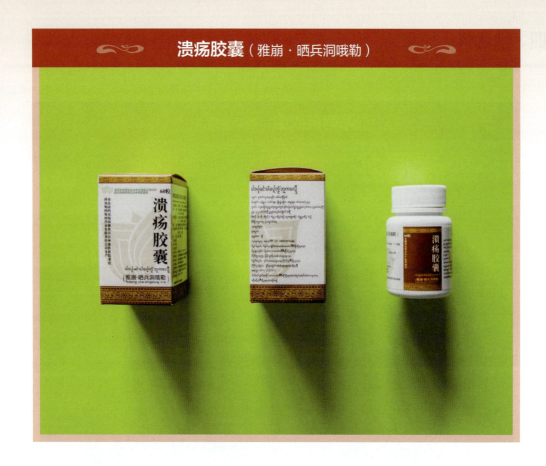

【药品名称】溃疡胶囊(雅崩·晒兵洞哦勒) Kuiyang Jiaonang

【批准文号】滇药制字(Z)20082267K

【执行标准】滇ZJGF/2005-666

【处方组成】乌贼骨、十大功劳、金花果等。

【性　　状】本品为胶囊剂,内容物为灰褐色粉末;气香,味淡微甜。

【功能主治】止血收敛,制酸止痛。用于治疗胃溃疡,十二指肠溃疡,慢性肠胃炎。

【规　　格】60粒/瓶,180粒/瓶。

【用法用量】口服,每次4~8粒,一日3次;儿童每次1~3粒,一日3次。

【注意事项】尚不明确。

【贮　　藏】密闭,防潮。

【研制单位】西双版纳傣族自治州民族医药研究所

【委托单位】西双版纳傣族自治州傣医医院

【受托单位】西双版纳版纳药业有限责任公司

本制剂仅限本医疗机构使用

五、内分泌科

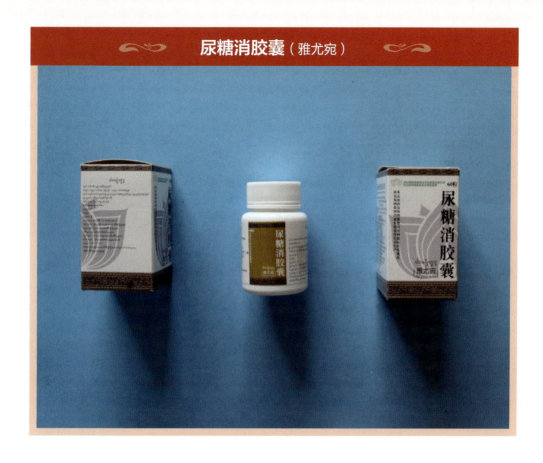

【药品名称】尿糖消胶囊（雅尤宛） Niaotangxiao Jiaonang
【批准文号】滇药制字（Z）20082274K
【执行标准】滇ZJGF/2005-673
【处方组成】南沙参、天花粉、葛根等。
【性　　状】本品为浅灰黄色粉末；气香，味淡微甜。
【功能主治】补水清火，消糖缩尿。用于治疗消渴病（糖尿病）多饮、多食、尿多、形瘦体弱。
【规　　格】60粒/瓶，180粒/瓶。
【用法用量】口服；每次4～8粒，一日3次。
【注意事项】尚不明确。
【贮　　藏】密闭，防潮。
【研制单位】西双版纳傣族自治州民族医药研究所
【委托单位】西双版纳傣族自治州傣医医院
【受托单位】西双版纳版纳药业有限责任公司
　　　　　　本制剂仅限本医疗机构使用

六、妇科

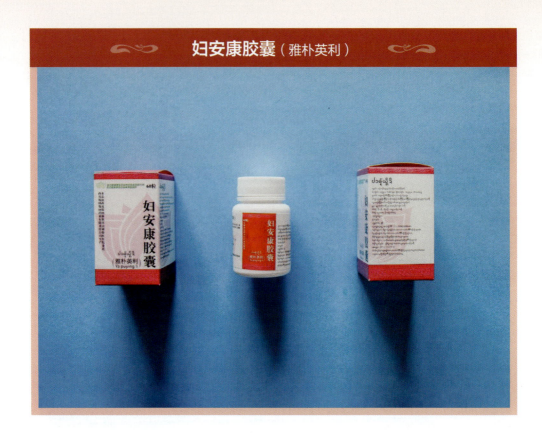

妇安康胶囊（雅朴英利）

【药品名称】妇安康胶囊（雅朴英利）Fu'ankang Jiaonang
【批准文号】滇药制字（Z）20082268K
【执行标准】滇ZJGF/2005-667
【处方组成】益母草、姜黄、元胡等。
【性　　状】本品为浅土黄色粉末，有少许沉淀；气辛香，味淡。
【功能主治】补血调经，活血止痛。用于治疗妇女月经不调，痛经，闭经，乳房胀痛或产后腹痛，恶露不绝，腰腹疼痛。
【规　　格】60粒/瓶，180粒/瓶。
【用法用量】口服，每次4～8粒，一日3次。
【注意事项】尚不明确。
【贮　　藏】密闭，防潮。
【研制单位】西双版纳傣族自治州民族医药研究所
【委托单位】西双版纳傣族自治州傣医医院
【受托单位】西双版纳版纳药业有限责任公司
本制剂仅限本医疗机构使用

七、男科

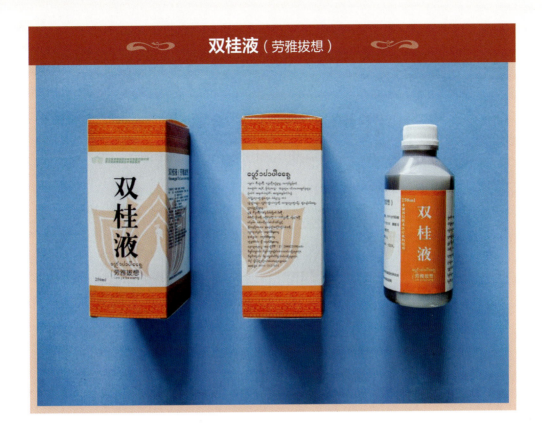

- 【药品名称】双桂液（劳雅拔想） Shuanggui Ye
- 【批准文号】滇药制字（Z）20082255K
- 【执行标准】滇ZJGF/2005-654
- 【处方组成】西洋参、葛根、苏木等。
- 【性　　状】本品为棕红色透明液体；气清香，味辛微甜，久置有少许沉淀。
- 【功能主治】补火壮阳，壮腰健肾。用于治疗阳痿遗精，体弱多病，性欲冷淡，腰膝冷痛，神疲乏力，失眠多梦。
- 【规　　格】250mL/瓶。
- 【用法用量】内服；每次10~30mL，一日2次。
- 【注意事项】感冒发热患者禁服，忌鱼腥臭味之品。
- 【贮　　藏】密封，避光。
- 【研制单位】西双版纳傣族自治州民族医药研究所
- 【生产单位】西双版纳傣族自治州傣医医院

本制剂仅限本医疗机构使用

八、肝胆科

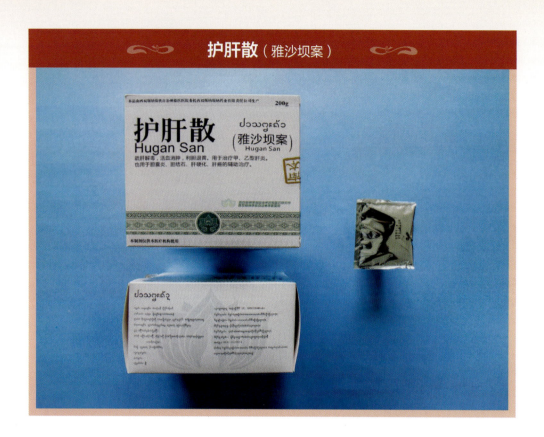

护肝散（雅沙坝案）

- 【药品名称】护肝散（雅沙坝案） Hugan San
- 【批准文号】滇药制字（Z）20082284K
- 【执行标准】滇ZJGF/2005-683
- 【处方组成】十大功劳、大青叶、虎杖等。
- 【性　　状】本品为灰褐色粉末；气微，味苦。
- 【功能主治】疏肝解毒，活血消肿，利胆退黄。用于治疗甲、乙型肝炎。也用于胆囊炎，胆结石，肝硬化，肝癌的辅助治疗。
- 【规　　格】200g/盒。
- 【用法用量】口服，每次5克，一日3次，开水冲泡10分钟，饭后服用，40日为一疗程。
- 【注意事项】尚不明确。
- 【贮　　藏】密闭，置阴凉干燥处保存。
- 【研制单位】西双版纳傣族自治州民族医药研究所
- 【委托单位】西双版纳傣族自治州傣医医院
- 【受托单位】西双版纳版纳药业有限责任公司

本制剂仅限本医疗机构使用

九、呼吸科

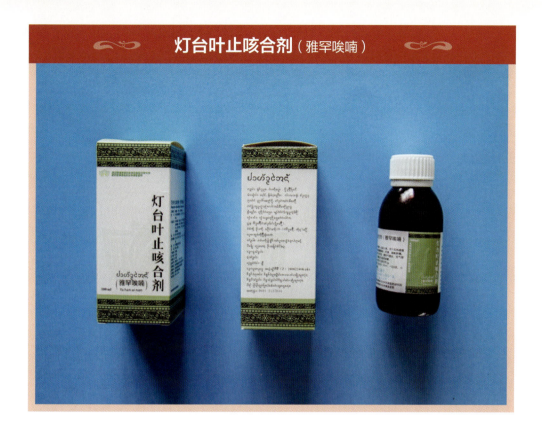

【药品名称】灯台叶止咳合剂（雅罕唉喃）Dengtaiye Zhike Heji
【批准文号】滇药制字（Z）20082246K
【执行标准】滇ZJGF/2005-645
【处方组成】鱼腥草、灯台叶、黄芩等。
【性　　状】本品为棕褐色液体，有少许沉淀；味苦、微甜。
【功能主治】清火解毒，化痰止咳。用于风热感冒引起的咳嗽痰多、色黄、咽喉肿痛。也用于治疗急、慢性气管炎，支气管炎，咽喉炎引起的咳嗽。
【规　　格】100mL/瓶。
【用法用量】每次30～50mL，一日3次。小儿酌减。
【注意事项】忌食腥臭、香燥之品。
【贮　　藏】密闭，防潮。
【研制单位】西双版纳傣族自治州民族医药研究所
【生产单位】西双版纳傣族自治州傣医医院
　　　　　　本制剂仅限本医疗机构使用

十、解毒类

百解胶囊（雅解沙把）

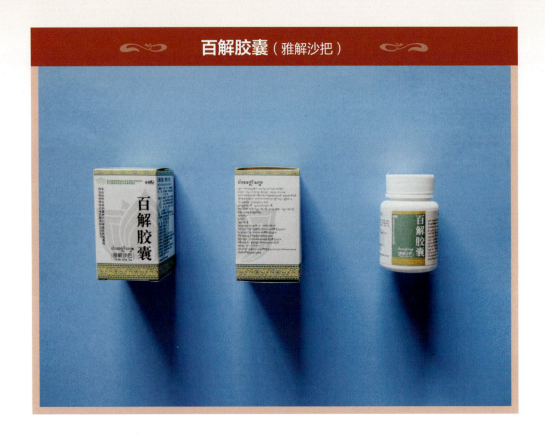

【药品名称】百解胶囊（雅解沙把）Baijie Jiaonang

【批准文号】滇药制字（Z）20082252K

【执行标准】滇ZJGF/2005-651

【处方组成】奶子藤、竹叶兰、大百解等。

【性　　状】本品为浅灰色粉末；气香，味苦。

【功能主治】清热解毒，定心安神。用于保护肝脏功能，解除有害物质对人体的损害。也用于治疗热毒炽盛引起的咽喉肿痛、口舌生疮、面部疔疖、斑疹、便秘等。

【规　　格】60粒/瓶，180粒/瓶。

【用法用量】口服，每次4～8粒，一日3次；儿童每次1～3粒，一日3次。

【注意事项】尚不明确。

【贮　　藏】密闭，防潮。

【研制单位】西双版纳傣族自治州民族医药研究所

【委托单位】西双版纳傣族自治州傣医医院

【受托单位】西双版纳版纳药业有限责任公司

本制剂仅限本医疗机构使用

第五章

彝药医院制剂

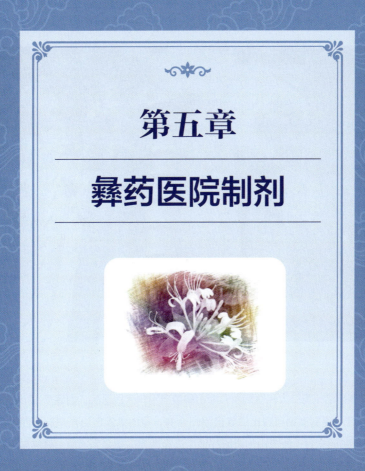

第一节
凉山彝族自治州第二人民医院

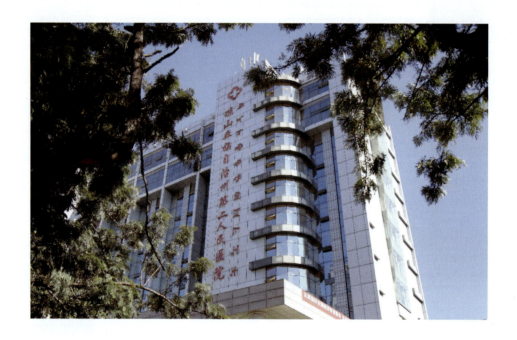

凉山彝族自治州第二人民医院系原凉山彝族自治州人民医院,始建于1952年,1978年"西昌地区"建制撤销与凉山彝族自治州合并,凉山彝族自治州州府迁西昌,原州医院于1983年由昭觉县(原凉山州府所在地)迁至西昌,更名为"凉山彝族自治州第二人民医院"。目前已成为国家三级甲等综合医院。医院现有编制床位600张,实际开放病床830张。

医院的皮肤科、护理学科是四川省甲级重点专科,肾内科、泌尿外科、妇产科是四川省乙级重点专科,护理学科、泌尿外科、中药制剂科、影像科、骨外科、眼科、儿科是凉山州重点学科。

凉山彝族自治州第二人民医院制剂室于2016年1月通过换证取得证号为"川20160066Z"的《医疗机构制剂许可证》,配制范围:合剂、洗剂、溶液剂(内服)、搽剂、茶剂、硬胶囊剂。批准配制制剂4种,常年配制制剂3种:桔梅咽炎袋泡茶、益肾补气强身茶和愈疡胶囊,年产值100余万元。

一、皮肤科

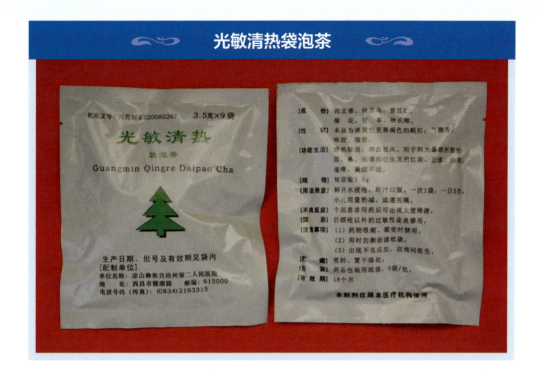

- 【药品名称】光敏清热袋泡茶 Guangmin Qingre Daipaocha
- 【批准文号】川药制字Z20080267
- 【执行标准】四川省食品药品监督管理局标准SZBZ20080966
- 【处方组成】肉苁蓉、何首乌、薏苡仁、菊花、甘草、徐长卿。
- 【性　　状】本品为淡黄色至黑褐色颗粒；气微香、味甜、微苦。
- 【功能主治】清热除湿，养血祛风。用于阳光暴晒所致的面、鼻、颈等部位出现的红斑、丘疹、灼热、瘙痒、紧绷不适。
- 【规　　格】每袋装3.5g。9袋／包。
- 【用法用量】鲜开水浸泡，取汁口服。一次1袋，一日3次。小儿用量酌减，或遵医嘱。
- 【不良反应】个别患者用药后可出现大便稀溏。
- 【禁　　忌】日晒疮以外的过敏性皮炎禁用。
- 【注意事项】（1）药物吸潮、霉变时禁用。（2）用时勿撕破滤纸袋。（3）出现不良反应，应询问医生。
- 【贮　　藏】密封，置干燥处。
- 【包　　装】药品包装用纸袋。
- 【有 效 期】18个月。
- 【生产单位】凉山彝族自治州第二人民医院

　　　　　　本制剂仅限本医疗机构使用

二、肺病科

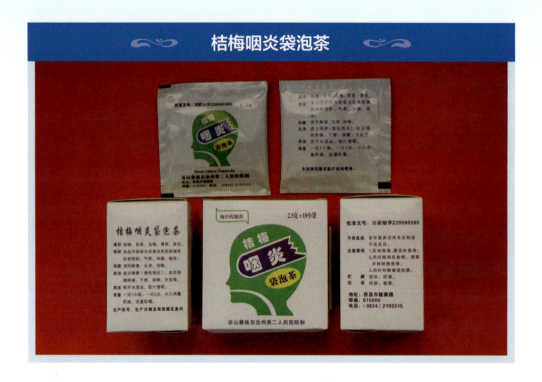

- 【药品名称】桔梅咽炎袋泡茶 Jiemei Yanyan Daipaocha
- 【批准文号】川药制字Z20080265
- 【执行标准】四川省食品药品监督管理局标准SZBZ20080964-11（Z）
- 【处方组成】桔梗、甘草、乌梅、薄荷、茶末。
- 【性　　状】本品为袋装茶，内容物为淡黄白色至棕褐色松散颗粒；气香，味酸，微凉。
- 【功能主治】清热解毒，生津润喉。用于虚火喉痹所致的慢性咽炎，症见咽喉肿痛、干痒、咳嗽、失音等。
- 【规　　格】每袋装2.5g。10袋／盒。
- 【用法用量】鲜开水浸泡，取汁慢咽。一次1袋，一日2次。小儿用量酌减，或遵医嘱。
- 【不良反应】尚不明确。
- 【注意事项】（1）药物吸潮、霉变时禁用。（2）用药期间忌食烟、酒等辛辣刺激食。（3）用时勿撕破滤纸袋。
- 【贮　　藏】密封，置干燥处。
- 【包　　装】热封型茶叶滤纸与药品包装用复合膜袋。
- 【有 效 期】12个月。
- 【生产单位】凉山彝族自治州第二人民医院

　　　　　　本制剂仅限本医疗机构使用

三、口腔科

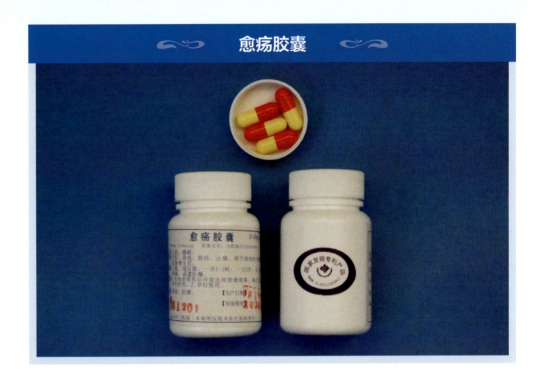

愈疡胶囊

【药品名称】愈疡胶囊 Yuyang Jiaonang
【批准文号】川药制字Z20080094
【执行标准】四川省食品药品监督管理局标准SZBZ20080803
【处方组成】山药，辅料为蜂蜡。
【性　　状】本品为硬胶囊，内容物为淡黄白色至黄色粉末，有黑色颗粒状物。气香，味微酸辣。
【功能主治】生肌，敛疮，散结，止痛。用于溃疡性口腔炎及乳腺增生症。
【规　　格】每粒装0.45g。42粒／瓶。
【用法用量】饭后口服；一次1～2粒，一日3次。小儿用量酌减，或遵医嘱。
【不良反应】尚不明确。
【禁　　忌】尚不明确。
【注意事项】（1）忌空腹服。（2）个别患者用药后可能出现便溏现象，属正常反应，可不停药。（3）孕妇慎用。
【贮　　藏】密封。
【包　　装】固体药用塑料瓶。
【有 效 期】24个月。
【生产单位】凉山彝族自治州第二人民医院
　　　　　　本制剂仅限本医疗机构使用

四、补益类

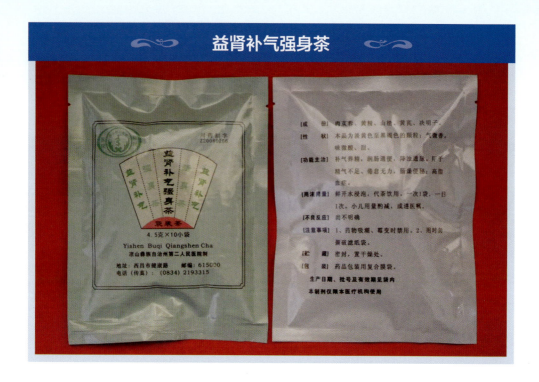

益肾补气强身茶

【药品名称】益肾补气强身茶 Yishen Buqi Qiangshencha

【批准文号】川药制字Z20080266

【执行标准】四川省食品药品监督管理局标准SZBZ20080965

【处方组成】肉苁蓉、黄精、山楂、黄芪、决明子。

【性　　状】本品为淡黄白色至黑褐色颗粒；气微香，味微酸、甜。

【功能主治】补气养精，润肠通便，降浊通脉。用于精气不足，倦怠无力，肠燥便秘，高脂血症。

【规　　格】每袋装4.5g。10袋/包。

【用法用量】鲜开水浸泡，代茶饮用。一次1袋，一日1次。小儿用量酌减，或遵医嘱。

【不良反应】尚不明确。

【注意事项】（1）药物吸潮、霉变时禁用。（2）用时勿撕破滤纸袋。

【贮　　藏】密封，置干燥处。

【包　　装】药品包装用纸袋。

【有 效 期】18个月。

【生产单位】凉山彝族自治州第二人民医院

本制剂仅限本医疗机构使用

第二节
楚雄彝族自治州中医医院(云南省彝医医院)

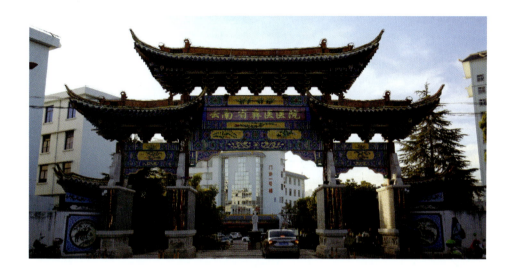

楚雄彝族自治州中医医院（云南省彝医医院）成立于1979年，2003年组建为云南省彝医医院，是全国唯一的省级彝医医院。通过3次扩建，医院已发展成云南省集中医药、彝族医药医、教、研为一体的现代化综合性三级甲等中医医院、全国重点民族医医院、全国彝医药标准化研究推广基地。医院占地面积58117.76平方米，开放病床1000张，职工1083人。

医院有国家级重点专科：彝医骨伤科、肛肠科，省级重点专科：针灸科、推拿科，州级重点专科：彝医老年病科、彝医皮肤科、彝医肺病科，省州级重点专病：胃脘病等14个。先后出版了《彝族医药荟萃》《云南彝医药（上、下册）》《中国彝族医学基础理论》《中国彝族药学》《中国彝族方剂学》等5部彝族医药专著；编写出版《彝医基础理论》《彝药学》《彝医方剂学》《彝医治疗技术》《彝医古籍文献选读》5本彝医教材。研发出4个国家级准字号新药，开发了39个彝药院内制剂和2个彝药保健品；建立了我国第一个彝族医药馆，收集彝族药材标本1126种，蜡叶标本5125份，彝族药材样品1157份，收集彝族医药专著17种，彝族医药图片1100多幅。配合楚雄州药监局进行了彝族药材标准研究制订工作，颁布出版《云南省中药材标准·彝族药分册》共四册，收载了165种具有法定标准的彝族药材。建设了一个集彝医植物药种质保存及栽培、药用动物驯养繁殖为一体的彝族药材种植养殖基地。建立了全国首个彝医药"侯惠民院士工作站"，成立"朱兆云科技专家服务站"，进一步夯实彝药发展的科技基础。开展州内中医医院医共体建设，并建立了楚雄州创伤急救专科联盟。

一、骨伤科

血竭外用搽剂

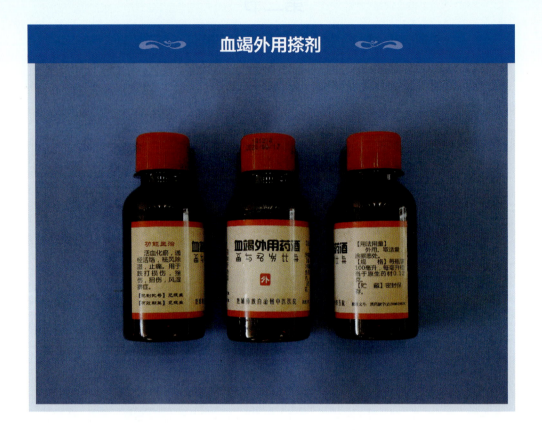

【药品名称】血竭外用搽剂（苏格带泽者清）Xuejie Waiyong Chaji

【批准文号】滇药制字（Z）05E02503号

【执行标准】滇ZJGF/2005-901

【处方组成】当归、没药、丹皮、乳香、岩陀、草乌、藜芦、天南星、半夏、川乌、三分三、通关藤、血竭、麝香、雪上一枝蒿、红花、荜茇、炮山甲、续断、细辛。辅料为聚山梨酯-80、甘油、乙醇。

【性　　状】本品为淡黄棕色至红棕色澄清液体，久置有少量沉淀；具麝香的独特腥味。

【功能主治】中医：活血化瘀，通经活络，祛风除湿，止痛。用于跌打损伤，挫伤，扭伤，风湿痹症。

彝医：苏蜡处简，局求闷课，奴底资干，农侬。堵早高折，塔早，世早，木奴博苏则苏。

【规　　格】每1mL相当于饮片0.097g。100mL/瓶。

【用法用量】外用。取适量搽于患处。

【不良反应】极少数患者用药后导致过敏性药疹，停药即消失。

【禁　　忌】（1）本品有大毒，严禁内服。（2）孕妇及乙醇过敏者禁用。（3）忌用于口、眼周围，黏膜部位，创伤破皮或溃疡部位。

【注意事项】（1）哺乳期妇女、婴幼儿及有皮肤过敏者慎用。（2）儿童必须在成人监护下使用或遵医嘱。（3）药品保存时应避免高温和阳光直射。（4）请将本品放在儿童不能接触的地方。（5）使用前检查包装的完整性、密封性，标签脱落、字迹污损不能辨认、瓶盖松动、有异物、漏液、瓶壁有裂痕时不得使用。（6）本品中含毒性中药，请妥善保存并按医嘱使用。（7）本品性状发生改变时禁止使用。（8）如正在使用其他药品，使用本品前请咨询医师或药师。（9）如需大剂量给药，一定要在医师的安全监控下使用。（10）给药后及给药中出现过敏反应时，应及时用乙醇擦净用药部位后再用清水清洗干净。（11）对本品过敏者禁用，过敏体质者慎用。（12）本品中含有草乌、天南星、半夏、川乌、三分三、雪上一枝蒿。

【贮　　藏】密封保存。
【包　　装】塑料瓶装。
【有 效 期】18个月。
【生产单位】楚雄彝族自治州中医医院

本制剂仅限本医疗机构使用

跌打止痛药酒

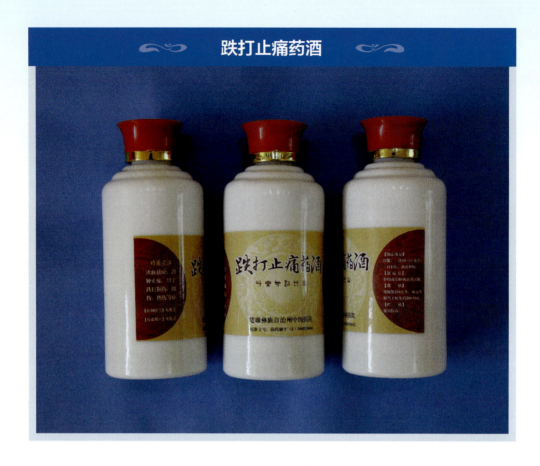

- 【药品名称】跌打止痛药酒（赌折农高者清）Dieda Zhitong Yaojiu
- 【批准文号】滇药制字（Z）05E02504号
- 【执行标准】滇ZJGF/2005-902
- 【处方组成】苏木、姜黄、白术、防风、茯苓、甘草、莪术、牛膝、杜仲、白芍、赤芍、伸筋草、羌活、黄芪、白芷、桃仁、独活、桑寄生、归尾、川芎、血竭、续断、熟地、红糖、红花、大黄、郁金、黑骨头、三七、党参、骨碎补、透骨草、麝香、五爪金龙，辅料为高粱酒。
- 【性　　状】本品为黄棕色至红棕色澄清液体，久置有少量沉淀；气香，味辛苦、微甜。
- 【功能主治】中医：活血祛瘀，消肿止痛。用于跌打损伤，扭伤，挫伤等症。
  彝医：苏蜡处灯，朋西农依，堵早高折，世早，塔早塔牌则苏。
- 【规　　格】每1毫升相当于饮片0.08g。250毫升/瓶。
- 【用法用量】口服。一次10~15毫升，一日2次，或遵医嘱。
- 【不良反应】尚不明确。
- 【禁　　忌】（1）孕妇、小儿和心脏病患者忌服。（2）乙醇过敏者禁用。
- 【注意事项】（1）本品如有少量沉淀，属于正常现象，可摇匀直接服用。（2）本品性状发生改变时禁止使用。（3）药品保存时应避免高温和阳光直射。（4）请将本品放在儿童不能接触的地方。（5）服药期间不得驾驶机、车、船，从事高空作业、机械作业及操作精密仪器。（6）使用前检查包装的完整性、密封性，标签脱落、字迹污损不能辨认、瓶盖松动、有异物、漏液、瓶壁有裂痕、悬浮物时不得使用。（7）如正在使用其他药品，使用本品前请咨询医师或药师。（8）对本品过敏者禁用，过敏体质者慎用。

【贮　　藏】密封保存。
【包　　装】玻璃瓶装。
【有 效 期】18个月。
【生产单位】楚雄彝族自治州中医医院

本制剂仅限本医疗机构使用

腰椎合剂

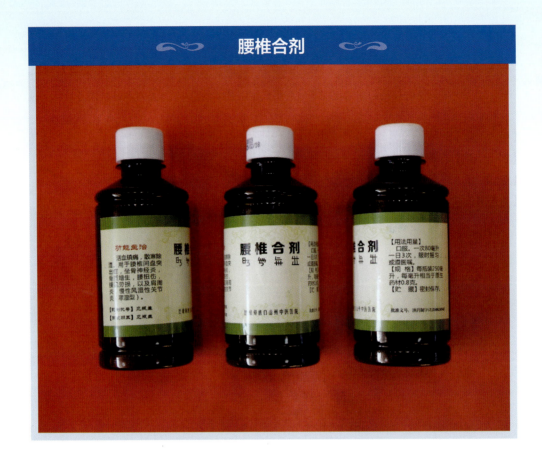

- 【药品名称】腰椎合剂（众农清母）Yaozhui Heji
- 【批准文号】滇药制字（Z）05E02494号
- 【执行标准】滇ZJGF/2005-892
- 【处方组成】地龙、羌活、香附、炙甘草、当归、川芎、苍术、桃仁、红花、延胡索、三七、细辛、车前子、没药、制川乌，辅料为苯甲酸钠、羟苯乙酯、阿司帕坦。
- 【性　　状】本品为黄棕色或棕色液体，有少量沉淀；气香、味苦、甜。
- 【功能主治】中医：活血镇痛，散寒除湿。用于腰椎间盘突出症，坐骨神经炎，骨质增生，腰扭伤，腰肌劳损，肩周炎，慢性风湿性关节炎（寒湿型）。

  彝医：苏蜡农依，巧呗资干。众呗书部朵摸农，股书简农真，乌助乃朵，众叹劝农低万跑农真，木奴博期节蜡农真（以猫苏）则苏。
- 【规　　格】每1毫升相当于饮片0.8g。250毫升/瓶。
- 【用法用量】口服。一日3次，一次80毫升，服时摇匀；或遵医嘱。
- 【不良反应】尚不明确。
- 【禁　　忌】（1）孕妇及经期、哺乳期妇女禁服。（2）感冒发热，阴虚火旺者禁服。
- 【注意事项】（1）不宜与半夏、瓜蒌、天花粉、贝母、白蔹、白及等中药及其含有上述成分的药品同用。（2）服药期间忌烟酒、辛辣、酸冷、油腻及不易消化食物。（3）本品性状发生改变时禁止使用。（4）药品保存时应避免高温和阳光直射。（5）使用前检查包装的完整性、密封性，标签脱落、字迹污损不能辨认、瓶盖松动、有异物、漏液、瓶壁有裂痕时不得使用。（6）儿童、年老体弱者、高血压及糖尿病患者应在医师指导下服用。（7）儿童必须在成人监护下使用。（8）请将本品放在儿童不能接触的地方。（9）如正在使用其他药品，使用本品前请咨询医师或药师。（10）本品久置会有少量沉淀，服前可摇匀使用。（11）本品含药材细辛及制川乌，不宜久服，建议在服药期间注意监测肾功能指标。（12）对本品过敏者禁用，过敏体质者慎用。

【贮　　藏】密封保存。
【包　　装】塑料瓶装。
【有 效 期】18个月。
【生产单位】楚雄彝族自治州中医医院

本制剂仅限本医疗机构使用

二、肛肠科

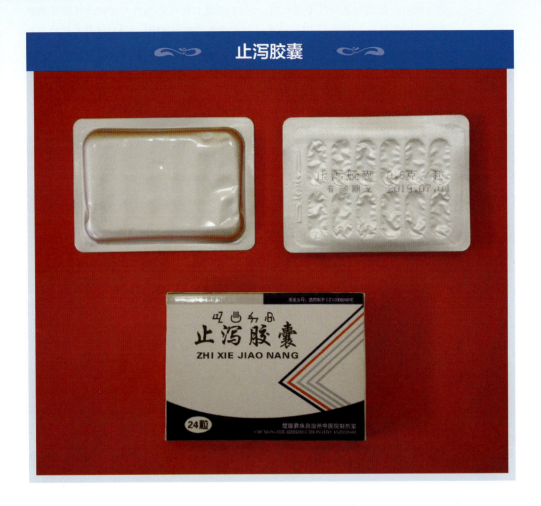

止泻胶囊

【药品名称】止泻胶囊（沃穷起露）Zhixie Jiaonang

【批准文号】滇药制字（Z）05E02481号

【执行标准】滇ZJGF/2005-879

【处方组成】草血竭、苍术（麸炒）、老鹳草、岩陀，辅料为玉米淀粉。

【性　　状】本品为胶囊剂，内容物为黄棕色至棕褐色颗粒及粉末；气香，味苦、涩。

【功能主治】中医：健脾燥湿，收敛止泻。用于腹泻、水泻，消化不良，急、慢性肠炎，过敏性肠炎见上述证候者。

彝医：呆课马从，饿求高侬。五农里、勒苏，饿朋苏，五马朵马呗塔来东饿求、以求则苏。

【规　　格】每粒装0.5g（相当于饮片1.4g）。每盒2板，每板12粒。

【用法用量】口服。一次2粒，一日2~3次，温开水送服，小儿减量；或遵医嘱。

【不良反应】尚不明确。

【禁　　忌】尚不明确。

【注意事项】（1）痢疾初期，里急后重者慎用。（2）服药期间忌烟酒、辛辣、酸冷、油腻及不易消化食物。（3）孕妇、哺乳期妇女慎用。（4）儿童必须在成人监护下服用或遵医嘱。（5）本品性状发生改变时禁止使用。（6）药品保存时应避免高温和阳光直射。（7）如正在使用其他药品，使用本品前请咨询医师或药师。（8）服用后症状加重或者无缓解，应立即停药并去医院就诊。（9）对本品过敏者禁用，过敏体质者慎用。

【贮　　藏】密封，置干燥处。

【包　　装】铝塑包装。

【有 效 期】24个月。

【生产单位】楚雄彝族自治州中医医院

本制剂仅限本医疗机构使用

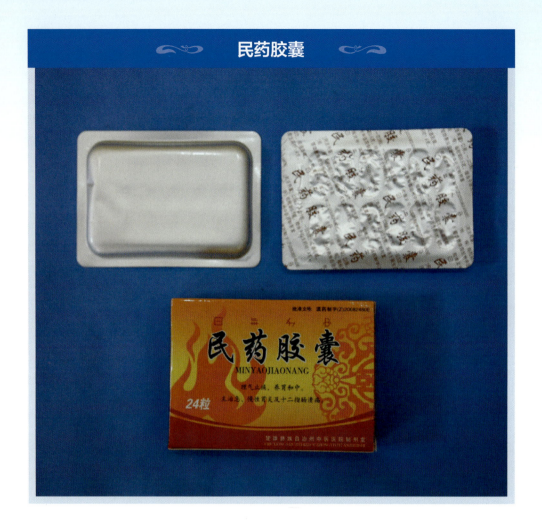

【药品名称】民药胶囊（鲁清起露）Minyao Jiaonang

【批准文号】滇药制字（Z）05E02480号

【执行标准】滇ZJGF/2005-878

【处方组成】羊耳菊、小儿腹痛草、甘草、土木香，辅料为玉米淀粉。

【性　　状】本品为胶囊剂，内容物为黄棕色至棕褐色颗粒及粉末；气香，味苦。

【功能主治】中医：理气止痛，养得和中。用于急、慢性胃炎及十二指肠溃疡见上述症候者。

　　　　　　彝医：散赞农侬，物刀塞叨。物莫农低物松农侬衣里、勒牌般苏年。

【规　　格】每粒袋0.5g（相当于饮片1.4g）。每盒2板，每板12粒。

【用法用量】口服，一日3次，一次2粒，或遵医嘱。

【不良反应】尚不明确。

【禁　　忌】尚不明确。

【注意事项】（1）服药期间忌烟酒、辛辣、酸冷、油腻及不易消化食物。（2）儿童、孕妇、哺乳期妇女应在医师指导下服用。（3）儿童必须在成人监护下服用。（4）本品性状发生改变时禁止使用。（5）药品保存时应避免高温和阳光直射。（6）请将本品放在儿童不能接触的地方。（7）脾胃虚寒者慎用。（8）如正在使用其他药品，使用本品前请咨询医师或药师。（9）服用后症状加重或者无缓解，应立即停药并去医院就诊。（10）对本品过敏者禁用，过敏体质者慎用。

【贮　　藏】密封，置干燥处。

【包　　装】铝塑包装。

【有 效 期】24个月。

【生产单位】楚雄彝族自治州中医医院

本制剂仅限本医疗机构使用

便血合剂

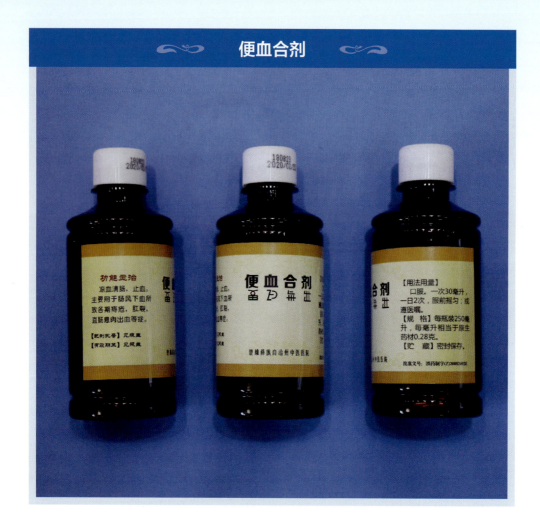

【药品名称】便血合剂（苏哩清母）Bianxue Heji

【批准文号】滇药制字（Z）05E02492号

【执行标准】滇ZJGF/2005-890

【处方组成】当归炭、生地黄炭、地榆炭、槐花炭、枳壳（麸炒）、黄芩炭、侧柏炭、甘草，辅料为苯甲酸钠、羟苯乙酯、阿司帕坦。

【性　　状】本品为红棕色至棕褐色液体，有少量沉淀；气香，味苦、涩。

【功能主治】中医：凉血清肠，止血。主要用于肠风下血所致各期痔疮，肛裂。

　　　　　　彝医：苏甲五简，样侬。五猫者苏朵批棹五猫农早、批棹必塔则苏。

【规　　格】每1毫升相当于饮片0.23g。250毫升/瓶。

【用法用量】口服。一次30毫升，一日2次，服前摇匀；或遵医嘱。

【不良反应】尚不明确。

【禁　　忌】尚不明确。

【注意事项】（1）服药期间忌烟酒、辛辣、酸冷、油腻及不易消化食物。（2）儿童、孕妇、哺乳期妇女、年老体弱者、高血压及糖尿病患者应在医师指导下服用。（3）药品保存时应避免高温和阳光直射。（4）使用前检查包装的完整性、密封性，标签脱落、字迹污损不能辨认、瓶盖松动、有异物、漏液、瓶壁有裂痕时不得使用。（5）儿童必须在成人监护下使用。（6）请将本品放在儿童不能接触的地方。（7）本品性状发生改变时禁止使用。（8）如正在使用其他药品，使用本品前请咨询医师或药师。（9）对本品过敏者禁用，过敏体质者慎用。

【贮　　藏】密封保存。
【包　　装】塑料瓶装。
【有 效 期】18个月。
【生产单位】楚雄彝族自治州中医医院

本制剂仅限本医疗机构使用

痔消洗剂

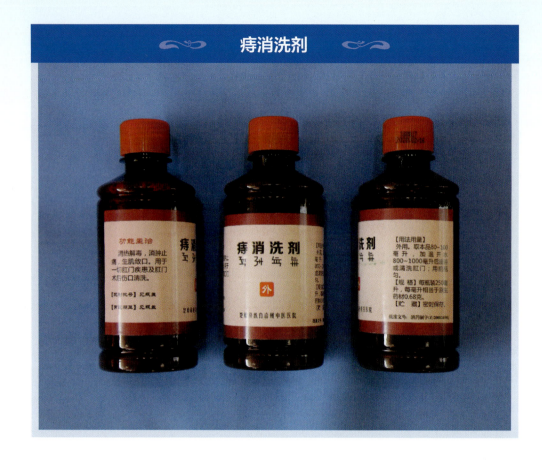

- 【药品名称】痔消洗剂 Zhixiao Xiji
- 【批准文号】滇药制字（Z）05E02499号
- 【执行标准】滇ZJGF/2005-897
- 【处方组成】苦参、生黄柏、桃仁、五倍子、蛇床子等。
- 【性　　状】本品为黄棕色至棕红色液体，有摇之即散的沉淀，具冰片的清凉气。
- 【功能主治】清热解毒，消肿止痛，生肌敛口。用于一切肛门疾患及肛门术后伤口清洗。
- 【规　　格】每瓶装250毫升，每毫升相当于原生药材0.68克。
- 【用法用量】外用。取本品80～100毫升，加温开水800～1000毫升后坐浴或清洗肛门；用前摇匀。
- 【禁　　忌】禁用于缝合伤口的清洗。
- 【贮　　藏】密封保存。
- 【有 效 期】半年。
- 【生产单位】楚雄彝族自治州中医医院

本制剂仅限本医疗机构使用

三、肺病科

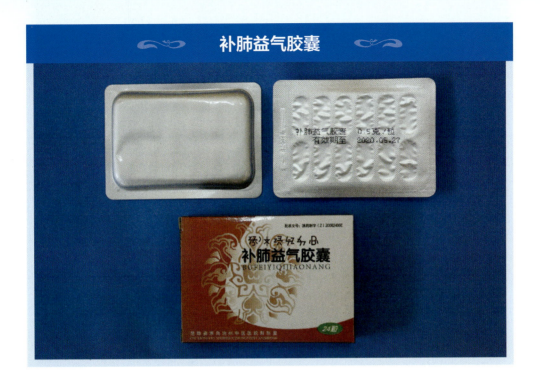

【药品名称】补肺益气胶囊 Bufei Yiqi Jiaonang
【批准文号】滇药制字（Z）05E02486号
【执行标准】滇ZJGF/2005-884
【处方组成】西洋参。
【功能主治】补肺阴，降虚火，养胃生津。主治肺虚久咳，咯血，热病伤阴，咽干口渴。
【规　　格】每粒装0.5克。
【用法用量】口服。一次2～4粒，一日3次；或遵医嘱。
【禁　　忌】实热症者忌服。
【注意事项】（1）服本品时不宜同时服用藜芦、五灵脂、皂荚或其制剂。（2）高血压、感冒发热患者慎用。（3）本品宜饭前服用，慎食萝卜及生冷饮食。
【贮　　藏】密封。
【有 效 期】两年。
【生产单位】楚雄彝族自治州中医医院
　　　　　　本制剂仅限本医疗机构使用

咽舒合剂（彝咽舒合剂）

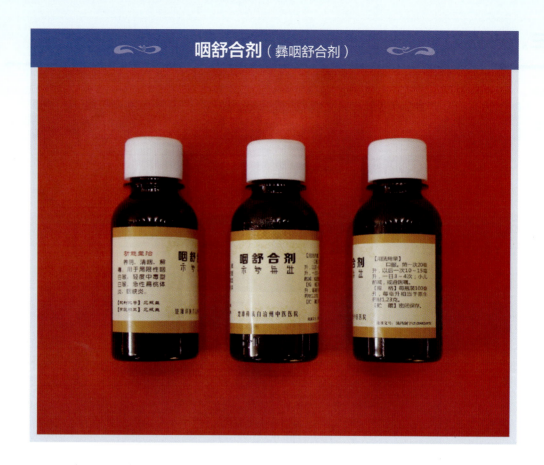

- 【药品名称】咽舒合剂（彝咽舒合剂，椤农清母）Yanshu Heji
- 【批准文号】滇药制字（Z）05E02497号
- 【执行标准】滇ZJGF/2005-895
- 【处方组成】地黄、麦冬、玄参、连翘、黄芩、射干，辅料为乙醇、苯甲酸钠。
- 【性　　状】本品为红棕色至棕褐色澄清液体；气香，味苦。
- 【功能主治】中医：养阴，清咽，解毒。用于局限性咽白喉，轻度中毒型白喉，急性扁桃体炎，咽峡炎。

  彝医：巧刀，勒简，冻起。勒农曲贤农早，冻早老摸曲贤农；博米期勒之真，勒席真则苏。
- 【规　　格】每1毫升相当于饮片1.43g。100毫升/瓶。
- 【用法用量】口服。第一次20毫升，以后一次10～15毫升，一日3～4次，小儿酌减，或遵医嘱。
- 【不良反应】尚不明确。
- 【禁　　忌】尚不明确。
- 【注意事项】（1）服药期间忌烟酒、辛辣、酸冷、油腻及不易消化食物。（2）脾胃虚寒症见腹痛、喜暖、泄泻者慎用。（3）儿童、孕妇、哺乳期妇女、年老体弱者、高血压及糖尿病患者应在医师指导下服用。（4）药品保存时应避免高温和阳光直射。

（5）使用前检查包装的完整性、密封性，标签脱落、字迹污损不能辨认、瓶盖松动、有异物、漏液、瓶壁有裂痕时不得使用。（6）儿童必须在成人监护下使用。（7）请将本品放在儿童不能接触的地方。（8）本品性状发生改变时禁止使用。（9）如正在使用其他药品，使用本品前请咨询医师或药师。（10）服用3天症状加重或者无缓解，应立即停药并去医院就诊。（11）本品含服效果更佳，可含服后缓慢下咽，并在20分钟内不喝水。（12）服药期间不宜同用温补性中成药。（13）对本品过敏者禁用，过敏体质者慎用。

【贮　　藏】密封保存。

【包　　装】塑料瓶装。

【有 效 期】18个月。

【生产单位】楚雄彝族自治州中医医院

本制剂仅限本医疗机构使用

复方银翘解毒胶囊

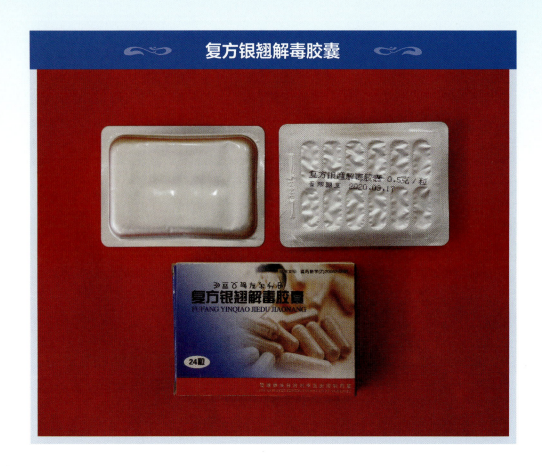

【药品名称】复方银翘解毒胶囊（吐文则博动其起露）Fufang Yinqiao Jiedu Jiaonang

【批准文号】滇药制字（Z）05E02484号

【执行标准】滇ZJGF/2005-882

【处方组成】金银花、连翘、淡豆豉、荆芥、桔梗、淡竹叶、牛蒡子、甘草、芦根、薄荷素油、金果榄、板蓝根，辅料为玉米淀粉。

【性　　状】本品为胶囊剂，内容物为黄棕色至棕褐色颗粒及粉末；有薄荷的特殊香气，味辛、苦。

【功能主治】中医：辛凉解表，清热解毒。用于风热感冒，发热头痛，咳嗽，口干，咽喉疼痛。
彝医：朋甲股起，奴甲冻起。助呗贤苏，窝都农苏，助苏，以西，勒呗农苏则苏。

【规　　格】每粒装0.5g（相当于饮片1.35g）。每盒2板，每板12粒。

【用法用量】口服。一日3次，一次2～4粒，或遵医嘱。

【不良反应】尚不明确。

【禁　　忌】尚不明确。

【注意事项】（1）服药期间忌烟酒、辛辣、酸冷、油腻及不易消化食物。（2）不宜在服药期间同时服用滋补性中成药。（3）脾胃虚寒症见腹痛、喜暖、泄泻者慎用。（4）孕妇、哺乳期妇女慎用。（5）儿童必须在成人监护下服用或遵医嘱。（6）本品性状发生改变时禁止使用。（7）药品保存时应避免高温和阳光直射。（8）请将本品放在儿童不能接触的地方。（9）如正在使用其他药品，使用本品前请咨询医师或药师。（10）服用后症状加重或者无缓解，应立即停药并去医院就诊。（11）对本品过敏者禁用，过敏体质者慎用。

【贮　　藏】密封，置干燥处。
【包　　装】铝塑包装。
【有 效 期】24个月。
【生产单位】楚雄彝族自治州中医医院

本制剂仅限本医疗机构使用

复方清火栀麦胶囊

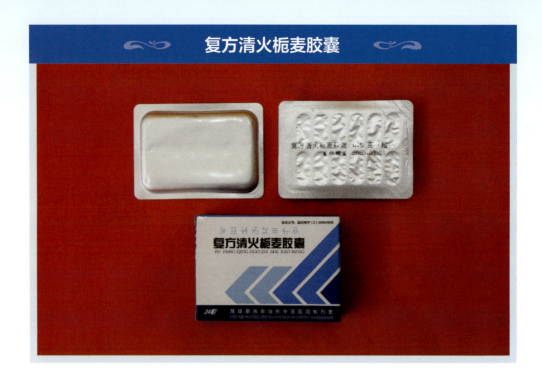

- 【药品名称】复方清火栀麦胶囊（硕罗说博努甲起露）Fufang Qinghuo Zhimai Jiaonang
- 【批准文号】滇药制字（Z）05E02483号
- 【执行标准】滇ZJGF/2005-881
- 【处方组成】穿心莲、栀子、麦冬、桔梗、射干，辅料为玉米淀粉。
- 【性　　状】本品为胶囊剂，内容物为黄绿色至黄棕色颗粒及粉末；气微，味极苦。
- 【功能主治】中医：清热解毒，凉血消肿。用于咽喉肿痛，发热，牙痛，目赤。
  彝医：奴甲冻起，苏甲朋西。勒呗朋农，从奴，者农，南奶则苏。
- 【规　　格】每粒装0.5g（相当于饮片1.65g）。每盒2板，每板12粒。
- 【用法用量】口服。一日2次，一次2粒，或遵医嘱。
- 【不良反应】尚不明确。
- 【禁　　忌】尚不明确。
- 【注意事项】（1）服药期间忌烟酒、辛辣、酸冷、油腻及不易消化食物。（2）服药期间不宜同时服用温热性药物。（3）脾胃虚寒症见腹痛、喜暖、泄泻者慎用。（4）孕妇、哺乳期妇女慎用。（5）儿童必须在成人监护下服用或遵医嘱。（6）本品性状发生改变时禁止使用。（7）药品保存时应避免高温和阳光直射。（8）对本品过敏者禁用，过敏体质者慎用。
- 【贮　　藏】密封，置干燥处。
- 【包　　装】铝塑包装。
- 【有 效 期】24个月。
- 【生产单位】楚雄彝族自治州中医医院
  本制剂仅限本医疗机构使用

四、妇科

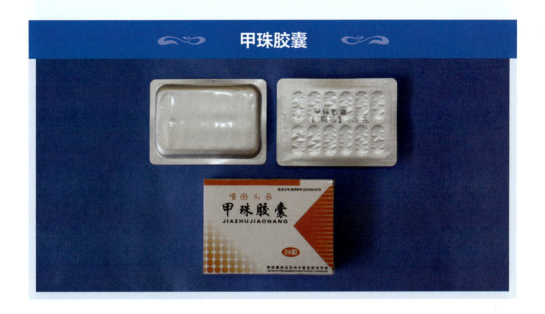

- 【药品名称】甲珠胶囊（腮莫起露）Jiazhu Jiaonang
- 【批准文号】滇药制字（Z）05E02487号
- 【执行标准】滇ZJGF/2005-885
- 【处方组成】炮山甲，辅料为玉米淀粉。
- 【性　　状】本品为胶囊剂，内容物为黄白色至黄棕色粉末；气微腥，味淡。
- 【功能主治】中医：通经下乳，消肿排脓，搜风通络。用于经闭，症瘕，乳汁不通，痈肿疮毒。
  彝医：亿求八咋，朋西得朵，木奴干求，亿醋马求，八以马咋，农朋波摸则苏。
- 【规　　格】每粒装0.3g（含饮片0.3g）。每盒2板，每板12粒。
- 【用法用量】口服。一次4～6粒，一日3次，或遵医嘱。
- 【不良反应】尚不明确。
- 【禁　　忌】孕妇禁用。
- 【注意事项】（1）服药期间忌烟酒、辛辣、酸冷、油腻及不易消化食物。（2）儿童、哺乳期妇女、年老体弱者、高血压及糖尿病患者应在医师指导下服用。（3）本品性状发生改变时禁止使用。（4）药品保存时应避免高温和阳光直射。（5）儿童必须在成人监护下使用。（6）请将本品放在儿童不能接触的地方。（7）如正在使用其他药品，使用本品前请咨询医师或药师。（8）对本品过敏者禁用，过敏体质者慎用。
- 【贮　　藏】密封，置干燥处。
- 【包　　装】铝塑包装。
- 【有 效 期】24个月。
- 【生产单位】楚雄彝族自治州中医医院

　　　　　　本制剂仅限本医疗机构使用

复方蛇黄洗剂

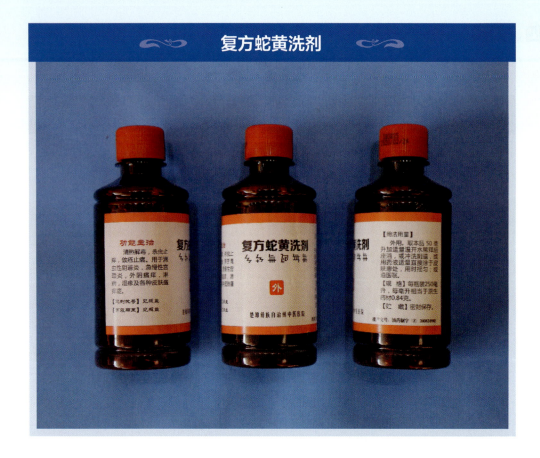

- 【药品名称】复方蛇黄洗剂（深申清博青清）Fufang Shehuang Xiji
- 【批准文号】滇药制字（Z）05E02498号
- 【执行标准】滇ZJGF/2005-896
- 【处方组成】金银花、黄柏、苦参、蛇床子、花椒、苍术、苏木、冰片、土茯苓，辅料为浓氨溶液、苯甲酸钠、羟苯乙酯。
- 【性　　状】本品为红棕色至棕褐色液体，有少量沉淀；具冰片的芳香气。
- 【功能主治】中医：清热解毒，杀虫止痒，敛疮止痛。用于滴虫性阴道炎，急慢性宫颈炎，外阴瘙痒，淋病，湿疹及各种皮肤瘙痒症。

  彝医：奴甲冻起，部冻优侬，波摸劝农。棹必故部找真里勒棹必农真，棹必优苏，自样，低朵苏低起优苏超牌塔则样。
- 【规　　格】每1毫升相当于饮片0.66g。250毫升/瓶。
- 【用法用量】外用。取本品50毫升加适量温开水稀释后坐浴，或冲洗阴道，或用药液适量直接涂于皮肤患处，用时摇匀；或遵医嘱。
- 【不良反应】极少数患者用药后患处可能出现短暂疼痛，停药后即止。
- 【禁　　忌】（1）孕妇忌用。（2）创伤破皮或溃疡者忌用。
- 【注意事项】（1）本品为外用药，禁止内服。（2）药品保存时应避免高温和阳光直射。

（3）请将本品放在儿童不能接触的地方。（4）使用前检查包装的完整性、密封性，标签脱落、字迹污损不能辨认、瓶盖松动、有异物、漏液、瓶壁有裂痕时不得使用。（5）儿童必须在成人监护下使用。（6）本品性状发生改变时禁止使用。（7）本品有沉淀，使用前请摇匀。（8）对本品过敏者禁用，过敏体质者慎用。

【贮　　藏】密封保存。

【包　　装】塑料瓶装。

【有 效 期】18个月。

【生产单位】楚雄彝族自治州中医医院

本制剂仅限本医疗机构使用

益母草合剂

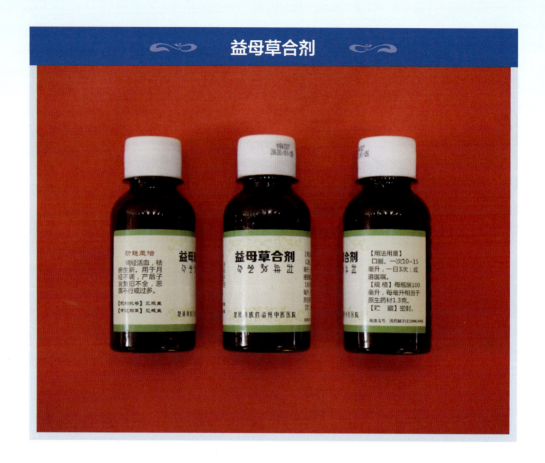

【药品名称】益母草合剂（咪则施清母）Yimucao Heji

【批准文号】滇药制字（Z）05E02496号

【执行标准】滇ZJGF/2005-894

【处方组成】益母草、红糖，辅料为苯甲酸钠、羟苯乙酯。

【性　　状】本品为标褐色澄清液体，久置可有微量沉淀；气香，味甜，微苦。

【功能主治】中医：调经活血，祛瘀生新。用于月经不调，产后子宫复旧不全，恶露不行或过多。

彝医：亿巷苏蜡，苏处马找，亿来马哄，农亿股农带课马曹，自呗求马依则苏。

【规　　格】每1毫升相当于饮片1.3g。100毫升/瓶。

【用法用量】口服。一次10～15毫升，一日3次，或遵医嘱。

【不良反应】尚不明确。

【禁　　忌】孕妇禁用。

【注意事项】（1）服药期间忌烟酒、辛辣、酸冷、油腻及不易消化食物。（2）月经过多者不宜服用本品。（3）儿童、哺乳期妇女、年老体弱者、高血压及糖尿病患者应在医师指导下服用。（4）本品性状发生改变时禁止使用。（5）药品保存时应避免高温和阳光直射。（6）使用前检查包装的完整性、密封性，标签脱落、字迹污损不能辨认、瓶盖松动、有异物、漏液、瓶壁有裂痕时不得使用。（7）儿童必须在成人监护下使用。（8）请将本品放在儿童不能接触的地方。（9）如正在使用其他药品，使用本品前请咨询医师或药师。（10）感冒时不宜服用。（11）对本品过敏者禁用，过敏体质者慎用。

【贮　　藏】密封保存。
【包　　装】塑料瓶装。
【有 效 期】18个月。
【生产单位】楚雄彝族自治州中医医院

本制剂仅限本医疗机构使用

五、泌尿科

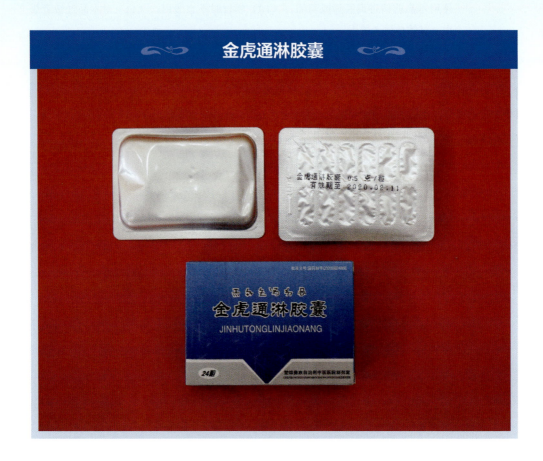

【药品名称】金虎通淋胶囊（申罗穷起露）Jinhu Tonglin Jiaonang

【批准文号】滇药制字（Z）05E02488号

【执行标准】滇ZJGF/2005-886

【处方组成】金钱草、萹蓄、瞿麦、木通、车前子、虎杖、大黄、土茯苓、金银花，辅料为玉米淀粉。

【性　　状】本品为胶囊剂，内容物为黄棕色至棕褐色颗粒及粉末；气微，味苦。

【功能主治】中医：清热利湿，通淋止痛。用于泌尿系统感染。

彝医：奴甲资课，自样农侬。自样核苏牌塔则苏。

【规　　格】每粒装0.5g（相当于饮片0.63g）。每盒2板，每板12粒。

【用法用量】口服。一次2～4粒，一日3～4次，或遵医嘱。

【不良反应】偶有胃部不适，轻度腹泻。

【禁　　忌】尚不明确。

【注意事项】（1）妊娠、哺乳期妇女慎用。（2）小儿、年老体虚者、脾胃虚弱者慎用。（3）服药期间忌烟酒、辛辣、酸冷、油腻及不易消化食物。（4）本品性状发生改变时禁止使用。（5）用药期间宜增加饮水量。（6）儿童必须在成人监护下使用。（7）请将本品放在儿童不能接触的地方。（8）药品保存时应避免高温和阳光直射。（9）如正在使用其他药品，使用本品前请咨询医师或药师。（10）对本品过敏者禁用，过敏体质者慎用。

【贮　　藏】密封，置干燥处保存。

【包　　装】铝塑包装。

【有 效 期】24个月。

【生产单位】楚雄彝族自治州中医医院

本制剂仅限本医疗机构使用

金鬃排石合剂

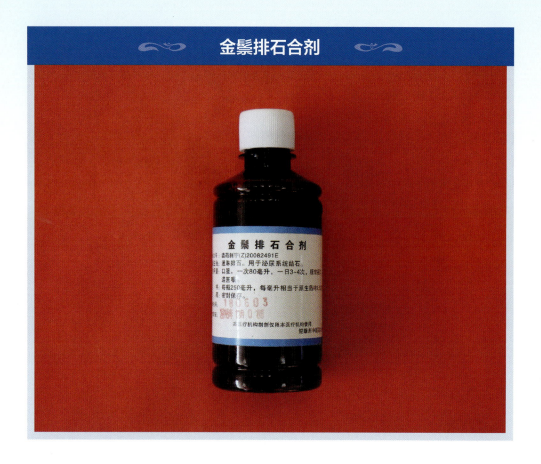

- 【药品名称】金鬃排石合剂（申母罗特清母）Jinzong Paishi Heji
- 【批准文号】滇药制字（Z）05E02491号
- 【执行标准】滇ZJGF/2005-889
- 【处方组成】金钱草、海金沙、猪鬃草、莪术、石苇、车前子，辅料为苯甲酸钠、羟苯乙酯、阿司帕坦。
- 【性　　状】本品为棕色至棕褐色液体，有少量沉淀；气微香，味苦、甜。
- 【功能主治】中医：通淋排石。用于泌尿系统结石。

  彝医：自样罗采。自样核罗得塔则苏。
- 【规　　格】每1毫升相当于饮片0.42g。250毫升/瓶。
- 【用法用量】口服。一次80毫升，一日3～4次，服前摇匀；或遵医嘱。
- 【不良反应】（1）偶有胃部不适、轻度腹泻。（2）长期服用可能出现疲乏、无力。
- 【禁　　忌】妊娠、哺乳期妇女禁用。
- 【注意事项】（1）服药期间忌烟酒、辛辣、酸冷、油腻及不易消化食物。（2）儿童、年老体弱者、高血压及糖尿病患者应在医师指导下服用。（3）本品性状发生改变时禁止使用。（4）药品保存时应避免高温和阳光直射。（5）使用前检查包装的完整性、密封性，标签脱落、字迹污损不能辨认、瓶盖松动、有异物、漏液、瓶壁有裂痕时不得使用。

（6）用药期间宜增加饮水量。（7）儿童必须在成人监护下使用。（8）请将本品放在儿童不能接触的地方。（9）如正在使用其他药品，使用本品前请咨询医师或药师。（10）对本品过敏者禁用，过敏体质者慎用。

【贮　　藏】密封保存。

【包　　装】塑料瓶装。

【有 效 期】18个月。

【生产单位】楚雄彝族自治州中医医院

本制剂仅限本医疗机构使用

金鬃排石胶囊

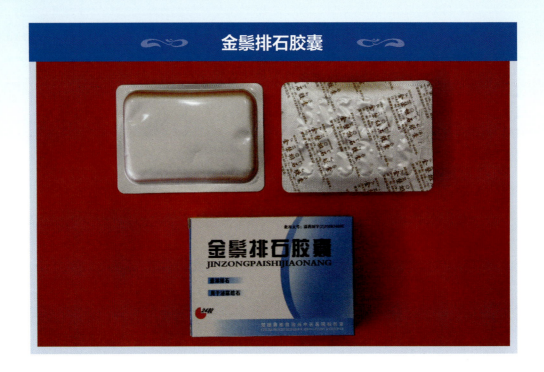

- 【药品名称】金鬃排石胶囊（申母罗特起露）Jinzong Paishi Jiaonang
- 【批准文号】滇药制字（Z）05E02489号
- 【执行标准】滇ZJGF/2005-887
- 【处方组成】金钱草、海金沙、三棱、莪术、车前子、猪鬃草，辅料为玉米淀粉。
- 【性　　状】本品为胶囊剂，内容物为灰棕色至黄棕色颗粒及粉末；气香，味微苦。
- 【功能主治】中医：通淋排石。用于泌尿系统结石。
  彝医；自样罗采。自样核罗得塔则苏。
- 【规　　格】每粒装0.5g（相当于饮片2.55g）。每盒2板，每板12粒。
- 【用法用量】口服。一次2～4粒，一日3～4次，或遵医嘱。
- 【不良反应】（1）偶有胃部不适、轻度腹泻。（2）部分患者长期服用可能出现疲乏、无力。
- 【禁　　忌】妊娠、哺乳期妇女禁用。
- 【注意事项】（1）服药期间忌烟酒、辛辣、酸冷、油腻及不易消化食物。（2）儿童、年老体弱者、高血压及糖尿病患者应在医师指导下服用。（3）儿童必须在成人监护下服用或遵医嘱。（4）药品保存时应避免高温和阳光直射。（5）用药期间宜增加饮水量。（6）请将本品放在儿童不能接触的地方。（7）本品性状发生改变时禁止使用。（8）如正在使用其他药品，使用本品前请咨询医师或药师。（9）对本品过敏者禁用，过敏体质者慎用。
- 【贮　　藏】密封，置干燥处。
- 【包　　装】铝塑包装。
- 【有 效 期】24个月。
- 【生产单位】楚雄彝族自治州中医医院
  本制剂仅限本医疗机构使用

六、肾病科

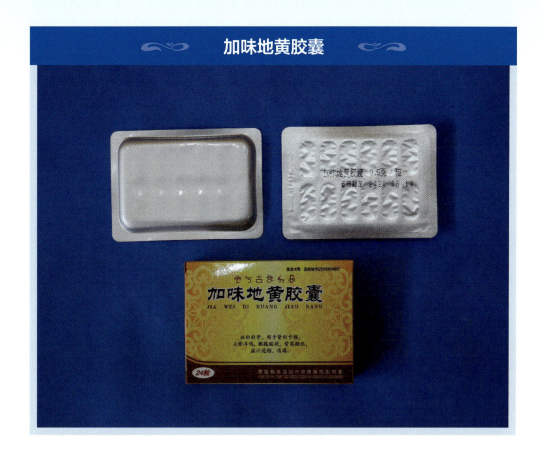

加味地黄胶囊

【药品名称】加味地黄胶囊（咪安大博苏起露）Jiawei Dihuang Jiaonang

【批准文号】滇药制字（Z）05E02482号

【执行标准】滇ZJGF/2005-880

【处方组成】熟地黄、牡丹皮、山药、淫羊藿、山茱萸、泽泻、茯苓、肉苁蓉，辅料为玉米淀粉。

【性　　状】本品为胶囊剂，内容物为黄棕色至棕褐色颗粒及粉末；气香，味酸、微苦。

【功能主治】中医：滋阴补肾。用于肾阴亏损，头晕耳鸣，腰膝酸软，骨蒸潮热，盗汗遗精，消渴。

彝医：巧哦屋课。屋巧各红，毛依部，节众窝希，乌故散从，介朵衣采，以似则苏。

【规　　格】每粒装0.5g（相当于饮片1.85g）。每盒2板，每板12粒。

【用法用量】口服。一日2次，一次2～3粒，或遵医嘱。

【不良反应】尚不明确。

【禁　　忌】感冒发热患者禁服。

【注意事项】（1）肾阳虚者慎用。（2）禁酸冷油腻及不易消化食品。（3）药品保存时应避免高温和阳光直射。（4）儿童、孕妇、哺乳期妇女、年老体弱者、高血压及糖尿病患者应在医师指导下服用。（5）本品性状发生改变时禁止使用。（6）儿童必须在成人监护下使用。（7）请将本品放在儿童不能接触的地方。（8）如正在使用其他药品，使用本品前请咨询医师或药师。（9）服用后症状加重或者无缓解，应立即停药并去医院就诊。（10）对本品过敏者禁用，过敏体质者慎用。

【贮　　藏】密封，置干燥处。

【包　　装】铝塑包装。

【有 效 期】24个月。

【生产单位】楚雄彝族自治州中医医院

本制剂仅限本医疗机构使用

七、脾胃科

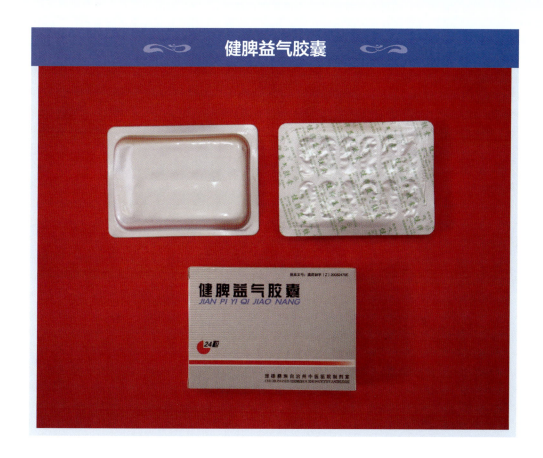

【药品名称】健脾益气胶囊（呆助散哦起露）Jianpi Yiqi Jiaonang

【批准文号】滇药制字（Z）05E02479号

【执行标准】滇ZJGF/2005-877

【处方组成】人参、茯苓、白术（麸炒）、木香、山药、白扁豆（炒）、莲子、薏苡仁（麸炒）、砂仁、桔梗、甘草，辅料为玉米淀粉。

【性　　状】本品为胶囊剂，内容物为灰棕色至黄棕色颗粒及粉末；气香，味甜。

【功能主治】中医：补脾胃，益肺气。用于脾胃虚弱，食少便溏，气短咳嗽，肢倦乏力。
　　　　　　彝医：呆物课，醋散哦。呆物马呗，宗此里能，散各塞助，期蜡窝各则苏。

【规　　格】每粒重0.5g（相当于饮片1.5g）。每盒2板，每板12粒。

【用法用量】口服。一次2～3粒，一日3次；或遵医嘱。

【药物相互作用】如与其他药物同时使用可能会发生药物相互作用，详情请咨询医师或药师。

【不良反应】尚不明确。

【禁　　忌】泄泻兼有大便不通畅，肛门有下坠感者忌服。

【注意事项】（1）服本品时不宜同时服用藜芦、五灵脂、皂荚或其制剂。（2）不宜和感冒类药同时服用。（3）不宜喝茶和吃萝卜，以免影响疗效。（4）宜饭前服用或进餐时服用。（5）儿童及高血压患者应在医师指导下服用。（6）儿童必须在成人监护下使用。（7）请将本品放在儿童不能接触的地方。（8）本品性状发生改变时禁止使用。（9）药品保存时应避免高温和阳光直射。（10）如正在使用其他药品，使用本品前请咨询医师或药师。（11）服用后症状加重或者无缓解，应立即停药并去医院就诊。（12）对本品过敏者禁用，过敏体质者慎用。

【贮　　藏】密封，置干燥处。
【包　　装】铝塑包装。
【有 效 期】24个月。
【生产单位】楚雄彝族自治州中医医院

本制剂仅限本医疗机构使用

八、补益类

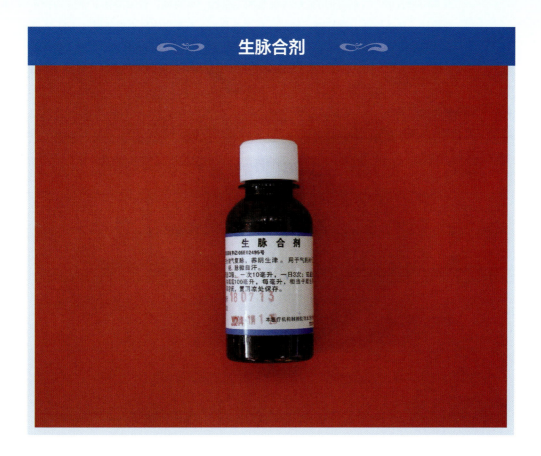

生脉合剂

【药品名称】生脉合剂(军育清母)Shengmai Heji

【批准文号】滇药制字(Z)05E02495号

【执行标准】滇ZJGF/2005-893

【处方组成】人参、麦冬、五味子、黄芪,辅料为乙醇、羟苯乙酯、蔗糖。

【性　　状】本品为黄棕色至淡红棕色澄清液体,久置可有微量沉淀;气香、味酸甜、微苦。

【功能主治】中医:益气复脉,养阴生津。用于气阴两亏,心悸气短,脉微自汗。

彝医:散赞局课,巧刀资塞。散巧尼各,尼铁散各,闷能介朵则苏。

【规　　格】每1毫升相当于饮片0.65g。100毫升/瓶。

【用法用量】口服。一次10毫升,一日3次,或遵医嘱。

【不良反应】尚不明确。

【禁　　忌】尚不明确。

【注意事项】(1)不宜同时服用藜芦、五灵脂、皂荚或含上述成分的药品;不宜喝茶和吃萝卜,以免影响药效。(2)服药期间忌烟酒、辛辣、酸冷、油腻及不易消化食物。(3)儿童、孕妇、哺乳期妇女、年老体弱者、高血压及糖尿病患者应在医师指导下服用。（4）凡脾胃虚弱，呕吐泄泻，腹胀便溏，咳嗽痰多者慎用。（5）感冒发热病人不宜服用。（6）本品性状发生改变时禁止使用。（7）药品保存时应避免高温和阳光直射。（8）使用前检查包装的完整性、密封性，标签脱落、字迹污损不能辨认、瓶盖松动、有异物、漏液、瓶壁有裂痕、有悬浮物时不得使用。（9）本品宜饭前服用。（10）儿童必须在成人监护下使用。（11）请将本品放在儿童不能接触的地方。（12）如正在使用其他药品，使用本品前请咨询医师或药师。（13）对本品过敏者禁用，过敏体质者慎用。

【贮　　藏】密闭保存。
【包　　装】塑料瓶装。
【有 效 期】18个月。
【生产单位】楚雄彝族自治州中医医院

本制剂仅限本医疗机构使用

逍遥胶囊

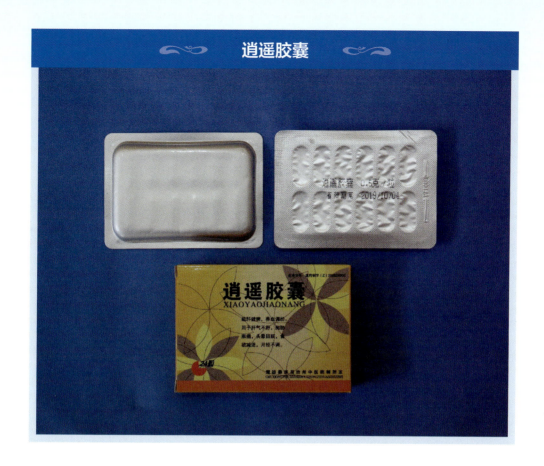

【药品名称】逍遥胶囊 Xiaoyao Jiaonang

【批准文号】滇ZJGF/2005-888

【执行标准】滇药制字（Z）05E02490号

【处方组成】当归、茯苓、柴胡。

【功能主治】疏肝健脾，养血调经。用于肝气不舒，胸肋胀痛，头晕目眩，食欲减退，月经不调。

【规　　格】每粒装0.5克，相当于原生药材1.3克。每盒2板，每板12粒。

【用法用量】口服。一次2~4粒，一日2次；或遵医嘱。

【注意事项】（1）感冒时不宜服用本品。（2）月经过多者不宜服用本品。

【贮　　藏】密封，防潮。

【包　　装】铝塑包装。

【有 效 期】两年。

【生产单位】楚雄彝族自治州中医医院

　　　　　　本制剂仅限本医疗机构使用

彝龙神韵（彝温肾药酒）

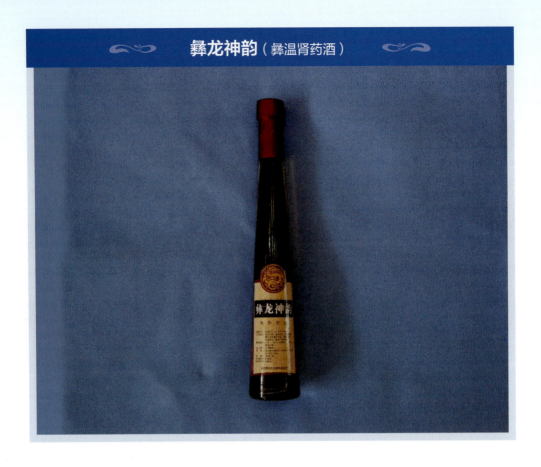

- 【药品名称】彝龙神韵（彝温肾药酒，耐噜司巧）Yilongshenyun
- 【批准文号】滇药制字（Z）05E02505号
- 【执行标准】滇ZJGF/2005-903
- 【处方组成】淫羊藿、枸杞子、巴戟天、鹿茸、大枣、肉桂、红参、红糖，辅料为高粱酒。
- 【性　　状】本品为黄棕色至淡红棕色澄清液体，久置有少量沉淀；气香，味辛苦、微甜。
- 【功能主治】中医：滋阴壮阳，温肾益气，强筋健骨。用于肾阳虚损劳伤，腰膝酸软，头晕耳鸣，阳痿早泄等症。

  彝医：课宗卡，乌从散俄，局课乌好。乌农早窝马带期众乌希，窝毛依部，宗塞卡马故塔则苏。
- 【规　　格】每1毫升相当于饮片0.12g。160毫升/瓶。
- 【用法用量】口服。一次10～20毫升，一日2次，或遵医嘱。
- 【不良反应】尚不明确。
- 【禁　　忌】小儿、孕妇、哺乳期妇女、心脏病、肝病、高血压患者忌服。
- 【注意事项】（1）年老体弱者及糖尿病患者应在医师指导下服用。（2）感冒发热病人不宜服用。（3）本品性状发生改变时禁止使用。（4）药品保存时应避免高温和阳光直射。（5）请将本品放在儿童不能接触的地方。（6）服药期间不得驾驶机、车、船，从事高空作业、机械作业及操作精密仪器。（7）使用前检查包装的完整性、密封性，标签脱落、字迹污损不能辨认、瓶盖松动、有异物、漏液、瓶壁有裂痕、有悬浮物时不得使用。（8）本品如有少量沉淀，属于正常现象，可直接服用。（9）如正在使用其他药品，使用本品前请咨询医师或药师。

【贮　　藏】密封，置阴凉处。

【包　　装】玻璃瓶装。

【有 效 期】18个月。

【生产单位】楚雄彝族自治州中医医院

本制剂仅限本医疗机构使用

九、止痛类

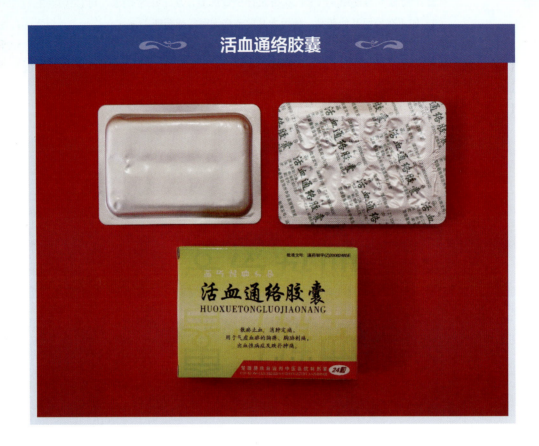

【药品名称】活血通络胶囊 Huoxue Tongluo Jiaonang
【批准文号】滇药制字（Z）05E02485号
【执行标准】滇ZJGF/2005-883
【处方组成】三七。
【功能主治】散瘀止血，消肿定痛。用于气虚血瘀的胸痹、胸胁刺痛，止血性病症及跌扑肿痛。
【规　　格】每粒装0.5克。
【用法用量】口服。一次2～6粒，一日3次；或遵医嘱。
【注意事项】孕妇慎用。
【贮　　藏】密封。
【有 效 期】两年。
【生产单位】楚雄彝族自治州中医医院
　　　　　　本制剂仅限本医疗机构使用

十、消炎类

抗炎合剂

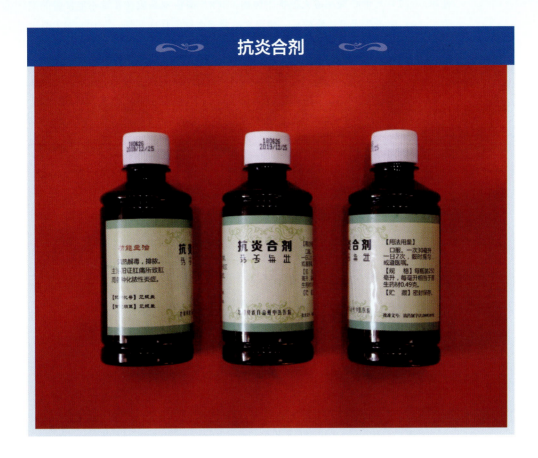

【药品名称】抗炎合剂（真仔清母）Kangyan Heji
【批准文号】滇药制字（Z）05E02493号
【执行标准】滇ZJGF/2005-891
【处方组成】金银花、牡丹皮、赤芍、蒲公英、大青叶、紫花地丁、陈皮、甘草。
【性　　状】本品为红棕色至棕褐色液体，有少量沉淀；气香，味苦、甜。
【功能主治】中医：清热解毒，排脓。主治阳证肛痛所致肛周各种化脓性炎症。
　　　　　　彝医：奴甲冻起，得朵。从塔来摸五猫农依五猫灾爬真得苏牌股苏年。
【规　　格】每1毫升相当于饮片0.43g。250毫升/瓶。
【用法用量】口服。一次30毫升，一日2次，服时摇匀；或遵医嘱。
【不良反应】偶见胃部不适或轻度腹泻。
【禁　　忌】尚不明确。
【注意事项】（1）服药期间忌烟酒、辛辣、酸冷、油腻及不易消化食物。（2）脾胃虚寒症见：腹痛、喜暖、泄泻者慎用。（3）儿童、孕妇、哺乳期妇女、年老体弱者、高血压及糖尿病患者应在医师指导下服用。（4）本品性状发生改变时禁止使用。

（5）药品保存时应避免高温和阳光直射。（6）使用前检查包装的完整性、密封性，标签脱落、字迹污损不能辨认、瓶盖松动、有异物、漏液、瓶壁有裂痕时不得使用。（7）儿童必须在成人监护下使用。（8）请将本品放在儿童不能接触的地方。（9）如正在使用其他药品，使用本品前请咨询医师或药师。（10）对本品过敏者禁用，过敏体质者慎用。

【贮　　藏】密封保存。

【包　　装】塑料瓶装。

【有 效 期】18个月。

【生产单位】楚雄彝族自治州中医医院

本制剂仅限本医疗机构使用

第三节
云南黄家医圈中医肿瘤医院（云南南疆肿瘤医院）

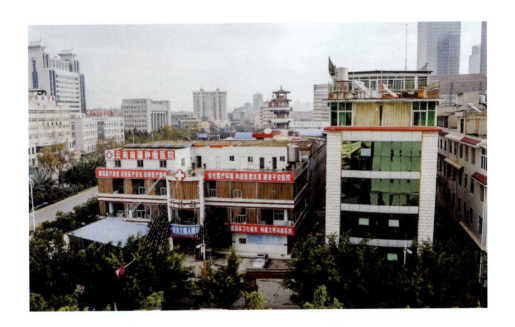

云南黄家医圈中医肿瘤医院（原云南南疆肿瘤医院）的前身为云南省军区中医肿瘤医院。建院十多年以来，在黄家医圈第八代传人黄传贵院长的领导下，以中医中药为主治疗肿瘤和疑难杂症，已形成特色和优势，在国内外享有一定知名度。据初步统计，应用中医药治疗各种癌症患者和疑难杂症近40多万人次。在近40万人次中，到医院就诊的18余万人次，覆盖面达100多个国家和地区。每年来医院就诊的境外患者约50人左右，主要来自我国的香港、台湾地区和东南亚国家，少数来自美国、加拿大、法国。

医院目前设有肿瘤科、外科、内科、中医科、核医学科、医学影像科、检验科、药剂科等学科。医院有各类医护人员45人，中高级职称20人，占44%；中医药专业27人，占60%。医院拥有床位150张。

医院制剂室积极开发黄传贵院长提供的黄家医圈祖传秘方、单方、验方，在黄院长亲自主导、亲自实验研究，并与国内外高校、研究所横向合作，已开发72个品种，其中64个药品已获医院制剂批号并应用于临床，有2个获国家批准文号，2个获省民族药批准文号，11个获成都军区医院制剂批号，12个获云南省医院制剂批准文号，3个获国家发明专利证书。"黄氏抗癌系列药"于1993年、1995年分别参加泰国、印尼"中国中医药科技成果展览会"获得12项金奖。

一、肿瘤科

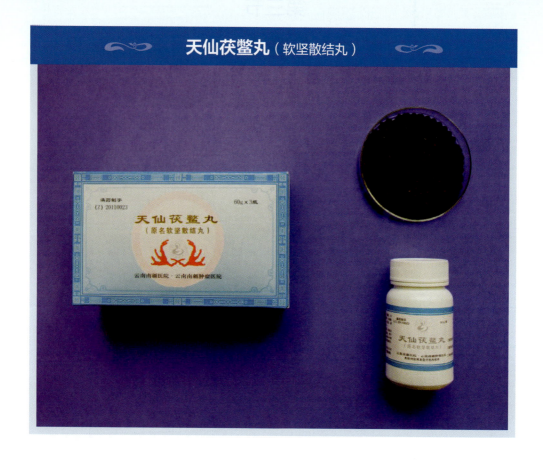

天仙茯鳖丸（软坚散结丸）

【药品名称】天仙茯鳖丸（软坚散结丸）Tianxian Fubie Wan
【批准文号】滇药制字（Z）20110023A
【执行标准】滇ZJGF/2011-053
【处方组成】天花粉、苦参、土鳖虫、白芍、紫草、仙鹤草、白花蛇舌草、半枝莲、土茯苓、香附、白术、重楼。
【性　　状】本品为棕色至棕褐色水蜜丸；味苦。
【功能主治】行气止痛，活血化瘀，软坚散结。用于治疗子宫肌瘤，乳腺小叶增生，卵巢囊肿及各脏腑良、恶性肿瘤。
【规　　格】每瓶60g，每盒3瓶。
【用法用量】一次2g，一日3次。遵医嘱服用。
【注意事项】尚不明确。
【贮　　藏】密闭，防潮。
【生产单位】云南黄家医圈中医肿瘤医院
　　　　　　本制剂仅限本医疗机构使用

复方女贞子颗粒

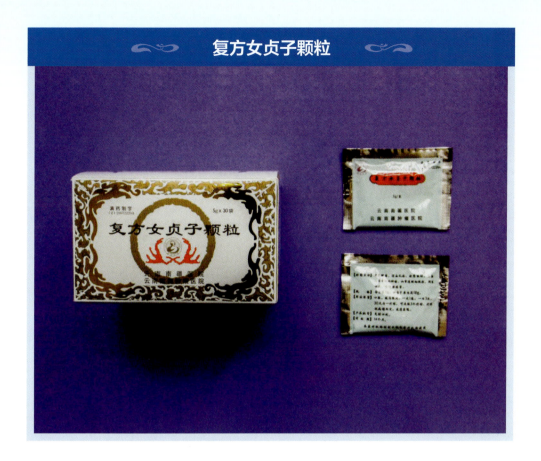

- 【药品名称】复方女贞子颗粒 Fufang Nuzhenzi Keli
- 【批准文号】滇药制字（Z）20072229A
- 【执行标准】滇ZJGF/2005-628
- 【处方组成】女贞子、鹿仙草、淫羊藿、九香虫、败酱草、黄精、金荞麦、苦参。
- 【性　　状】本品为黄棕色至深棕色颗粒；味苦。
- 【功能主治】清热解毒，活血化瘀，软坚散结。主治泌尿系统的肿瘤，如肾透明细胞癌，阴茎鳞癌，宫颈鳞癌等。
- 【规　　格】每袋重5g，每盒30袋。
- 【用法用量】口服，饭后服用。一次1袋，一日3次。30天为一疗程，可连服3个疗程，疗程视病情而定，或遵医嘱。
- 【注意事项】本品溶解后，有少量沉淀，请摇匀后服用，不影响疗效。如配合服用其他中西药物时，间隔半小时即可。
- 【贮　　藏】密封。
- 【委托单位】云南南疆医院，云南南疆肿瘤医院
- 【生产单位】云南黄家医圈制药有限公司

本制剂仅限本医疗机构使用

复方伸筋草颗粒

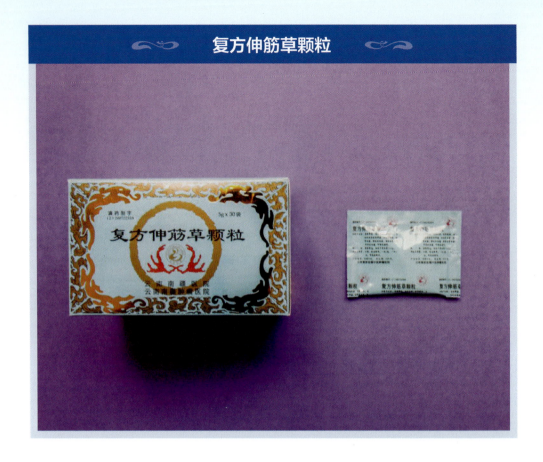

- 【药品名称】复方伸筋草颗粒 Fufang Shenjincao Keli
- 【批准文号】滇药制字（Z）20072233A
- 【执行标准】滇ZJGF/2005-632
- 【处方组成】伸筋草、苦参、延胡索、九香虫、鹿仙草、金荞麦。
- 【性　　状】本品为黄棕色至深棕色颗粒；味苦。
- 【功能主治】清热解毒，活血化瘀，软坚散结。主治运动系统的肿瘤，如成骨肉瘤，软骨肉瘤，横纹肌肉瘤，脂肪血管肉瘤，平滑肌肉瘤，纤维肉瘤等。
- 【规　　格】每袋重5g，每盒30袋。
- 【用法用量】口服，饭后服用。一次1袋，一日3次。遵医嘱服用。
- 【注意事项】本品溶解后，有少量沉淀，请摇匀后服用，不影响疗效。如配合服用其他中西药物时，间隔半小时即可。
- 【贮　　藏】密封。
- 【委托单位】云南南疆医院，云南南疆肿瘤医院
- 【生产单位】云南黄家医圈制药有限公司

本制剂仅限本医疗机构使用

复方苦参颗粒

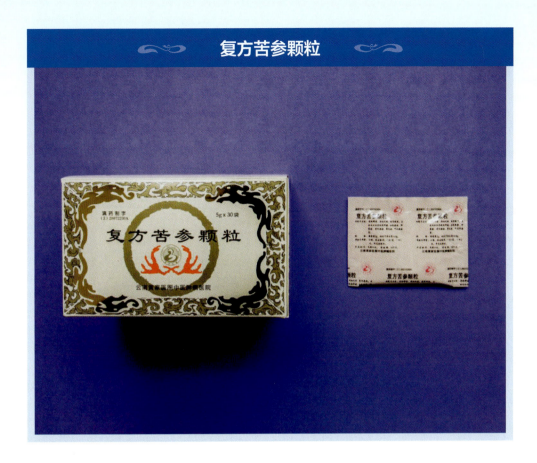

- 【药品名称】复方苦参颗粒 Fufang Kushen Keli
- 【批准文号】滇药制字（Z）20072230A
- 【执行标准】滇ZJGF/2005-629
- 【处方组成】苦参、鹿仙草、九香虫、天花粉、金荞麦、当归、补骨脂。
- 【性　　状】本品为黄棕色至深棕色颗粒；味苦。
- 【功能主治】清热解毒，活血化瘀，软坚散结。主治内分泌系统的肿瘤，如乳腺癌，卵巢癌，前列腺癌，睾丸癌，甲状腺癌等。
- 【规　　格】每袋重5g，每盒30袋。
- 【用法用量】口服，饭后服用。一次1袋，一日3次。遵医嘱服用。
- 【注意事项】本品溶解后，有少量沉淀，请摇匀后服用，不影响疗效。如配合服用其他中西药物时，间隔半小时即可。
- 【贮　　藏】密封。
- 【委托单位】云南南疆医院，云南南疆肿瘤医院
- 【生产单位】云南黄家医圈制药有限公司

本制剂仅限本医疗机构使用

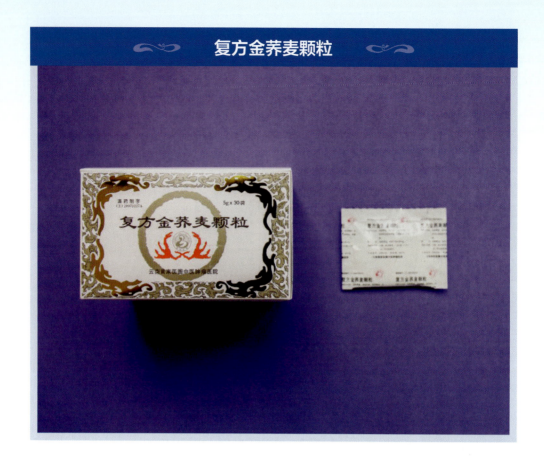

【药品名称】复方金荞麦颗粒 Fufang Jinqiaomai Keli

【批准文号】滇药制字（Z）20072227A

【执行标准】滇ZJGF/2005-626

【处方组成】金荞麦、九香虫、桔梗、苦参、三七、白及、鹿仙草。

【性　　状】本品为黄棕色至深棕色颗粒；味苦。

【功能主治】清热解毒，活血化瘀，软坚散结。主治呼吸系统的肿瘤，如肺鳞癌，肺腺癌。

【规　　格】每袋重5g，每盒30袋。

【用法用量】口服，饭后服用。一次1袋，一日3次。遵医嘱服用。

【注意事项】本品溶解后，有少量沉淀，请摇匀后服用，不影响疗效。如配合服用其他中西药物时，间隔半小时即可。

【贮　　藏】密封。

【委托单位】云南黄家医圈中医肿瘤医院

【生产单位】云南黄家医圈制药有限公司

本制剂仅限本医疗机构使用

复方香附颗粒

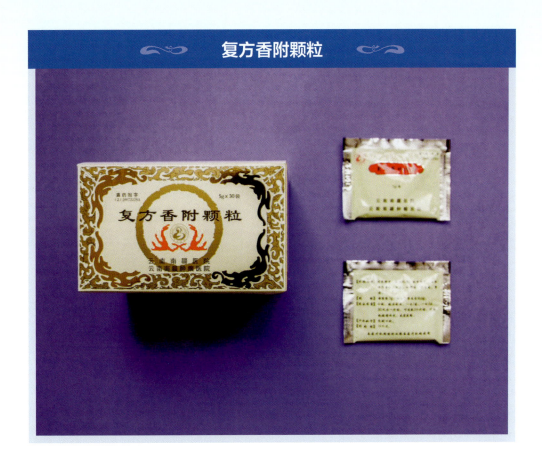

【药品名称】复方香附颗粒 Fufang Xiangfu Keli

【批准文号】滇药制字（Z）20072228A

【执行标准】滇ZJGF/2005-627

【处方组成】香附、天花粉、九香虫、五倍子、山楂、金荞麦、延胡索、苦参。

【性　　状】本品为棕黄色至棕色颗粒；味苦。

【功能主治】清热解毒，活血化瘀，软坚散结。主治消化系统的肿瘤，如肝癌，胆管癌，胃癌。

【规　　格】每袋重5g，每盒30袋。

【用法用量】口服，饭后服用。一次1袋，一日3次。30天为一疗程，可连服3个疗程，疗程视病情而定，或遵医嘱。

【注意事项】本品溶解后，有少量沉淀，请摇匀后服用，不影响疗效。如配合服用其他中西药物时，间隔半小时即可。

【贮　　藏】密封。

【委托单位】云南黄家医圈中医肿瘤医院

【生产单位】云南黄家医圈制药有限公司

本制剂仅限本医疗机构使用

复方莪术颗粒

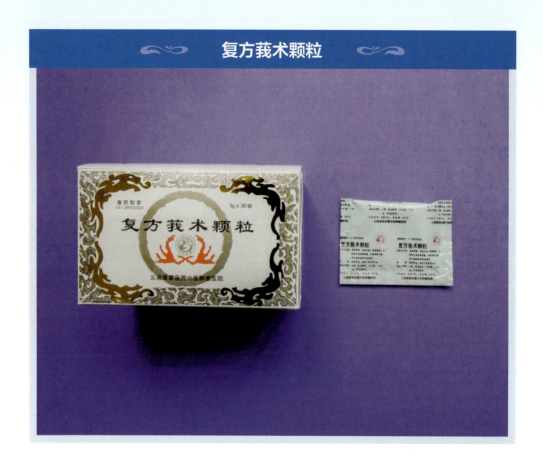

【药品名称】复方莪术颗粒 Fufang Eshu Keli

【批准文号】滇药制字（Z）20072232A

【执行标准】滇ZJGF/2005-631

【处方组成】莪术、九香虫、金荞麦、丹参、杨梅根、三七、苦参。

【性　　状】本品为棕黄色至棕色颗粒；味苦。

【功能主治】清热解毒，活血化瘀，软坚散结。主治淋巴系统的肿瘤，如恶性淋巴瘤，淋巴瘤细胞性白血病等。

【规　　格】每袋重5g，每盒30袋。

【用法用量】口服，饭后服用。一次1袋，一日3次。遵医嘱服用。

【注意事项】本品溶解后，有少量沉淀，请摇匀后服用，不影响疗效。如配合服用其他中西药物时，间隔半小时即可。

【贮　　藏】密封。

【委托单位】云南南疆医院，云南南疆肿瘤医院

【生产单位】云南黄家医圈制药有限公司

本制剂仅限本医疗机构使用

复方菖蒲颗粒

【药品名称】复方菖蒲颗粒 Fufang Changpu Keli
【批准文号】滇药制字（Z）20072231A
【执行标准】滇ZJGF/2005-630
【处方组成】石菖蒲、丹参、鹿仙草、九香虫、重楼、三七、苦参、女贞子。
【性　　状】本品为棕黄色至棕色颗粒；味苦。
【功能主治】清热解毒，活血化瘀，软坚散结。主治血液系统的肿瘤，如急慢性粒细胞性白血病，再生障碍性贫血等。
【规　　格】每袋重5g，每盒30袋。
【用法用量】口服，饭后服用。一次1袋，一日3次。30天为一疗程，可连服3个疗程，疗程视病情而定，或遵医嘱。
【注意事项】本品溶解后，有少量沉淀，请摇匀后服用，不影响疗效。如配合服用其他中西药物时，间隔半小时即可。
【贮　　藏】密封。
【委托单位】云南南疆医院，云南南疆肿瘤医院
【生产单位】云南黄家医圈制药有限公司
　　　　　　本制剂仅限本医疗机构使用

复方槐米颗粒

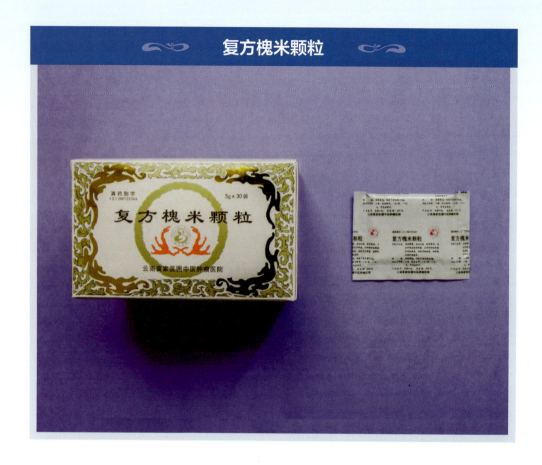

- 【药品名称】复方槐米颗粒Fufang Huaimi Keli
- 【批准文号】滇药制字（Z）20072234A
- 【执行标准】滇ZJGF/2005-633
- 【处方组成】槐米、鹿仙草、旋覆花、九香虫、金荞麦、三七、川芎、苦参。
- 【性　　状】本品为棕色至棕褐色颗粒；味苦。
- 【功能主治】清热解毒，活血化瘀，软坚散结。主治神经系统的肿瘤，如神经母细胞瘤，星型细胞瘤，脑胶质细胞瘤，脑膜瘤，神经纤维瘤等。
- 【规　　格】每袋重5g，每盒30袋。
- 【用法用量】口服，饭后服用。一次1袋，一日3次。遵医嘱服用。
- 【注意事项】本品溶解后，有少量沉淀，请摇匀后服用，不影响疗效。如配合服用其他中西药物时，间隔半小时即可。
- 【贮　　藏】密封。
- 【委托单位】云南南疆医院，云南南疆肿瘤医院
- 【生产单位】云南黄家医圈制药有限公司

　　本制剂仅限本医疗机构使用

二、风湿病科

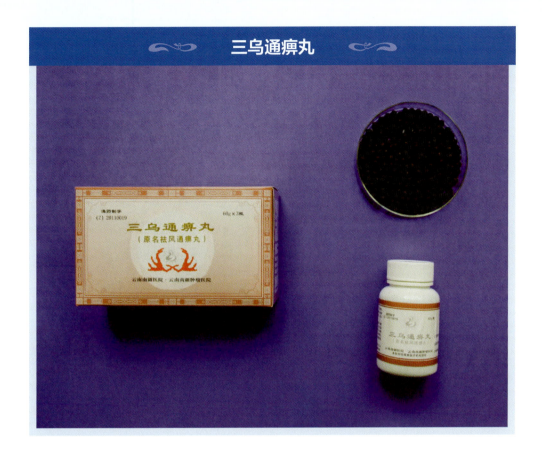

【药品名称】三乌通痹丸 Sanwu Tongbi Wan
【批准文号】滇药制字（Z）20110019A
【执行标准】滇ZJGF/2011-049
【处方组成】制川乌、制草乌、乌梢蛇、桑寄生、独活、地龙、路路通、牛膝、胆南星、乳香。
【性　　状】本品为棕褐色至黑褐色水蜜丸；气特异，味辛、苦。
【功能主治】祛风除湿，疏经通络，散寒止痛，活血化瘀。用于风湿性、类风湿性关节炎，腰椎间盘突出、膨出，骨质增生，颈椎病，肩周炎，腰肌劳损，痛风疼痛等。
【规　　格】每瓶60g，每盒3瓶。
【用法用量】一次2g，一日3次。遵医嘱服用。
【注意事项】孕妇禁服。
【贮　　藏】密闭，防潮。
【生产单位】云南黄家医圈中医肿瘤医院
　　　　　　本制剂仅限本医疗机构使用

三、心脑血管科

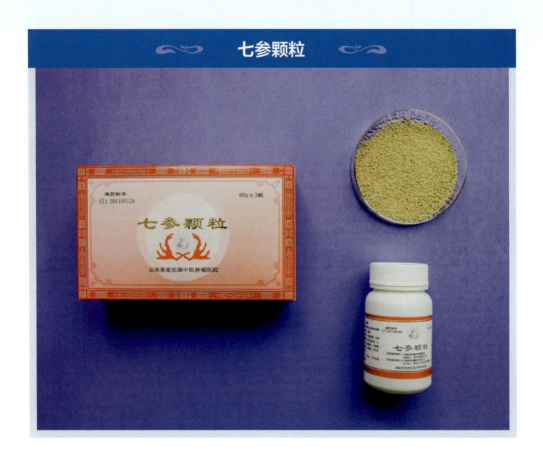

七参颗粒

【药品名称】七参颗粒 Qishen Keli
【批准文号】滇药制字（Z）20110012A
【执行标准】滇ZJGF/2011-042
【处方组成】三七、蔗糖。
【性　　状】本品为浅黄色至深黄色颗粒；味甘、微苦。
【功能主治】补中益气，活血化瘀，改善血液循环。用于冠心病、心律失常，动脉硬化，心绞痛，面部黑斑、黄褐斑，中风后遗症等。
【规　　格】每瓶60g，每盒3瓶。
【用法用量】一次5g，一日3次。遵医嘱服用。
【注意事项】凝血机制障碍者禁用，糖尿病患者慎用。
【贮　　藏】密闭，防潮。
【委托单位】云南黄家医圈中医肿瘤医院
【生产单位】云南黄家医圈制药有限公司
本制剂仅限本医疗机构使用

丹芎血竭丸（丹茶降脂丸）

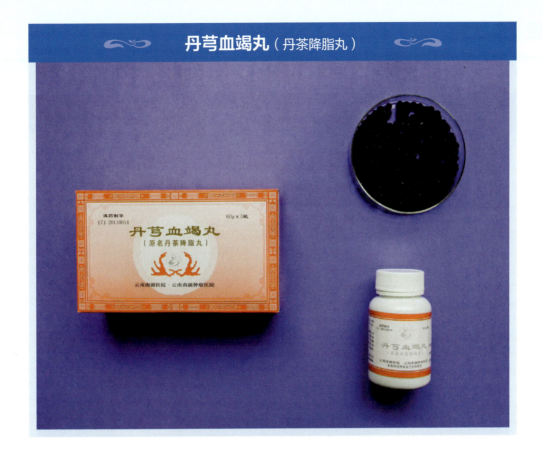

- 【药品名称】丹芎血竭丸（丹茶降脂丸）Danxiongxuejie Wan
- 【批准文号】滇药制字（Z）20110014A
- 【执行标准】滇ZJGF/2011-044
- 【处方组成】丹参、三七、人参、何首乌、血竭、当归、川芎、泽泻、黄精。
- 【性　　状】本品为黑褐色水蜜丸；气香，味甘、微苦。
- 【功能主治】活血化瘀，通脉降脂，具有降低血脂、血黏度，软化血管的功效。用于高脂血症，心脑血管硬化，脂肪肝，脉管炎，静脉曲张，预防中风等。
- 【规　　格】每瓶60g，每盒3瓶。
- 【用法用量】一次2g，一日3次。遵医嘱服用。
- 【注意事项】尚不明确。
- 【贮　　藏】密闭、防潮。
- 【生产单位】云南黄家医圈中医肿瘤医院

本制剂仅限本医疗机构使用

四、皮肤科

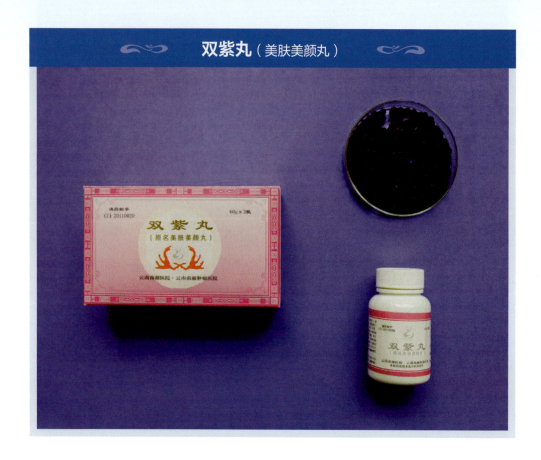

双紫丸（美肤美颜丸）

【药品名称】双紫丸（美肤美颜丸） Shuangzi Wan
【批准文号】滇药制字（Z）20110020A
【执行标准】滇ZJGF/2011-050
【处方组成】防风、白芷、薏苡仁、金银花、蒲公英、紫花地丁、丹皮、赤芍、白术、甘草。
【性　　状】本品为棕色至棕褐色水蜜丸；味微苦。
【功能主治】清热凉血，清风败毒，健脾燥湿。用于治疗面部青春痘，因风火热毒所致的面色灰暗、色素过多，以及胃火上炎，肝气不舒，大便秘结，牙龈肿痛等。
【规　　格】每瓶60g，每盒3瓶。
【用法用量】一次2g，一日3次，遵医嘱服用。
【注意事项】胃寒、胃酸过多者慎用。
【贮　　藏】密闭，防潮。
【生产单位】云南黄家医圈中医肿瘤医院
　　　　　　本制剂仅限本医疗机构使用

健足粉

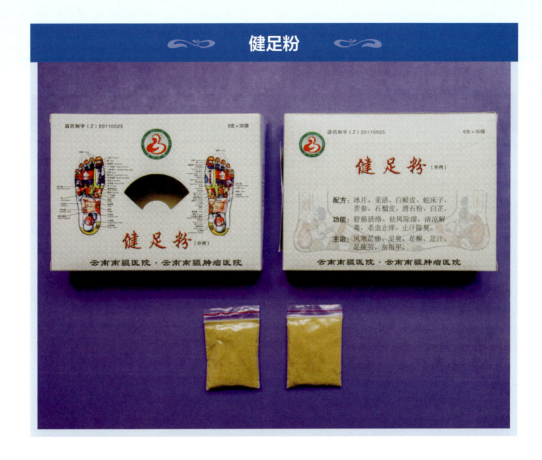

- 【药品名称】健足粉 Jianzu Fen
- 【批准文号】滇药制字（Z）20110025
- 【执行标准】滇ZJGF/2011-055
- 【处方组成】冰片、羌活、白鲜皮、蛇床子、苦参、石榴皮、滑石粉、白芷。
- 【性　　状】本品为灰黄色至灰褐色粉末。
- 【功能主治】舒筋活络，祛风除湿，清凉解毒，杀虫止痒，止汗除臭。用于治疗风寒足痛，足臭，足癣，足汗，足疲劳，灰指甲。
- 【规　　格】每袋8g，每盒30袋。
- 【用法用量】一次1袋（8g），遵医嘱外用。
- 【注意事项】过敏体质者慎用；泡脚时宜喝白开水。
- 【贮　　藏】密闭，防潮。
- 【委托单位】云南黄家医圈中医肿瘤医院
- 【生产单位】云南南疆医院，云南南疆肿瘤医院

本制剂仅限本医疗机构使用

五、妇科

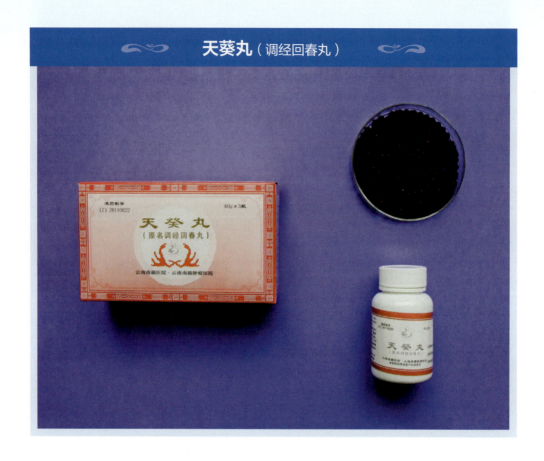

【药品名称】天葵丸（调经回春丸） Tiankui Wan

【批准文号】滇药制字（Z）20110022A

【执行标准】滇ZJGF/2011-052

【处方组成】香附、党参、川芎、当归、白芍、茯苓、熟地、炒白术、茺蔚子、甘草。

【性　　状】本品为黑褐色水蜜丸；气微，味苦、微甘。

【功能主治】益气补血，温经化瘀，理气止痛，调节内分泌，驻春养颜。用于月经不调，痛经，崩漏带下，乳腺增生，子宫内膜炎，宫颈炎，颜面黄褐斑，黑斑，妇女更年期综合征等。

【规　　格】每瓶60g，每盒3瓶。

【用法用量】一次2g，一日3次。遵医嘱服用。

【注意事项】尚不明确，经期宜停。

【贮　　藏】密闭、防潮。

【生产单位】云南黄家医圈中医肿瘤医院

本制剂仅限本医疗机构使用

六、肝胆科

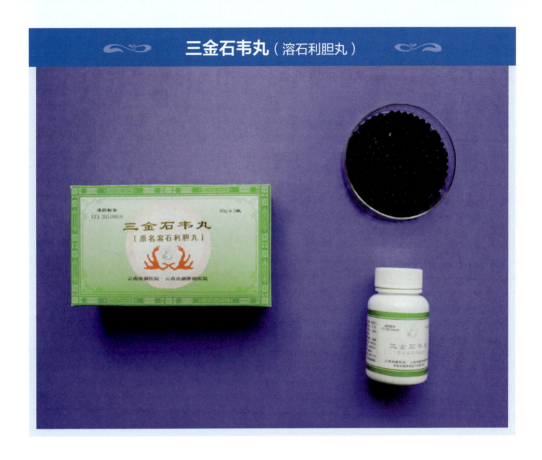

三金石韦丸（溶石利胆丸）

【药品名称】三金石韦丸（溶石利胆丸） Sanjinshiwei Wan

【批准文号】滇药制字（Z）20110018A

【执行标准】滇ZJGF/2011-048

【处方组成】金钱草、茵陈、薏苡仁、延胡索、栀子、石韦、鸡内金、茯苓、香附、白术、海金沙。

【性　　状】本品为棕黄色至棕褐色水蜜丸；味微苦。

【功能主治】清热利湿，利胆，通淋，溶石排石。用于肾结石，输尿管结石，膀胱结石，胆道结石，胆囊炎。

【规　　格】每瓶60g，每盒3瓶。

【用法用量】一次2g，一日3次。遵医嘱服用。

【注意事项】体弱、肝肾功能不全者慎用，孕妇禁用。

【贮　　藏】密闭，防潮。

【生产单位】云南黄家医圈中医肿瘤医院

本制剂仅限本医疗机构使用

蜜桶花丸

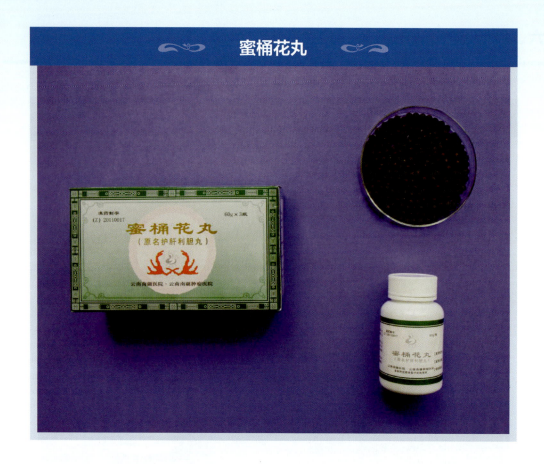

- 【药品名称】 蜜桶花丸 Mitonghua Wan
- 【批准文号】 滇药制字（Z）20110017A
- 【执行标准】 滇ZJGF/2011-047
- 【处方组成】 柴胡、茵陈、蜜桶花、虎杖、蒲公英、金钱草、白术、栀子、甘草。
- 【性　　状】 本品为棕黄色至深褐色水蜜丸；味微苦。
- 【功能主治】 清肝利湿，解毒护肝。用于急慢性肝炎，乙肝，肝硬化，脂肪肝，肝病肝炎病毒携带者及胆囊炎等。
- 【规　　格】 每袋5g，每盒15袋。
- 【用法用量】 一次2g，一日3次。遵医嘱服用。
- 【注意事项】 尚不明确。
- 【贮　　藏】 密闭，防潮。
- 【生产单位】 云南黄家医圈中医肿瘤医院
  本制剂仅限本医疗机构使用

七、肺病科

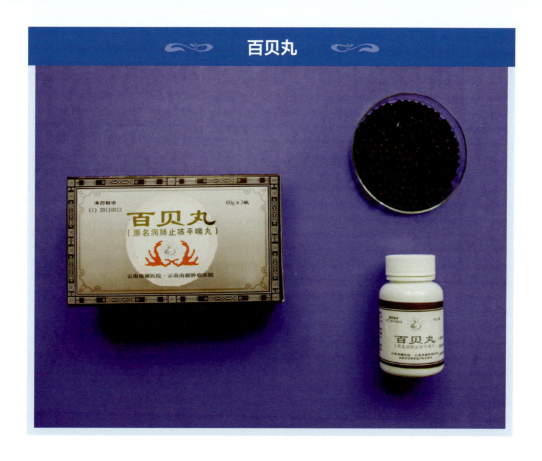

百贝丸

【药品名称】百贝丸 Baibei Wan
【批准文号】滇药制字（Z）20110013A
【执行标准】滇ZJGF/2011-043
【处方组成】川贝母、桔梗、陈皮、炙麻黄、五味子、法半夏、百部、黄芩、麦冬、远志、甘草。
【性　　状】本品为棕黄色至棕褐色水蜜丸。气弱，味苦、微甘。
【功能主治】化痰止咳，润肺平喘。用于风寒咳嗽，痰喘咳嗽，支气管炎，支气管哮喘。
【规　　格】每瓶60g，每盒3瓶。
【用法用量】一次2g，一日3次。遵医嘱服用。
【注意事项】尚不明确
【贮　　藏】密闭，防潮。
【生产单位】云南黄家医圈中医肿瘤医院
　　　　　　本制剂仅限本医疗机构使用

八、泌尿科

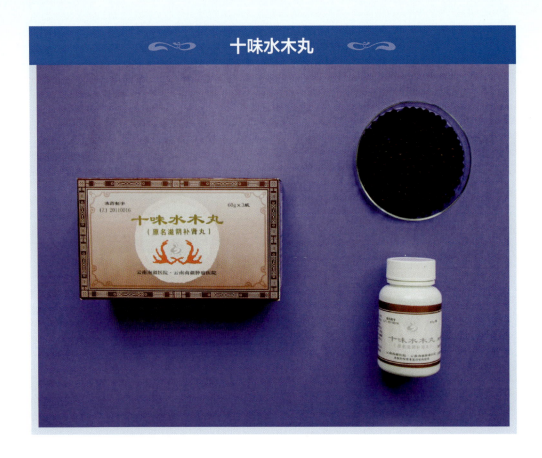

【药品名称】十味水木丸 Shiwei Shuimu Wan
【批准文号】滇药制字（Z）20110016A
【执行标准】滇ZJGF/2011-046
【处方组成】地黄、山药、枸杞子、茯苓、天花粉、覆盆子、沙苑子、五味子、熟地、菟丝子。
【性　　状】本品为棕褐色至黑褐色水蜜丸；味甘。
【功能主治】滋阴补肾，填精益髓。用于精髓亏损，阴虚气亏，性功能衰弱，阳痿倦怠，腰酸腿软，气短头晕，须发早白，更年期综合征。
【规　　格】每瓶60g，每盒3瓶。
【用法用量】一次2g，一日3次。遵医嘱服用。
【注意事项】尚不明确
【贮　　藏】密闭，防潮。
【生产单位】云南南疆医院，云南南疆肿瘤医院
本制剂仅限本医疗机构使用

九、内分泌科

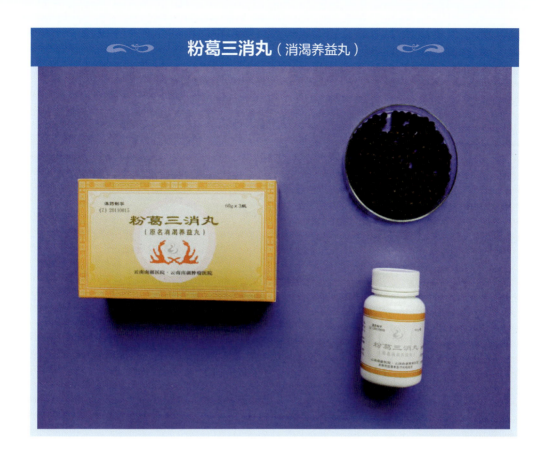

【药品名称】粉葛三消丸（消渴养益丸） Fenge Sanxiao Wan
【批准文号】滇药制字（Z）20110015A
【执行标准】滇ZJGF/2011-045
【处方组成】人参、天花粉、黄芪、枸杞、黄连、葛根、麦冬、丹参、知母、五味子、生地。
【性　　状】本品为棕褐色至黑褐色水丸；气香，味微苦。
【功能主治】益气养阴，清热泻火，生津止渴。用于糖尿病。
【规　　格】每瓶60g，每盒3瓶。
【用法用量】一次2g，一日3次。遵医嘱服用。
【禁　　忌】尚不明确。
【注意事项】使用胰岛素的患者，在服用本品后，不宜停止胰岛素治疗；服用本药时，原服用的降糖药不宜立即停用，应逐渐减量后方可停止。
【贮　　藏】密闭，防潮。
【生产单位】云南黄家医圈中医肿瘤医院
本制剂仅限本医疗机构使用

十、神经科

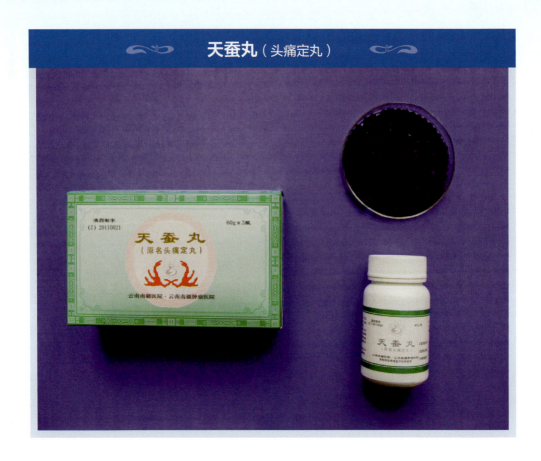

【药品名称】天蚕丸（头痛定丸）Tiancan Wan

【批准文号】滇药制字（Z）20110021A

【执行标准】滇ZJGF/2011-051

【处方组成】天麻、僵蚕、藁本、白芷、柴胡、荆芥、防风、羌活、细辛、川芎、蔓荆子。

【性　　状】本品为棕黄色水蜜丸；气微香，味微苦。

【功能主治】祛风止痛，熄风镇痉。用于恶风头痛，偏头痛，血管神经性头痛，三叉神经性头痛，高血压头痛，脑萎缩及中风后遗症。

【规　　格】每瓶60g，每盒3瓶。

【用法用量】一次2g，一日3次。遵医嘱服用。

【禁　　忌】尚不明确。

【注意事项】阴虚血热者慎用。

【贮　　藏】密闭，防潮。

【生产单位】云南黄家医圈中医肿瘤医院

本制剂仅限本医疗机构使用

十一、脾胃科

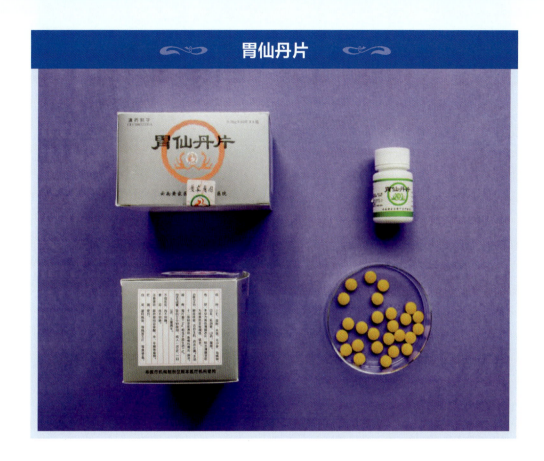

胃仙丹片

【药品名称】胃仙丹片 Weixiandan Pian
【批准文号】滇药制字（Z）20072235A
【执行标准】滇ZJGF/2005-634
【处方组成】三七、香附、木香、北沙参、乌贼骨、白及、延胡索、山药、重楼。
【性　　状】本品为黄色薄膜衣片，除去薄膜衣后为棕黄色至棕褐色；味苦。
【功能主治】解痉收敛，活血生肌，消炎止痛。主治十二指肠球部溃疡，急慢性胃炎，肠炎。
【规　　格】每片重0.36g，相当于原生药1.1g。
【用法用量】饭前30分钟服用，成人一次4片，一日3次，儿童减半。
【注意事项】服药期间忌食酸、冷、辛辣等食物。
【贮　　藏】密封。
【委托单位】云南黄家医圈中医肿瘤医院
【生产单位】云南黄家医圈制药有限公司
　　　　　　本制剂仅限本医疗机构使用

胃肠乐丸（胃肠乐）

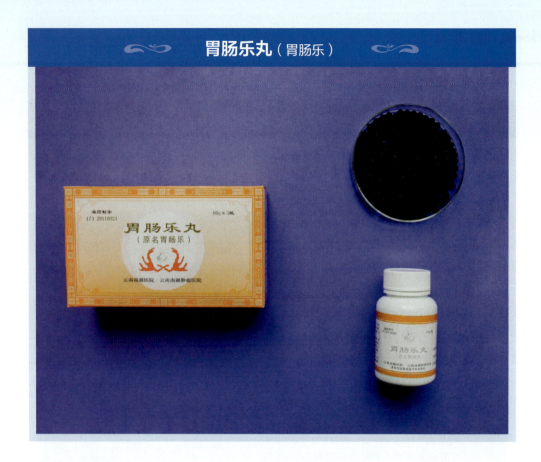

- 【药品名称】胃肠乐丸（胃肠乐） Weichangle Wan
- 【批准文号】滇药制字（Z）20110024A
- 【执行标准】滇ZJGF/2011-054
- 【处方组成】党参、白术、茯苓、木香、砂仁、山药、陈皮、山楂、黄连、肉豆蔻、槟榔、甘草。
- 【性　　状】本品为棕黄色水蜜丸；味甘、微苦。
- 【功能主治】和胃止痛，益气健脾。用于脾胃不和，食欲不振，嗳气吞酸、脘腹胀满，急慢性胃炎，肠炎，结肠炎，胃、十二指肠溃疡等。
- 【规　　格】每瓶60g，每盒3瓶。
- 【用法用量】一次2g，一日3次。遵医嘱服用。
- 【注意事项】尚不明确。
- 【贮　　藏】密闭，防潮。
- 【生产单位】云南黄家医圈中医肿瘤医院

本制剂仅限本医疗机构使用

附录

维吾尔药、彝药协定处方剂

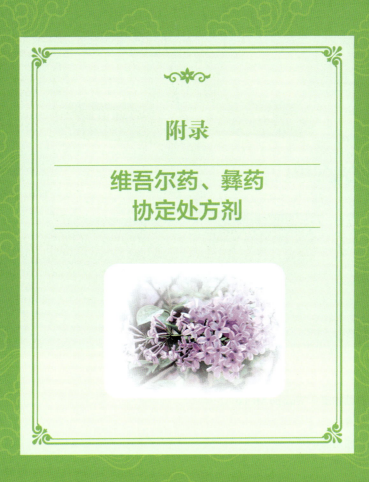

一、新疆维吾尔自治区维吾尔医医院

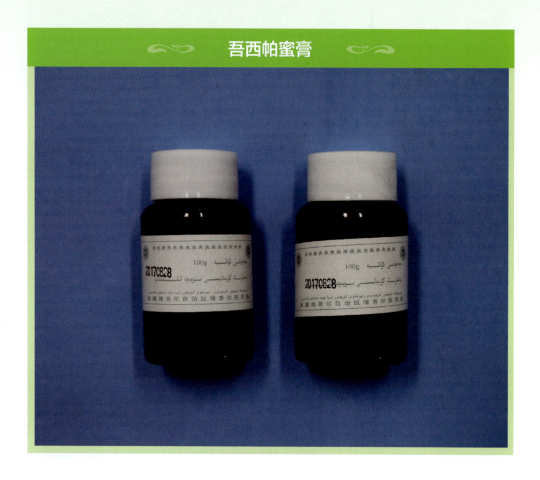

吾西帕蜜膏

【药品名称】吾西帕蜜膏 Wuxipa Migao
【处方组成】秘方。
【功能主治】妇科用药。
【规　　格】100g/瓶。
【用法用量】口服。一次10～20g，一日3次，饭后服用。
【生产单位】新疆维吾尔自治区维吾尔医医院
　　　　　　本制剂仅限本医疗机构使用

依特皮力曲皮亲蜜膏(妇科)

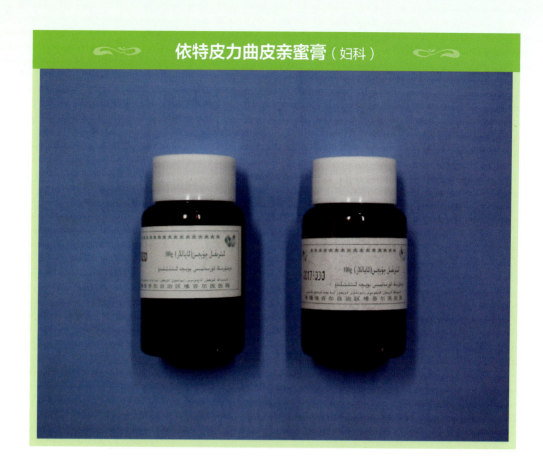

【药品名称】依特皮力曲皮亲蜜膏(妇科) Yitepiliqupiqin Migao

【处方组成】秘方。

【功能主治】清血,消炎,消肿。主治盆腔炎,阴道炎,子宫内膜炎,咽炎,子宫囊肿,纳囊,子宫肌瘤,月经失调,白带过多。

【规　　格】100g/瓶。

【用法用量】口服。一次10~20g,一日3次,饭后服用。

【生产单位】新疆维吾尔自治区维吾尔医医院

本制剂仅限本医疗机构使用

依提尔菲力曲比亲蜜膏（皮肤科）

【药品名称】依提尔菲力曲比亲蜜膏（皮肤科） Yitierfeiliqubiqin Migao
【处方组成】秘方。
【功能主治】清血，消炎。主治银屑病，湿疹，玫瑰疹，荨麻疹，神经性皮炎，头皮癣，过敏性紫癜，静脉炎，痤疮等。
【规　　格】100g/瓶。
【用法用量】口服。一次10～20g，一日3次，饭后服用。
【生产单位】新疆维吾尔自治区维吾尔医医院

本制剂仅限本医疗机构使用

药茶

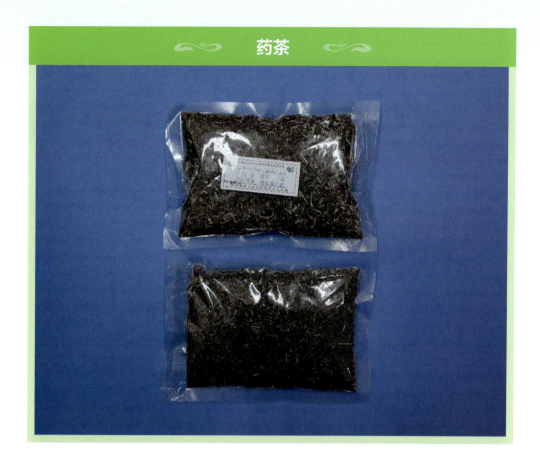

【药品名称】药茶 Yaocha
【处方组成】秘方。
【功能主治】消炎助消化。主治寒性引起的胃炎,幽门螺旋杆菌引起的胃炎。
【规　　格】100g/袋。
【用法用量】一次20g,一日5次,开水沏泡。
【生产单位】新疆维吾尔自治区维吾尔医医院
　　　　　　本制剂仅限本医疗机构使用

二、墨玉县维吾尔医医院

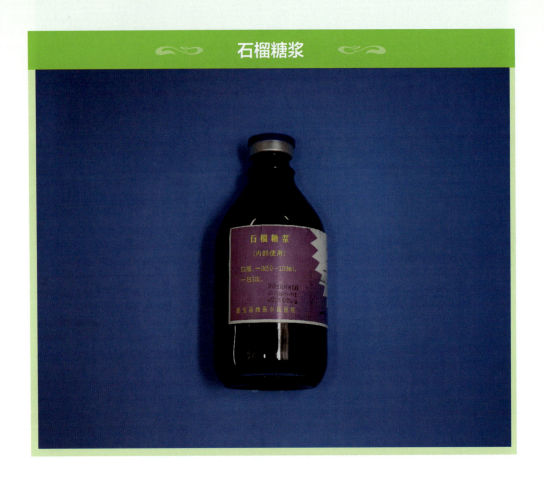

石榴糖浆

【药品名称】石榴糖浆 Shuiliu Tangjiang
【处方组成】秘方。
【功能主治】补血。
【用法用量】口服，一次50～100mL，一日3次。
【生产单位】墨玉县维吾尔医医院

本制剂仅限本医疗机构使用

布祖热阿热糖浆

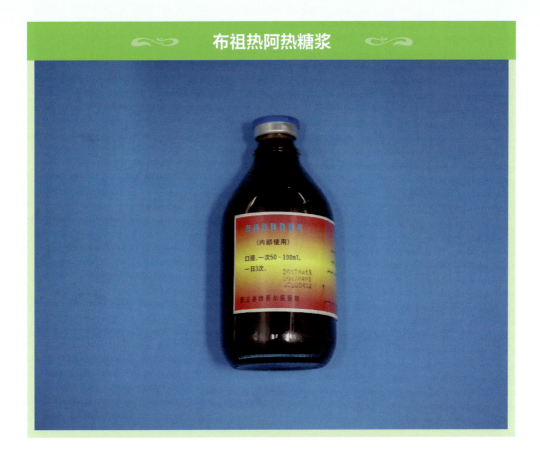

【药品名称】布祖热阿热糖浆 Buzureare Tangjiang
【处方组成】秘方。
【功能主治】治疗肝炎。
【用法用量】口服,一次50~100mL,一日3次。
【生产单位】墨玉县维吾尔医医院
　　　　　　本制剂仅限本医疗机构使用

苏润江阿热糖浆

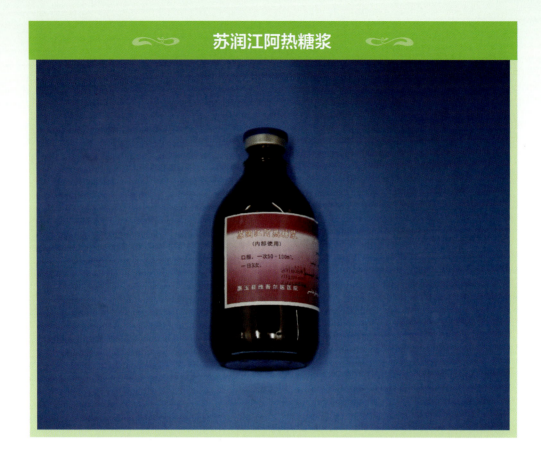

【药品名称】苏润江阿热糖浆 Surunjiang'are Tangjiang

【处方组成】秘方。

【功能主治】用于接骨，风湿性关节炎。

【用法用量】口服，一次50～100mL，一日3次。

【生产单位】墨玉县维吾尔医医院

本制剂仅限本医疗机构使用

吾血白糖浆

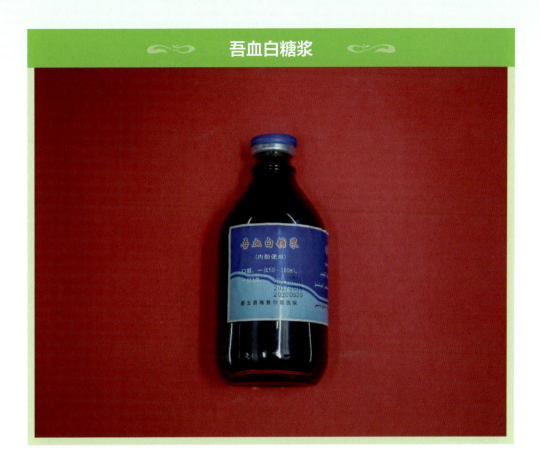

【药品名称】吾血白糖浆 Wuxuebai Tangjiang
【处方组成】秘方。
【功能主治】用于妇科病。
【用法用量】口服,一次50~100mL,一日3次。
【生产单位】墨玉县维吾尔医医院
　　　　　　本制剂仅限本医疗机构使用

吾斯提库都斯糖浆

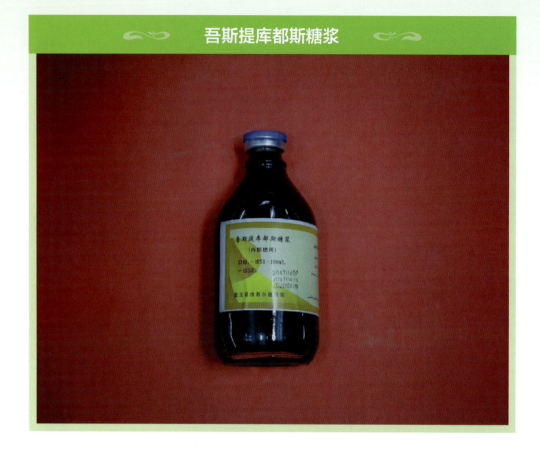

【药品名称】吾斯提库都斯糖浆 Wusitikudusi Tangjiang

【处方组成】秘方。

【功能主治】调节异常黑胆质,益脑安神。用于偏头痛,忧郁,癫痫,神经衰弱。

【用法用量】口服,一次50~100mL,一日3次。

【生产单位】墨玉县维吾尔医医院

　　　　　　本制剂仅限本医疗机构使用

玫瑰花露剂

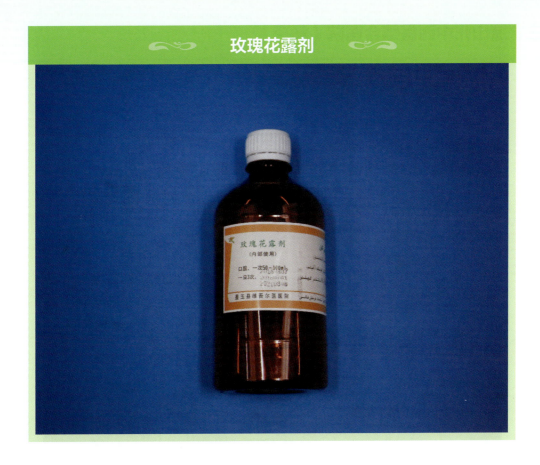

【药品名称】玫瑰花露剂 Meiguihua Luji

【处方组成】秘方。

【功能主治】用于糖尿病。

【用法用量】口服,一次50~100mL,一日3次。

【生产单位】墨玉县维吾尔医医院

本制剂仅限本医疗机构使用

三、凉山州中西医结合医院（彝药）

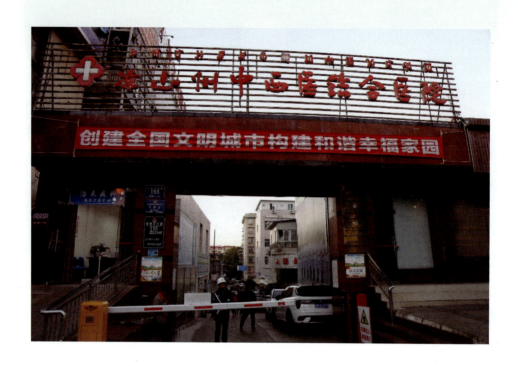

凉山州中西医结合医院始建于1965年，为金沙江林业会战指挥部医院；1990年隶属于凉山州卫生局，几番调整定位，1997年更名为凉山州中西医结合医院；2005年增挂凉山州彝医药研究所牌子；2013年建成国家三级乙等中西医结合医院，是四川省少数民族地区唯一一所三级乙等中西医结合医院；2017年增挂凉山州彝医医院牌子。医院目前有开放床位404张。

医院现为国家级重点中医专科（康复科）建设单位。

凉山州彝族医药研究所的职能是对凉山州彝族医药进行发掘整理和研究开发，开展民族医药临床服务。研究所下设新医科，彝医科常规开展彝医火草灸治疗原发性痛经、彝医拨吸术治疗颈腰椎病、彝医烟熏疗法治疗牙痛、彝医滚蛋疗法治疗小儿外感发热痛、彝医挑刺疗法治疗脾胃痛、彝医青刺尖外敷治疗痤疮、彝医火疗法治疗风寒湿性关节痛、彝医针刺疗法治疗颈腰椎及骨性关节疾病、彝医火针治疗顽固性皮肤病，如痤疮、慢性湿疹、扁平疣、神经性皮炎等，并开展彝医蒸疗法及洗疗法治疗各种疾病，共十二种特色疗法。年就诊人次14572人，收治入院500人次。

医院有曲洛方擦剂、火草条子等协定处方剂。

一号药水

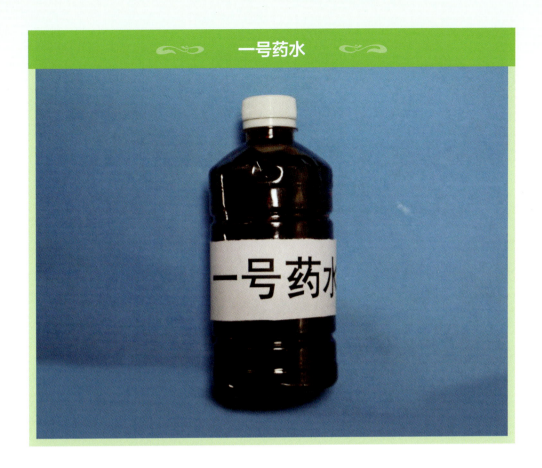

【药品名称】一号药水 Yihao Yaoshui
【处方组成】白芷、血通、延胡索等。
【功能主治】散瘀，消肿，退热，止痛。用于受伤后2周内皮肤完好各种闭合性骨折，脱位和软组织损伤早期肿痛淤血者。
【用法用量】纱布渗湿后，塑料薄膜覆盖加压包扎，30～60分钟。
【注意事项】出现皮肤瘙痒、发红、皮疹、皮肤溃烂者停药。
【生产单位】凉山州中西医结合医院
本制剂仅限本医疗机构使用

一号敷药

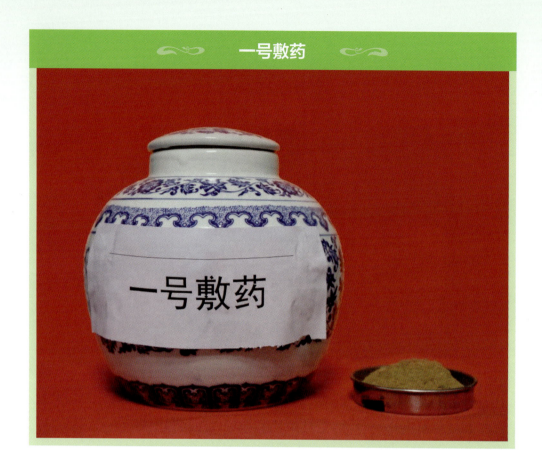

【药品名称】一号敷药 Yihao Fuyao
【处方组成】黄芩、生大黄、黄柏等。
【功能主治】皮肤完好,一切红肿热痛均可用。外伤,急性蜂窝织炎,小儿腮腺炎等。
【用法用量】冷水调至稀糊状,摊于纱布塑料膜密封,敷于患处10~16小时,如药物发干,不能粘贴皮肤者,可自行加湿药物后再行患处贴敷。
【注意事项】出现皮肤瘙痒、发红、皮疹、皮肤溃烂者停药。
【生产单位】凉山州中西医结合医院
本制剂仅限本医疗机构使用

二号药水

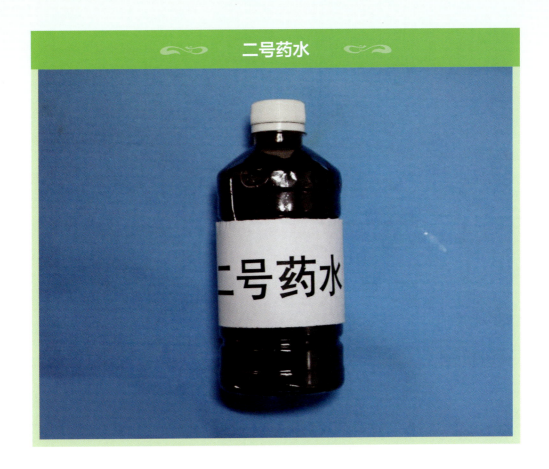

【药品名称】二号药水 Erhao Yaoshui
【处方组成】红花、莪术、生南星等。
【功能主治】活血散瘀,软坚散结,止痛。适用于陈旧性损伤,关节功能障碍,骨化性肌炎。
【用法用量】纱布渗湿后,塑料薄膜覆盖加压包扎,30~60分钟。
【注意事项】出现皮肤瘙痒、发红、皮疹、皮肤溃烂者停药。
【生产单位】凉山州中西医结合医院
本制剂仅限本医疗机构使用

二号敷药

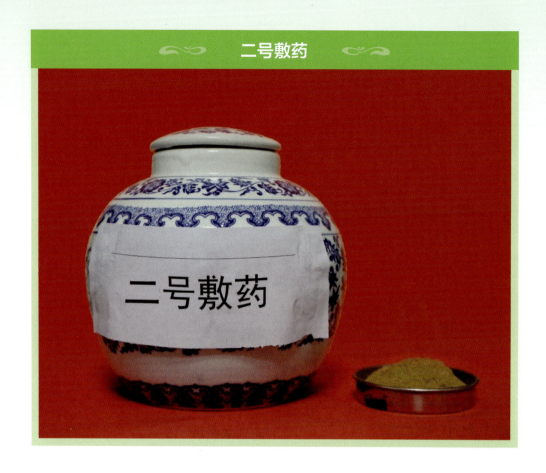

- 【药品名称】二号敷药 Erhao Fuyao
- 【处方组成】黄柏、白芷、血通等。
- 【功能主治】散瘀,消肿,退热,止痛。用于受伤后2周内皮肤完好各种闭合性骨折、脱位和软组织损伤早期肿痛淤血者。
- 【用法用量】冷水调至稀糊状,摊于纱布,塑料膜密封,敷于患处10~16小时,如药物发干,不能粘贴皮肤者,可自行加湿药物后再行患处贴敷。
- 【注意事项】出现皮肤瘙痒、发红、皮疹、皮肤溃烂者停药。
- 【生产单位】凉山州中西医结合医院

本制剂仅限本医疗机构使用

七号敷药

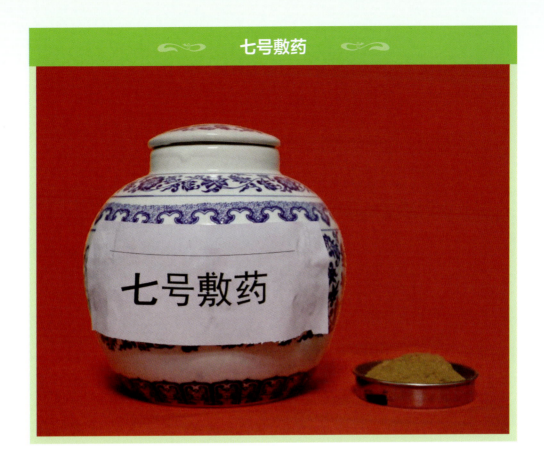

【药品名称】七号敷药 Qihao Fuyao
【处方组成】当归、川芎、生南星等。
【功能主治】软坚散结,利水消肿。用于滑囊炎,黏液囊炎者。
【用法用量】冷水调至稀糊状,摊于纱布,塑料膜密封,敷于患处10~16小时,如药物发干,不能粘贴皮肤者,可自行加湿药物后再行患处贴敷。
【注意事项】出现皮肤瘙痒、发红、皮疹、皮肤溃烂者停药。
【生产单位】凉山州中西医结合医院
本制剂仅限本医疗机构使用

三号敷药

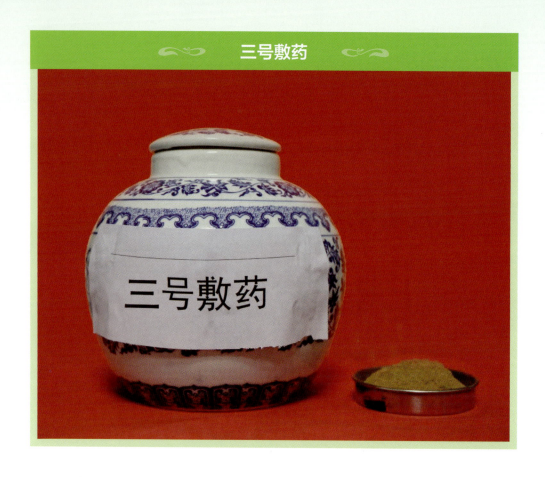

- 【药品名称】三号敷药 Sanhao Fuyao
- 【处方组成】大黄、红花、川芎等。
- 【功能主治】散瘀,消肿,退热,止痛。用于受伤后2周内皮肤完好的各种闭合性骨折,脱位和软组织损伤早期肿痛淤血者,以患处红肿甚者尤其适用。
- 【用法用量】冷水调至稀糊状,摊于纱布,塑料膜密封,敷于患处10~16小时,如药物发干,不能粘贴皮肤者,可自行加湿药物后再行患处贴敷。
- 【注意事项】出现皮肤瘙痒、发红、皮疹、皮肤溃烂者停药。
- 【生产单位】凉山州中西医结合医院

本制剂仅限本医疗机构使用

五号敷药

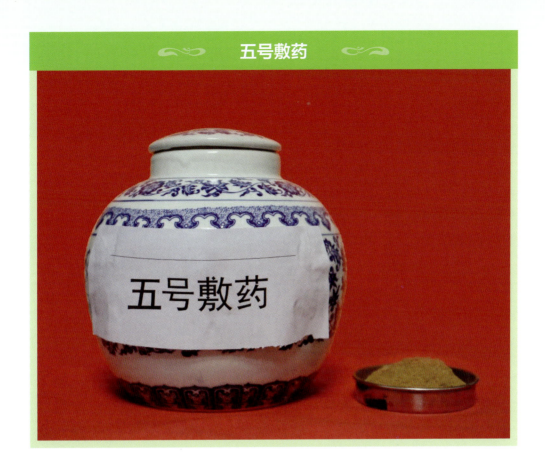

【药品名称】五号敷药 Wuhao Fuyao
【处方组成】山豆根、海藻、白蔹等。
【功能主治】活血散瘀,温经,镇痛,软坚散结。用于损伤后期局部软组织肿硬,关节活动功能受限,骨化性肌炎,骨质增生者。
【用法用量】冷水调至稀糊状,摊于纱布,塑料膜密封,敷于患处10~16小时,如药物发干,不能粘贴皮肤者,可自行加湿药物后再行患处贴敷。
【注意事项】出现皮肤瘙痒、发红、皮疹、皮肤溃烂者停药。
【生产单位】凉山州中西医结合医院
本制剂仅限本医疗机构使用

止痛膏

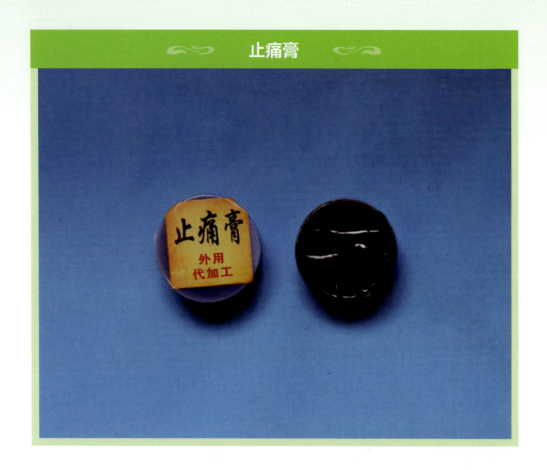

【药品名称】止痛膏 Zhitong Gao
【处方组成】川乌、草乌等。
【功能主治】止痛。
【用法用量】取适量外用。
【生产单位】凉山州中西医结合医院
本制剂仅限本医疗机构使用

六号敷药

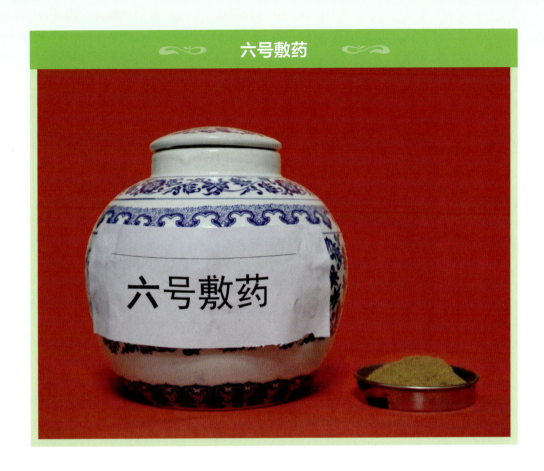

【药品名称】六号敷药 Liuhao Fuyao
【处方组成】穿山甲、生南星、生半夏等。
【功能主治】消炎除湿,软坚散结。适用于腱鞘炎,腱鞘囊肿等。
【用法用量】冷水调至稀糊状,摊于纱布,塑料膜密封,敷于患处10～16小时,如药物发干,不能粘贴皮肤者,可自行加湿药物后再行患处贴敷。
【注意事项】出现皮肤瘙痒、发红、皮疹、皮肤溃烂者停药。
【生产单位】凉山州中西医结合医院
本制剂仅限本医疗机构使用

火草条子

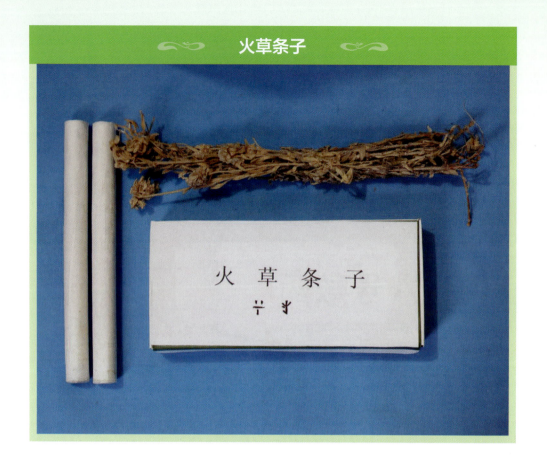

【药品名称】火草条子 Huocaotiaozi
【处方组成】火草。
【功能主治】用于原发性痛经、颈椎病、腰椎病、关节炎等。
【用法用量】火草条一端点燃后对准穴位或疼痛部位灸。
【生产单位】凉山州中西医结合医院

本制剂仅限本医疗机构使用

四号敷药

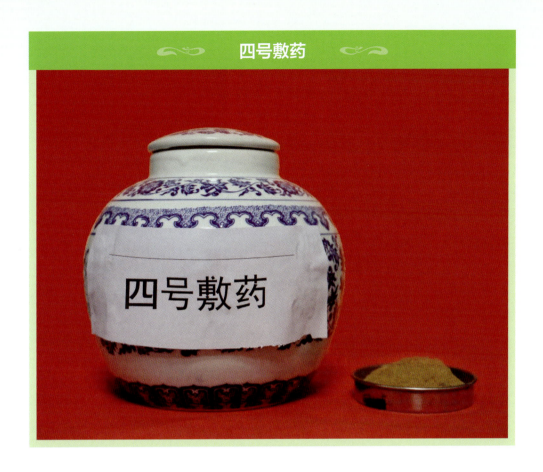

【药品名称】四号敷药 Sihao Fuyao
【处方组成】官桂、丁香、檀香等。
【功能主治】舒经活络,止痛,逐寒。各种受伤后期、手术后出现疼痛,局部发硬,肢端发冷者。
【用法用量】冷水调至稀糊状,摊于纱布,塑料膜密封,敷于患处10～16小时,如药物发干,不能粘贴皮肤者,可自行加湿药物后再行患处贴敷。
【注意事项】出现皮肤瘙痒、发红、皮疹、皮肤溃烂者停药。
【生产单位】凉山州中西医结合医院
本制剂仅限本医疗机构使用

曲洛方擦剂

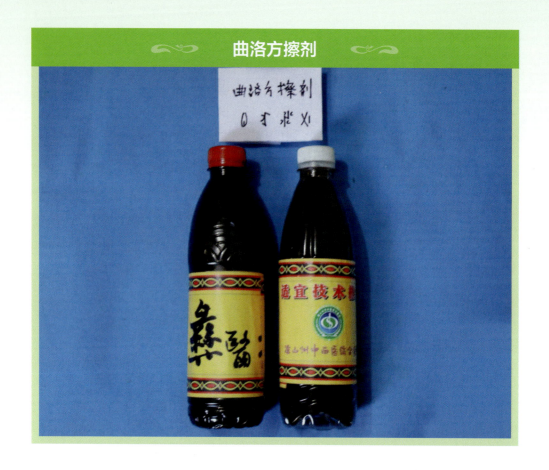

【药品名称】曲洛方擦剂 Quluofang Caji

【处方组成】五加皮（曲洛）、没药（曲土）、两头毛（瓦布友根）、接骨草（布其尼）、接骨木（斯其尼）、野八角（格无）、防风（尔勒斯此）、木瓜（楚补）、桑皮（布扎）、冰片、56°彝族白酒。

【功能主治】中医：气滞血瘀引起各种疼痛，颈椎病，腰椎病，风湿病，淤血，关节炎，瘫痪，面瘫，肌筋膜炎。

彝医：古波，斯集呷阿及，斯洛尔，斯色，西鲁久，西鲁巫，克使，痹融，古子攻，居子攻。

【用法用量】外用，将药液直接喷洒于疼痛部位，或用于彝医拔吸术、火疗法药液。

【生产单位】凉山州中西医结合医院

本制剂仅限本医疗机构使用

血藤

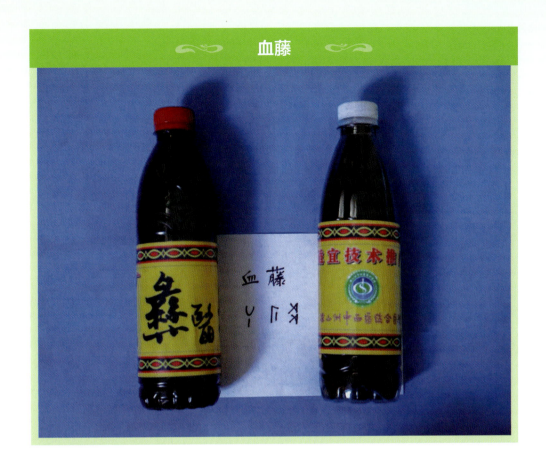

【药品名称】血藤 Xueteng
【处方组成】血藤。
【功能主治】扩张血管，治疗高血压。
【用法用量】内服。
【生产单位】凉山州中西医结合医院
　　　　　　本制剂仅限本医疗机构使用

两头毛

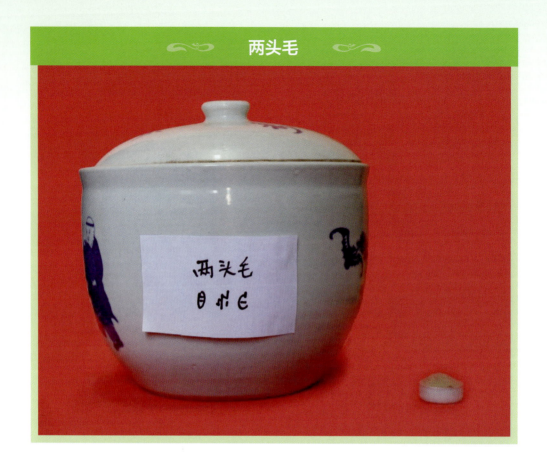

【药品名称】两头毛 Liangtoumao
【处方组成】两头毛。
【功能主治】清热解毒，活血，消肿止痛。
【用法用量】内服：用本品10～30g煎水服。外用：鲜品舂烂外敷。
【生产单位】凉山州中西医结合医院
　　　　　　本制剂仅限本医疗机构使用

金黄膏

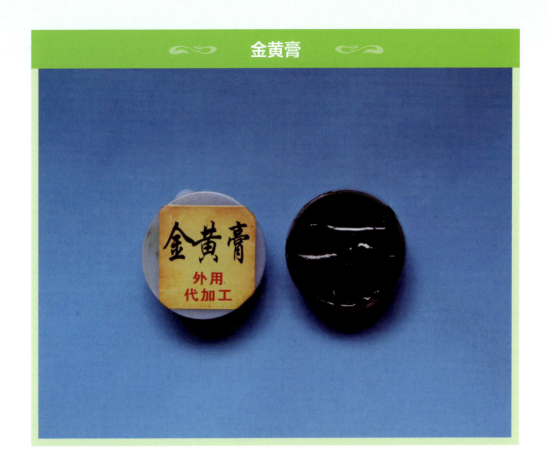

【药品名称】金黄膏 Jinhuang Gao
【处方组成】黄芩、黄柏等。
【功能主治】清热凉血,消肿止痛。
【用法用量】取适量外用。
【生产单位】凉山州中西医结合医院
　　　　　　本制剂仅限本医疗机构使用

活血膏

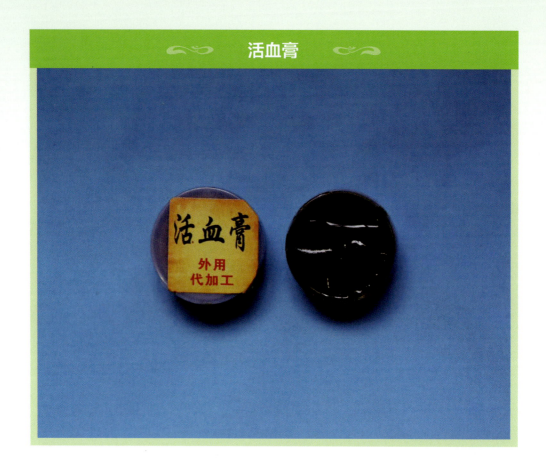

【药品名称】活血膏 Huoxue Gao
【处方组成】川芎、鸡血藤等。
【功能主治】活血止痛。
【用法用量】取适量外用。
【生产单位】凉山州中西医结合医院
本制剂仅限本医疗机构使用

接骨木

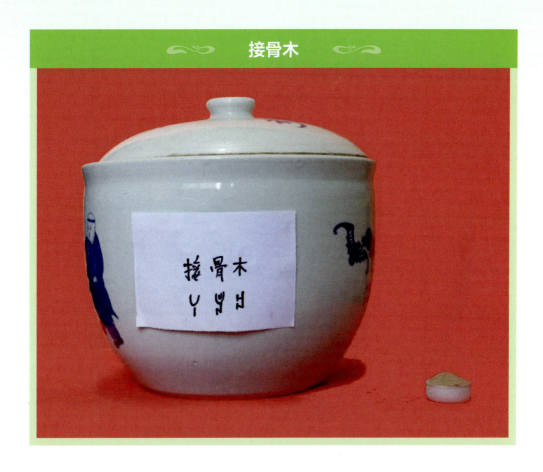

【药品名称】接骨木 Jiegumu

【处方组成】接骨木。

【功能主治】祛风，利湿，活血，止痛。用于风湿筋骨疼痛，腰痛，水肿，风痒，瘾疹，产后血晕，跌打肿痛，骨折，创伤出血。

【用法用量】内服：煎汤，9～15g；或入丸、散。外用：捣敷或煎水熏洗。

【禁　　忌】孕妇忌服。

【生产单位】凉山州中西医结合医院

本制剂仅限本医疗机构使用

菊三七

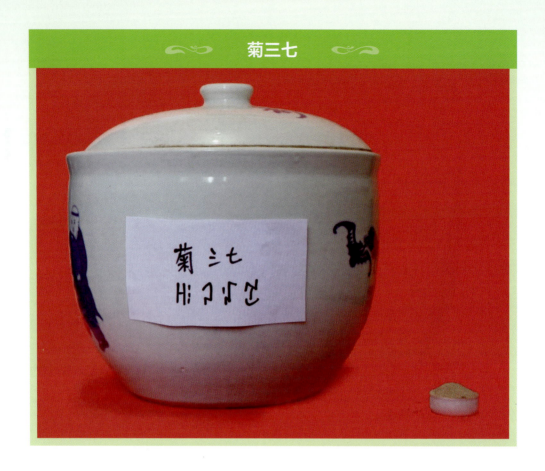

- 【药品名称】菊三七Júsānqī
- 【处方组成】菊三七。
- 【功能主治】活血,止血,解毒。用于跌打损伤,咯血,衄血,吐血,乳痈,无名肿毒,毒虫螫伤。
- 【用法用量】内服:煎汤,15~30g;或捣汁。外用:捣敷。
- 【生产单位】凉山州中西医结合医院

本制剂仅限本医疗机构使用

斯乌

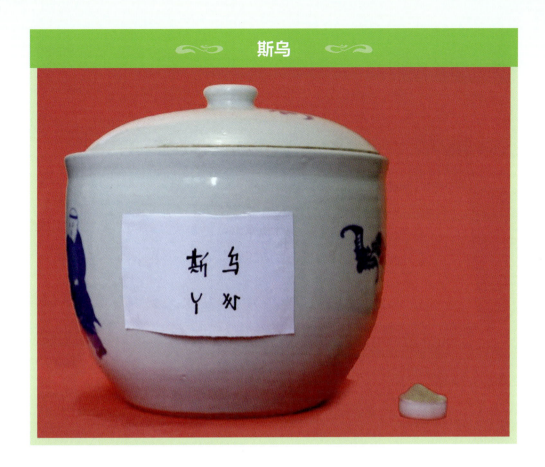

【药品名称】斯乌 Siwu

【处方组成】斯乌。

【功能主治】活血化瘀。

【用法用量】内服,外用。

【生产单位】凉山州中西医结合医院

本制剂仅限本医疗机构使用

痛风丸

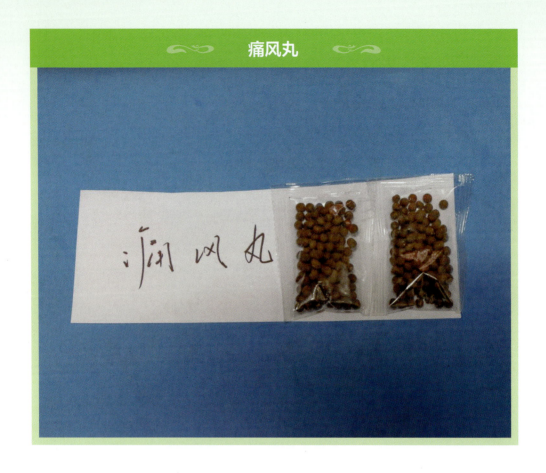

【药品名称】痛风丸 Tongfeng Wan
【处方组成】黄柏、苍术、牛膝等。
【功能主治】痛风急性期红肿热痛明显者。
【用法用量】一次10g,一天3次,口服。
【生产单位】凉山州中西医结合医院
本制剂仅限本医疗机构使用

腰突丸

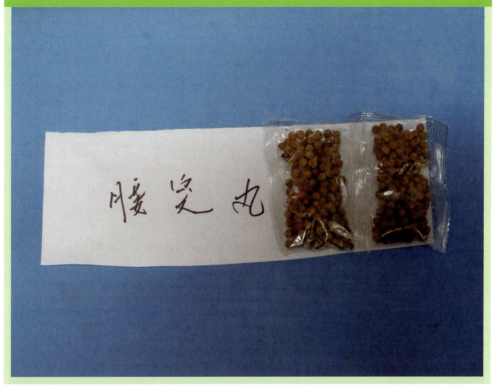

【药品名称】腰突丸 Yaotu Wan
【处方组成】杜仲、牛膝、菟丝子等。
【功能主治】肝肾亏虚者。
【用法用量】一次10g,一天3次,口服。
【生产单位】凉山州中西医结合医院
　　　　　　本制剂仅限本医疗机构使用

四、凉山彝族自治州第二人民医院

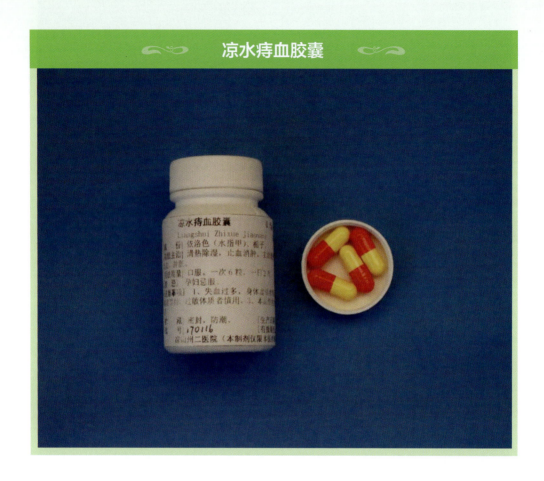

【药品名称】凉水痔血胶囊（凉依痔血胶囊） Liangshui Zhixue Jiaonang

【处方组成】水指甲、黄连。

【功能主治】清热除湿，止血消肿。用于湿热下注所致的痔疮出血、肿胀。

【用法用量】口服。每次6粒，每日2次。

【禁　　忌】孕妇忌服。

【注意事项】（1）失血过多，身体虚弱者禁用。（2）对本品过敏者禁用，过敏体质者慎用。（3）本品性状发生改变时禁止使用。

【贮　　藏】密封，防潮。

【生产单位】凉山彝族自治州第二人民医院

本制剂仅限本医疗机构使用

五、大凉山彝医馆

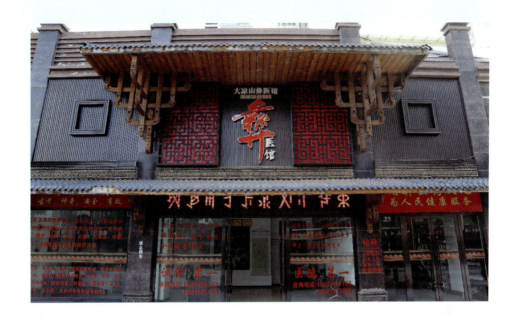

　　成立于2016年7月的大凉山彝医馆是一家集科研、医疗、保健为一体的专业性民营彝医医疗机构。医馆以凉山及云贵川各地丰富的彝药资源为基础，以彝医药文化为支撑，以治病、养生、保健、健康、长寿为目标，提供优质的健康服务。医馆的药材种植为凉山地区彝药产业化，为彝族农民精准脱贫和旅游业的发展做出了重要贡献。

　　阿子阿越，女，1950年1月生，彝族，凉山彝族自治州会理县人，副研究员，是四川凉山乃谷家族第十六代家传彝医药的传承人，毕业于成都中医药学院，为凉山彝医馆的馆长，西昌彝医药研究所所长，凉山州彝族医药研究会会长，彝药学本科专业开办和彝医执业医师开考推动的发起人，西南民族大学客座教授，彝医药系列专著的总顾问及主编，在西南民族大学开设"彝医药基础理论""彝医临床与实践""彝药方剂学""彝药学""彝药炮制学""彝药药剂学"等课程。从1985年起，阿子阿越开始了对彝族民间单、验、秘方、文献资料的收集、整理，常用药物的拍摄、采集、制作标本、分类鉴定、撰写论文和专著等系统工作，及时抢救和保护了诸多宝贵的彝医药经验与技术。

　　医馆主要治疗风湿、类风湿、痛风、强直性脊柱炎、股骨头坏死、肩周炎、颈腰病、腰椎间盘突出、面瘫、脱发、偏头痛、慢性咽喉炎、慢性咳嗽、胃肠病、糖尿病、高血压、不孕不育、妇科病、皮肤病等各种疑难杂症。医馆主要采用传统彝医诊疗技术、彝医医算法与天然野生药材，内治与外治相结合，运用按摩、理疗、针刺、针灸、火罐、火草灸、外敷、熏蒸、泡脚等独具特色的诊疗方法。

　　医馆有"彝药痛风灵""彝药类风灵""彝咽茶"等临床处方剂。

湿毒清

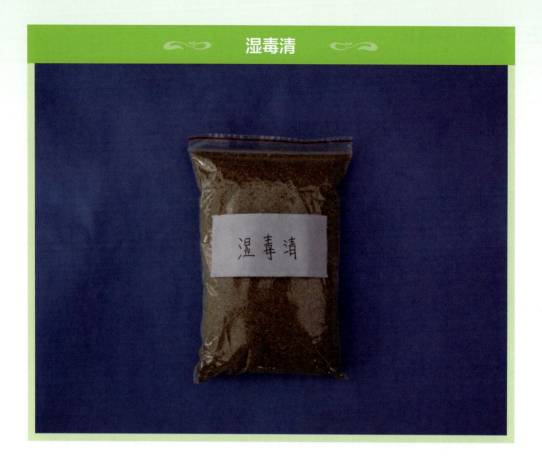

【药品名称】湿毒清Shiduqing
【处方组成】散血莲等。
【功能主治】用于风湿,皮肤病,妇科病,胃肠病等。
【用法用量】泡水喝。
【生产单位】西昌彝医药研究所
　　　　　　本制剂仅限本医疗机构使用

彝药肺咽舒

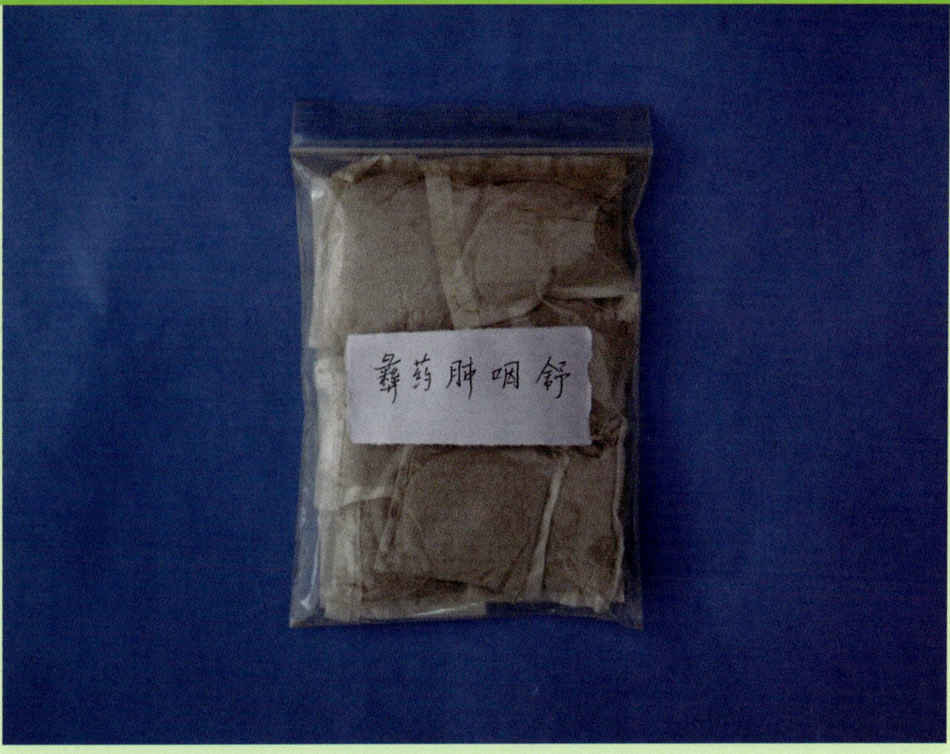

【药品名称】彝药肺咽舒 Yiyao Feiyanshu

【处方组成】思居尼、士举补古、史取伟等。

【功能主治】清热,解毒,化痰,散结,止咳,通气,通血,追风,亮音。用于咽喉时常发痒、不适、阻塞感,干咳无痰或少痰、声嘶、咽部肿痛或有滤泡等症。

【用法用量】每次1小袋,开水泡服,当茶频饮。

【注意事项】在服用本品期间,请勿服其他中西药品和所有带酸味的食物(含水果、饮料)、生盐制品与鸡、鱼、牛、羊肉等大油腻食物。

【生产单位】西昌彝医药研究所

本制剂仅限本医疗机构使用

彝药泡脚粉

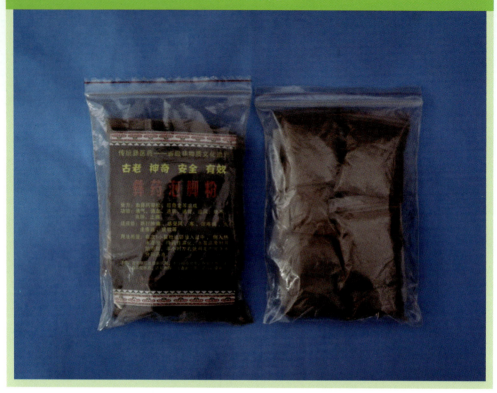

【药品名称】彝药泡脚粉 Yiyao Paojiao Fen

【处方组成】摩松、超奇史等。

【功能主治】通气,通血,通筋,通骨,追风,除寒,消肿,止痛。用于跌打肿痛,感受风、寒、湿疼痛,久走疼痛、疲软等。

【用法用量】每次1小袋粉,倒入热水浸泡,待药溶化,水温适度时开始泡脚,半小时左右。

【注意事项】泡完脚后注意避风寒,不吃酸冷食物,保暖为宜。该品不仅外用,还可内服。

【生产单位】西昌彝医药研究所

本制剂仅限本医疗机构使用

彝药类风灵

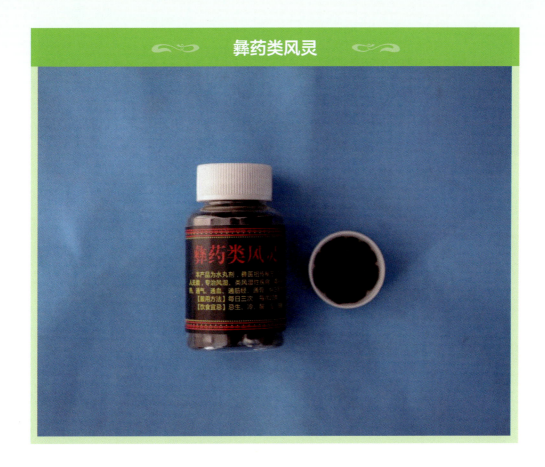

【药品名称】彝药类风灵 Yiyao Leifengling
【处方组成】满山香等。
【功能主治】除风，除湿，除寒，除热，通气，通筋经，通骨。用于风湿，类风湿性疾病，纠正骨关节与止痛作用。
【用法用量】每日三次，每次20克。
【饮用宜忌】忌生、冷、酸、涩、油腻、补品，宜清淡。
【生产单位】西昌彝医药研究所

本制剂仅限本医疗机构使用

彝药痛风灵

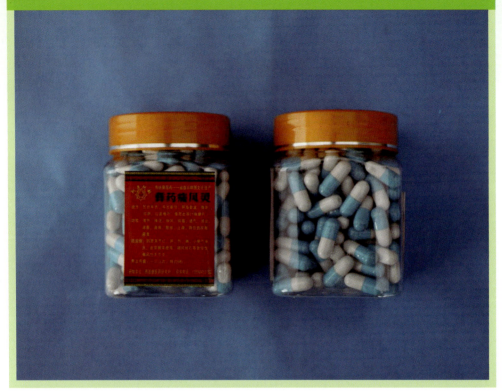

【药品名称】彝药痛风灵 Yiyao Tongfengling

【处方组成】瓦执牛古、牛古斯你、阿海拿波、倮斯你萨、拉莫格尔、俄思此等21味彝药。

【功能主治】清热,除湿,除风,排毒,通气,通血,通筋,通骨,散结,止痛,降低血尿酸浓度。用于四肢关节红、肿、热、痛,小便气味大,血尿酸浓度高,痛风结石等急慢性痛风性关节炎。

【用法用量】一日3次,每次6粒。

【生产单位】西昌彝医药研究所

本制剂仅限本医疗机构使用

彝咽茶

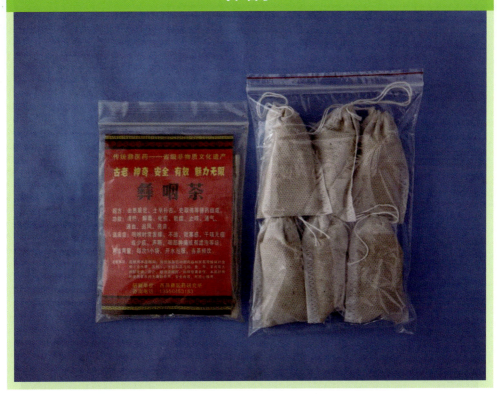

【药品名称】彝咽茶 Yiyancha

【处方组成】思居尼、士举补古、史取伟。

【功能主治】清热，解毒，化痰，散结，止咳，通气，通血，追风，亮音。用于咽喉时常发痒、不适、阻塞感，干咳无痰或少痰、声嘶、咽部肿痛或有滤泡等症。

【用法用量】每次1小袋，开水泡服，当茶频饮。

【注意事项】在服用本品期间，请勿服其他中西药品和所有带酸味的食物（含水果、饮料）、生盐制品与鸡、鱼、牛、羊肉等大油腻食物。

【生产单位】西昌彝医药研究所

本制剂仅限本医疗机构使用

六、齐苏堂彝医馆

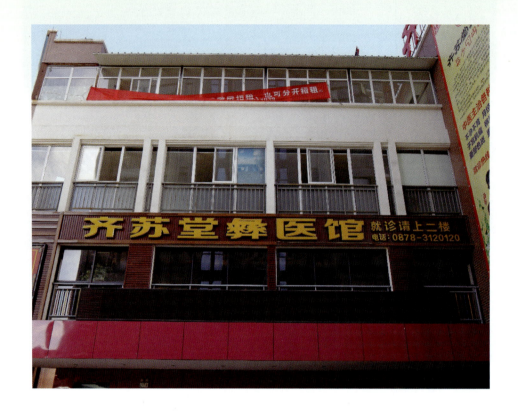

齐苏堂，名称来源于彝族著名医药典籍《齐苏书》，此书著于1536年，比李时珍《本草纲目》还早60年，是数百年来护佑彝族人民健康的医药宝典，堪称彝族的《本草纲目》。齐苏堂彝医馆创设于2016年初，由享受国务院政府特殊津贴的云南省名老中医、云南省政府联系专家、楚雄州中医院退休主任医师王敏创立，长期汇集国内知名彝族医药文化专家、云南省名中医、楚雄名中医坐诊。医馆集中（彝）医特色诊疗、彝医药养生、针灸推拿为一体，同时在临床中开展彝族医药理论研究、彝药研发、彝医药从业人员培养等。

王敏，主任医师，云南省名中医，云南省第二批省级名老中医师带徒指导老师，云南省彝医医院、楚雄州中医医院原妇科主任，享受云南省政府特殊津贴和国务院政府特殊津贴的专家，中共云南省委联系专家，云南省民族民间医药学会常务理事、副会长，云南省彝医药文化专业委员会副主任，云南省中西医结合专业委员会委员，云南省中医学会妇产科专业委员会委员，云南中医学院特聘教授、西南民族大学客座教授。王敏擅长治疗不孕不育、月经疾病、乳腺疾病、子宫肌瘤、卵巢囊肿、产后杂症、面部色斑、更年期综合征。

医馆有齐苏堂护肝茶等制剂。

开胃健脾粉

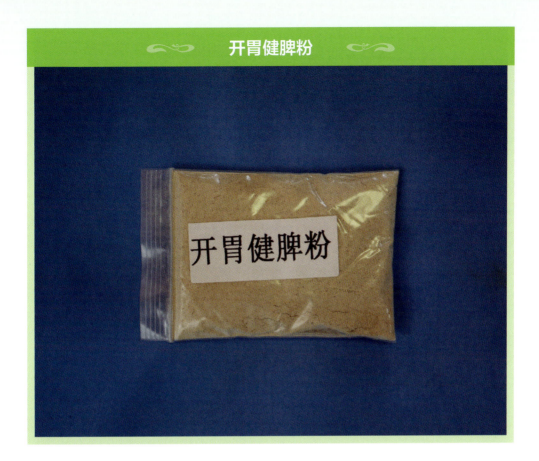

【药品名称】开胃健脾粉 Kaiwei Jianpi Fen
【处方组成】白术、姚茯苓、苏条参、法夏、石椒草等。
【功能主治】健脾和胃,行气利湿。用于纳呆不欲饮食,胃脘胀满不舒,呃逆嗳气,胃炎等。
【用法用量】温开水送服,每日3次,每次5g。
【生产单位】齐苏堂彝医馆
本制剂仅限本医疗机构使用

开音润肺散

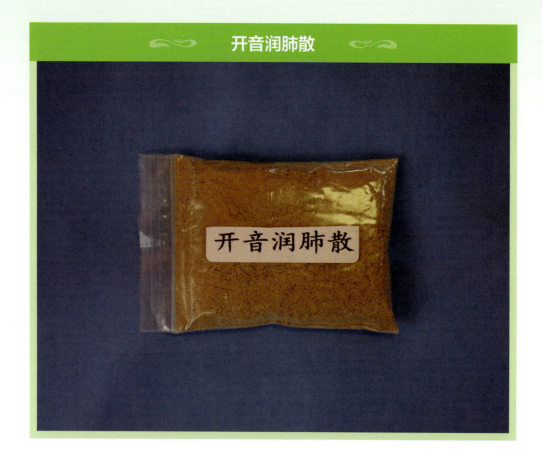

【药品名称】开音润肺散 Kaiyin Runfei San
【处方组成】狗屎、蓝花参、通大海、岩白菜等。
【功能主治】养阴润肺，清肺化痰。用于咳嗽，咽痛，咽痒，慢性咽炎等。
【用法用量】温开水送服，每日3次，每次5g。
【生产单位】齐苏堂彝医馆

本制剂仅限本医疗机构使用

止血一号粉

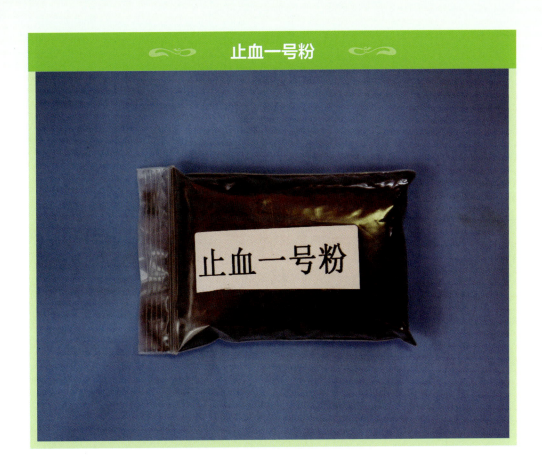

【药品名称】止血一号粉 Zhixue Yihao Fen
【处方组成】重楼、墨旱莲、白茅根、炒贯众等。
【功能主治】清热凉血止血。用于月经淋漓不尽，崩漏，青春期功血等。
【用法用量】温开水送服，每日3次，每次5g。
【生产单位】齐苏堂彝医馆
　　　　　　本制剂仅限本医疗机构使用

孕子粉

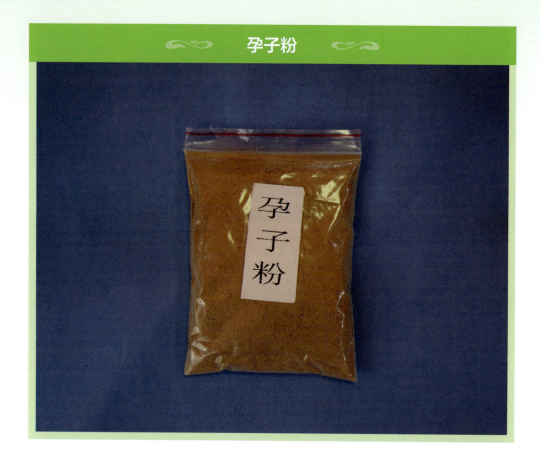

【药品名称】孕子粉 Yunzi Fen
【处方组成】鹿角胶、菟丝子、杜仲等。
【功能主治】补肾助孕。用于女性不孕。
【用法用量】温开水送服,每日3次,每次5g。
【生产单位】齐苏堂彝医馆

本制剂仅限本医疗机构使用

齐苏缘护肝茶

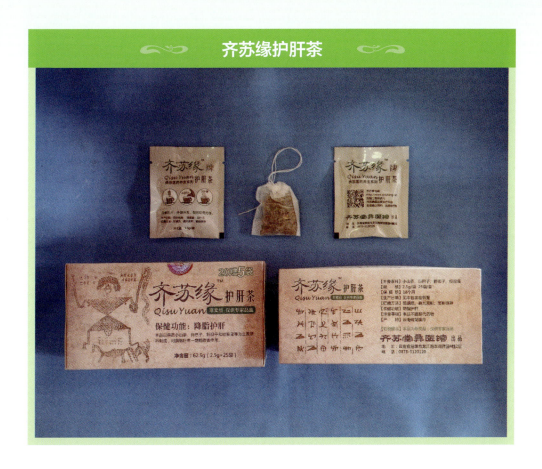

【药品名称】齐苏缘护肝茶 Qisuyuan Hugan Cha

【处方组成】小山茶、棵棵香、野坝子等。

【功能主治】疏肝健脾，行气除胀。用于单纯性肥胖，脂肪肝，血三脂偏高等。

【用法用量】每次一袋，开水冲泡。

【生产单位】齐苏堂彝医馆

本制剂仅限本医疗机构使用

安神定志散

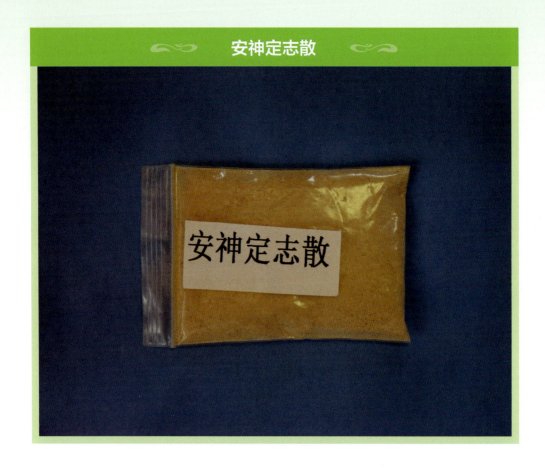

【药品名称】安神定志散 Anshen Dingzhi San
【处方组成】鸡根、青阳参、刺五加、酸枣仁等。
【功能主治】宁心安神,解郁调肝。用于不寐,神经官能症等。
【用法用量】温开水送服,每日3次,每次5g。
【生产单位】齐苏堂彝医馆
　　　　　　本制剂仅限本医疗机构使用

轻盈散

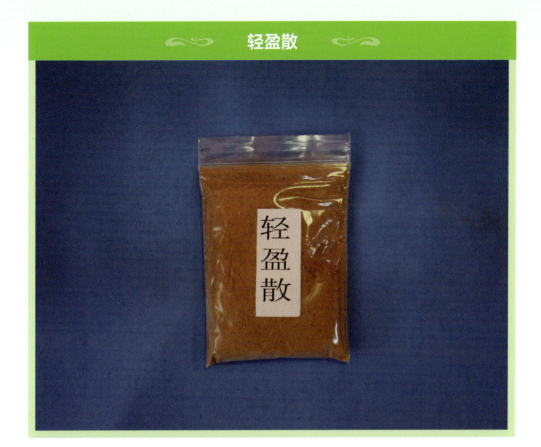

【药品名称】轻盈散 Qingying San
【处方组成】嫩荷叶、地枯萎等。
【功能主治】降脂宽肠,消食导滞。用于疲倦乏力,身重,不欲饮食,肥胖等。
【用法用量】温开水送服,每日3次,每次5g。
【生产单位】齐苏堂彝医馆
　　　　　　本制剂仅限本医疗机构使用

胃炎二号粉

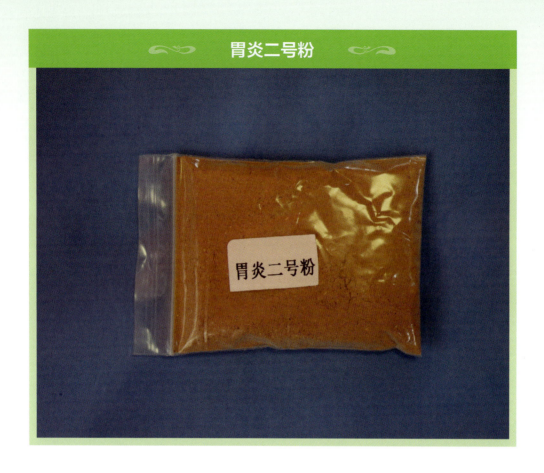

【药品名称】胃炎二号粉 Weiyan Erhao Fen
【处方组成】胃友、石椒草、重楼等。
【功能主治】舒肝健脾，和胃止痛。用于胃脘疼痛反复发作，纳差不欲饮食，浅表性胃炎，糜烂性胃炎等。
【用法用量】温开水送服，每日3次，每次5g。
【生产单位】齐苏堂彝医馆

本制剂仅限本医疗机构使用

美肤祛斑粉

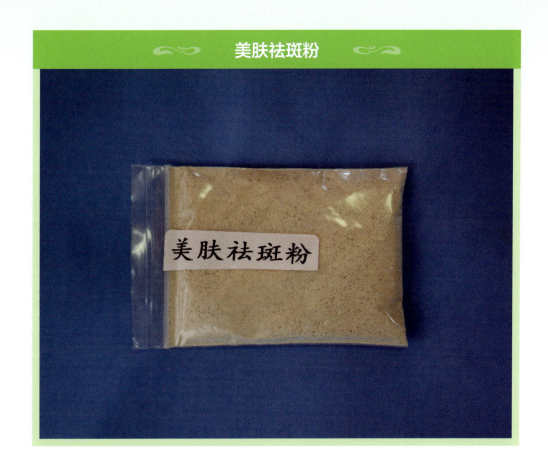

【药品名称】美肤祛斑粉 Meifu Quban Fen
【处方组成】香白芷、白蔹、蓝花参、当归等。
【功能主治】补血养血,养颜祛斑。用于黄褐斑,雀斑,蝴蝶斑等。
【用法用量】兑纯牛奶或蜂蜜敷面1小时,每日一次,每次10g,适量增减。
【生产单位】齐苏堂彝医馆
　　　　　　本制剂仅限本医疗机构使用

祛痘外敷粉

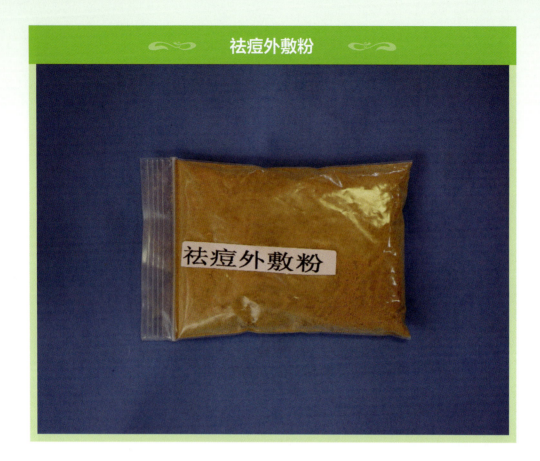

【药品名称】祛痘外敷粉 Qudou Waifu Fen
【处方组成】拔毒散、青刺尖、霜桑叶、野菊花等。
【功能主治】清热散结，利湿解毒。用于青春痘，痤疮，粉刺等。
【用法用量】兑温开水敷面1小时，每日一次，每次10g，适量增减。
【生产单位】齐苏堂彝医馆

本制剂仅限本医疗机构使用

调经一号粉

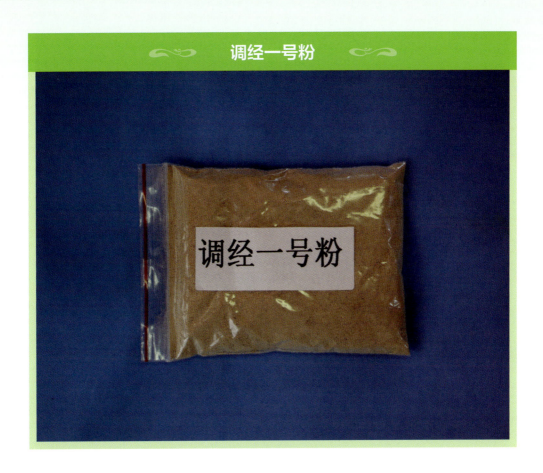

【药品名称】调经一号粉 Tiaojing Yihao Fen
【处方组成】鸡根、白术、拔毒散等。
【功能主治】清利湿热,健脾除湿。用于白带多,外阴瘙痒,杂菌感染等。
【用法用量】温开水送服,每日3次,每次5g。
【生产单位】齐苏堂彝医馆
　　　　　　本制剂仅限本医疗机构使用

疏肝散结粉

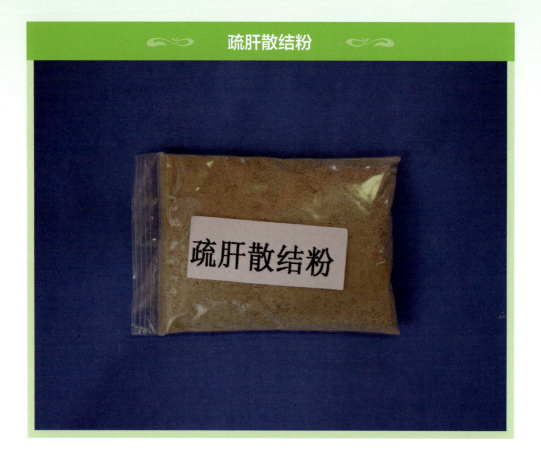

【药品名称】疏肝散结粉 Shugan Sanjie Fen
【处方组成】青皮、郁金、大贝母等。
【功能主治】疏肝理气,软坚散结。用于经期心气烦躁易怒,甲状腺结节,乳腺小叶增生等。
【用法用量】温开水送服,每日3次,每次5g。
【生产单位】齐苏堂彝医馆
　　　　　　本制剂仅限本医疗机构使用

彝药回春散

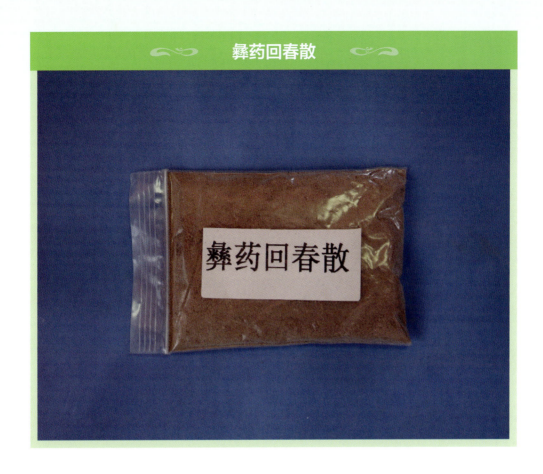

【药品名称】彝药回春散 Yiyao Huichun San
【处方组成】浮小麦、五味子、生地等。
【功能主治】滋补肝肾，敛阴止汗。用于烘热出汗，失眠多梦，更年期综合征，耳鸣等。
【用法用量】温开水送服，每日3次，每次5g。
【生产单位】齐苏堂彝医馆
　　　　　　本制剂仅限本医疗机构使用

彝药补肝养血散

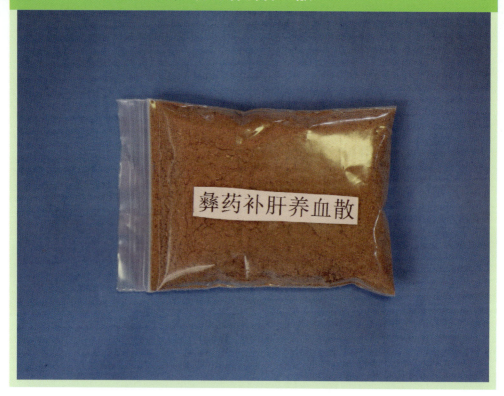

【药品名称】彝药补肝养血散 Yiyao Buganyangxue San
【处方组成】小红参、木瓜、熟地、当归等。
【功能主治】培补肝肾，养血调经。用于月经量少，不寐，乏力，四肢不温等。
【用法用量】温开水送服，每日3次，每次5g。
【生产单位】齐苏堂彝医馆

本制剂仅限本医疗机构使用

癥瘕一号粉

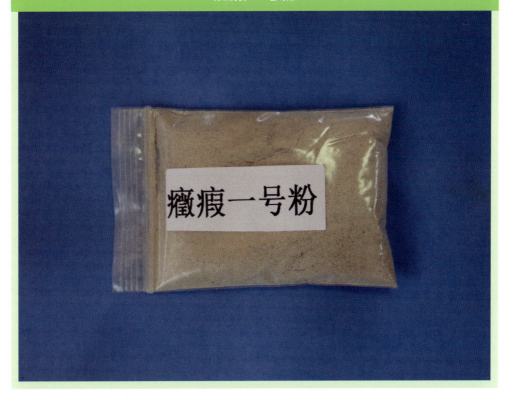

【药品名称】癥瘕一号粉 Zhengjia Yihao Fen
【处方组成】小红参、重楼、浙贝母等。
【功能主治】活血化瘀，软坚散结。用于乳腺增生，淋巴结节，子宫肌瘤，卵巢囊肿等。
【用法用量】温开水送服，每日3次，每次5g。
【生产单位】齐苏堂彝医馆
　　　　　　本制剂仅限本医疗机构使用

七、老拨云堂彝医馆

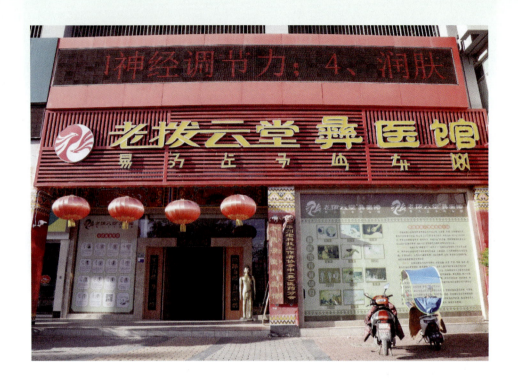

楚雄老拨云堂彝医馆是老拨云堂体系公司,以继承、发掘、发扬彝族医药、服务大众健康为使命。成立于2012年9月24日,营业面积1076.59平方米。老拨云堂彝医馆奉行"彝药养生,养重于治"的宗旨,以特色养生疗法为核心,开展疑难杂症整治以及妇女产后保养系列、痛症治疗系列服务。

诊疗部:由被称为"彝医泰斗""草药大王"的著名老彝医张之道医生及弟子、其他擅长疑难杂症诊治的中彝医生组成。开展妇科、儿科等疑难杂症及常见病、多发病诊治,主要以心血管疾病、消化道疾病、风湿、皮肤病及癌症肿痛、肾脏疾病等疾病诊治为特色;

理疗部:主要以彝族特色外疗敷贴、针刺放血、针灸、艾灸、拔罐、推拿、按摩等疗法治疗皮肤病、疼痛诸症、小儿病,且小儿推拿治疗常见病受到欢迎;

养生部:主要以彝族药浴、熏蒸、按压、穴位、经络推拿等方式配合诊疗部开展内调外疗,协助亚健康或健康养护者达到平衡健康、养生健体。现已开展采用彝族古老秘方进行产后保养系列服务,包括产道回归、乳房保养、身姿重塑及面部美容等项目。其中产道回归效果卓著,备受广大女性青睐。

医馆有温经散寒活血方、养心粉等制剂。

产后活血散寒方

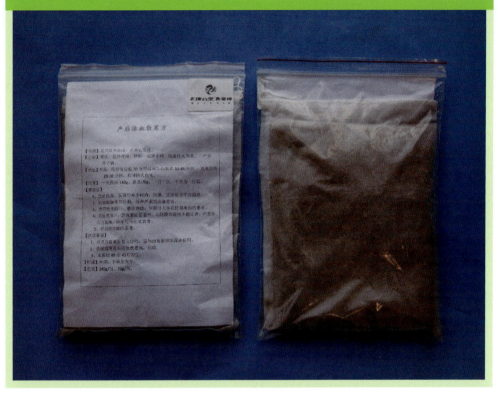

【药品名称】产后活血散寒方 Chanhou Huoxuesanhan Fang

【处方组成】威灵仙、红花、钻地风、透骨草根、叶上花等。

【功能主治】祛风散寒除湿,养血活血通络。用于寒证,肢体疼痛,肿胀,屈伸不利。风湿性关节炎、产后月子病。

【用法用量】外用,将药包浸泡30分钟后再加热煎煮30~45分钟,兑水泡浴20~30分钟。一次药浴140g,熏蒸70g;一日一次,十次为一疗程。

【禁　　忌】(1)禁止内服。饭前后半小时内,饥饿、过度疲劳不宜泡浴。(2)妇女妊娠及月经期,各种严重的出血患者。(3)有开放性创口、感染病灶,年龄过大体质特别虚弱的患者。(4)重症高血压,急性脑血管意外,心肌梗塞病情不稳定者。严重肾、心力衰竭,肝坏死等危重患者。(5)对药物过敏的患者。

【注意事项】(1)煎煮的器皿应独立使用,忌与内食服器皿混合使用。(2)药浴或熏蒸后应注意避风,保暖。(3)水温以40~45℃为宜。

【贮　　藏】密闭、防潮。

【包　　装】每包140g,每包70g。

【生产单位】老拨云堂彝医馆

本制剂仅限本医疗机构使用

产后活血散寒汤

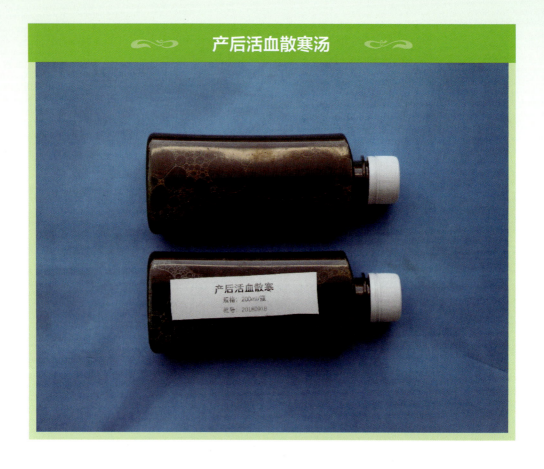

【药品名称】产后活血散寒汤 Chanhou Huoxuesanhan Tang

【处方组成】威灵仙、红花、钻地风、透骨草根、叶上花等。

【功能主治】祛风散寒除湿，养血活血通络。用于寒证，肢体疼痛，肿胀，屈伸不利。风湿性关节炎、产后月子病。

【用法用量】外用。

【禁　　忌】（1）禁止内服。饭前后半小时内，饥饿、过度疲劳不宜泡浴。（2）妇女妊娠及月经期，各种严重的出血患者。（3）有开放性创口、感染病灶，年龄过大体质特别虚弱的患者。（4）重症高血压，急性脑血管意外，心肌梗塞病情不稳定者。严重肾、心力衰竭、肝坏死等危重患者。（5）对药物过敏的患者。

【注意事项】（1）煎煮的器皿应独立使用，忌与内食服器皿混合使用。（2）药浴或熏蒸后应注意避风，保暖。（3）水温以40～45℃为宜。

【贮　　藏】密闭、防潮。

【包　　装】每包140g，每包70g。

【生产单位】老拨云堂彝医馆

本制剂仅限本医疗机构使用

产后温阳养颜方

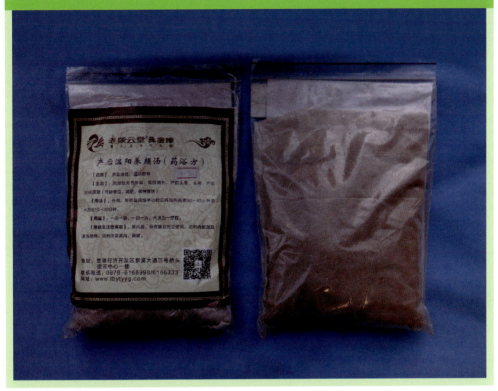

- 【药品名称】产后温阳养颜方 Chanhou Wenyangyangyan Fang
- 【处方组成】小木通、伸筋草、鸡血藤、羌活、土千年健等。
- 【功能主治】养血通络,温经散寒。用于风湿性关节疼痛,骨质增生,产后头晕、头疼,产后30天熏蒸(可除寒湿、减肥、精神爽快)。
- 【用法用量】外用,将药包浸泡30分钟后再加热煎煮30~45分钟,兑水泡浴20~30分钟。一次药浴140g,熏蒸70g;一日一次,十次为一疗程。
- 【禁　　忌】(1)禁止内服。饭前后半小时内,饥饿、过度疲劳不宜泡浴。(2)妇女妊娠及月经期,各种严重的出血患者。(3)有开放性创口、感染病灶,年龄过大体质特别虚弱的人。(4)重症高血压,急性脑血管意外,心肌梗塞病情不稳定者。严重肾、心力衰竭、肝坏死等危重病人。(5)对药物过敏的患者。
- 【注意事项】(1)煎煮的器皿应独立使用,忌与内食服器皿混合使用。(2)药浴或熏蒸后应注意避风,保暖。(3)水温以40~45℃为宜。
- 【贮　　藏】密闭、防潮。
- 【包　　装】每包140g,每包70g。
- 【生产单位】老拨云堂彝医馆

  本制剂仅限本医疗机构使用

产后温阳养颜方（合剂）

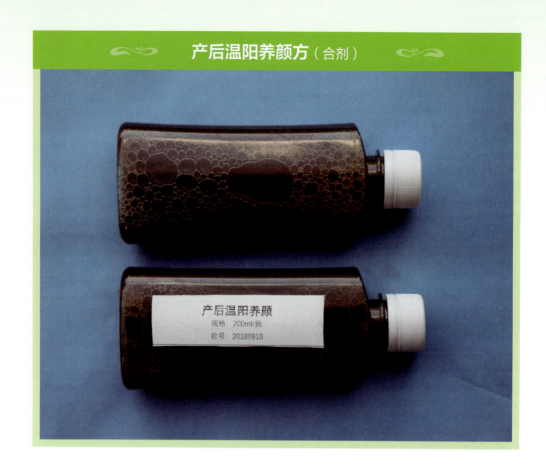

【药品名称】产后温阳养颜方（合剂） Chanhou Wenyangyangyan Fang（Heji）

【处方组成】小木通、伸筋草、鸡血藤、羌活、土千年健等。

【功能主治】养血通络，温经散寒。用于风湿性关节疼痛，骨质增生；产后头晕、头疼，产后30天熏蒸（可除寒湿、减肥、精神爽快）。

【用法用量】外用。

【禁　　忌】（1）禁止内服。饭前后半小时内，饥饿、过度疲劳不宜泡浴。（2）妇女妊娠及月经期，各种严重的出血患者。（3）有开放性创口、感染病灶，年龄过大体质特别虚弱的人。（4）重症高血压，急性脑血管意外，心肌梗塞病情不稳定者。严重肾、心力衰竭、肝坏死等危重病人。（5）对药物过敏的患者。

【注意事项】（1）煎煮的器皿应独立使用，忌与内食服器皿混合使用。（2）药浴或熏蒸后应注意避风，保暖。（3）水温以40～45℃为宜。

【贮　　藏】密闭、防潮。

【包　　装】每包140g，每包70g。

【生产单位】老拨云堂彝医馆

本制剂仅限本医疗机构使用

产道回归内服方

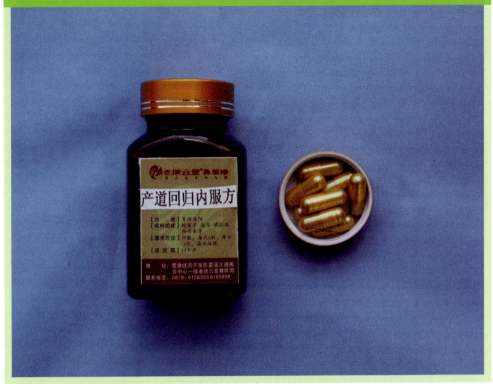

- 【药品名称】产道回归内服方 Chandao Huiguineifu Fang
- 【处方组成】巴戟、黑故子等。
- 【功能主治】温肾助阳,强筋壮骨,祛风除湿,杀虫止痒,提高性激素水平。用于治疗阴寒体质,肾阳虚者,精血不足,性功能减退,阳痿早泄,阴囊湿痒,女子带下阴痒,子宫寒冷不孕,风湿痹痛,腰膝酸软。
- 【规　　格】60粒/瓶。
- 【用法用量】口服。一日3次,每次3~4粒。
- 【禁　　忌】(1)火旺泻精,阴虚水乏,小便不利,大便燥秘,口舌干燥者禁用。(2)性欲亢进者。(3)对药物过敏的患者。
- 【贮　　藏】密闭、干燥处保存。
- 【生产单位】老拨云堂彝医馆

　　　　　　本制剂仅限本医疗机构使用

妇科外用方

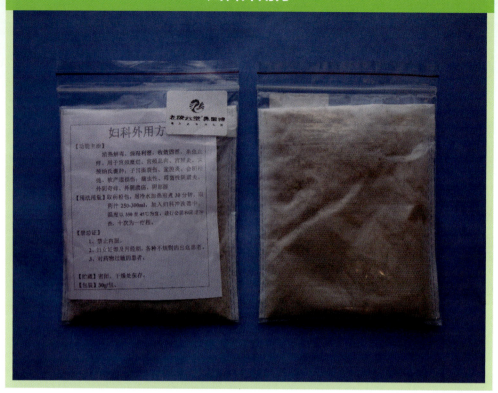

【药品名称】妇科外用方 Fuke Waiyong Fang

【处方组成】秦皮、白蔹、苦参等。

【功能主治】清热解毒,燥湿利湿,收敛固涩,杀虫止痒。用于宫颈糜烂,宫颈息肉,宫颈炎,宫颈纳氏囊肿,子宫撕裂伤,盆腔炎,会阴松弛,软产道损伤,滴虫性、霉菌性阴道炎,外阴奇痒,外阴溃疡,阴部湿。

【用法用量】取药粉包,用冷水加热煎煮30分钟,取药汁250~300mL,加入妇科冲洗器中,温度以35~45℃为宜,进行会阴和阴道冲洗,十次为一疗程。

【禁　　忌】（1）禁止内服。（2）妇女妊娠及月经期,各种不规则的出血患者。（3）对药物过敏的患者。

【贮　　藏】密闭、干燥处保存。

【包　　装】每包30g。

【生产单位】老拨云堂彝医馆

本制剂仅限本医疗机构使用

妇科冲洗方

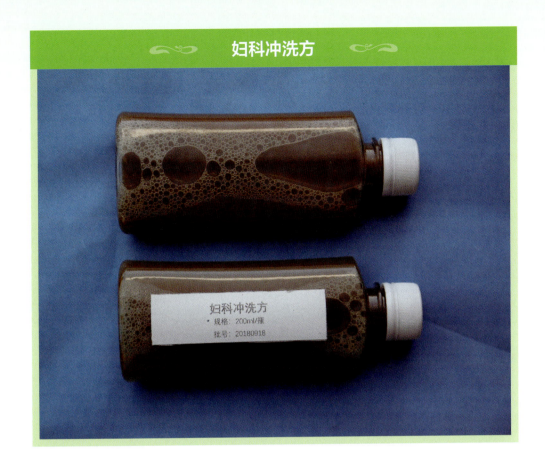

【药品名称】妇科冲洗方 Fuke Chongxi Fang

【处方组成】秦皮、白蔹、苦参等。

【功能主治】清热解毒,燥湿利湿,收敛固涩,杀虫止痒。用于宫颈糜烂,宫颈息肉,宫颈炎,宫颈纳氏囊肿;子宫撕裂伤,盆腔炎,会阴松弛,软产道损伤;滴虫性、霉菌性阴道炎,外阴奇痒,外阴溃疡,阴部湿。

【用法用量】外用。

【禁　　忌】(1)禁止内服。(2)妇女妊娠及月经期,各种不规则的出血患者。(3)对药物过敏的患者。

【贮　　藏】密闭、干燥处保存。

【生产单位】老拨云堂彝医馆

本制剂仅限本医疗机构使用

盆腔炎症方

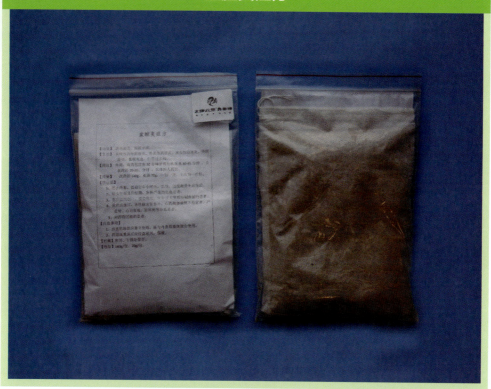

【药品名称】盆腔炎症方 Penqiangyanzheng Fang

【处方组成】黄柏、蛇床子、龙胆草、地肤子、防风等。

【功能主治】清热解毒，燥湿止痒。用于单纯性外阴瘙痒，霉菌性阴道炎，滴虫性阴道炎，外阴湿疹，黏膜充血，白带过多病。

【用法用量】外用，将药包浸泡30分钟后再加热煎煮30～45分钟，兑水泡浴20～30分钟。一次药浴140g，熏蒸70g；一日一次，十次为一疗程。

【禁　　忌】（1）禁止内服。饭前后半小时内，饥饿、过度疲劳不宜泡浴。（2）妇女妊娠及月经期，各种严重的出血患者。（3）有开放性创口、感染病灶，年龄过大体质特别虚弱的患者。（4）重症高血压，急性脑血管意外，心肌梗塞病情不稳定者。严重肾、心力衰竭、肝坏死等危重患者。（5）对药物过敏的患者。

【注意事项】（1）煎煮的器皿应独立使用，忌与内食服器皿混合使用。（2）药浴或熏蒸后应注意避风，保暖。

【贮　　藏】密闭、防潮。

【包　　装】每包140g，每包70g。

【生产单位】老拨云堂彝医馆

本制剂仅限本医疗机构使用

养心粉

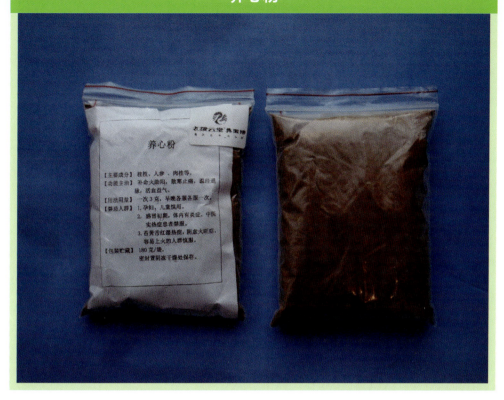

【药品名称】养心粉 Yangxin Fen

【处方组成】桂枝、人参、肉桂等。

【功能主治】补火助阳,散寒止痛,温经通脉,活血行气,增加心脏供血。改善及预防冠心病和心肌梗塞,特别适合中老年人群,用于心脏保养。

【用法用量】午饭及晚饭后30分钟用温开水冲服,一日两次,每次3克。20天为一个疗程。

【禁　　忌】(1)孕妇、儿童慎用。(2)感冒初期,体内有炎症,中医实热症患者禁服。(3)苔黄舌红湿热症,阴虚火旺症,容易上火的人群慎服。

【贮　　藏】密封置阴凉干燥处保存。

【包　　装】120克/袋。

【生产单位】老拨云堂彝医馆

本制剂仅限本医疗机构使用

养颜美白面膜粉

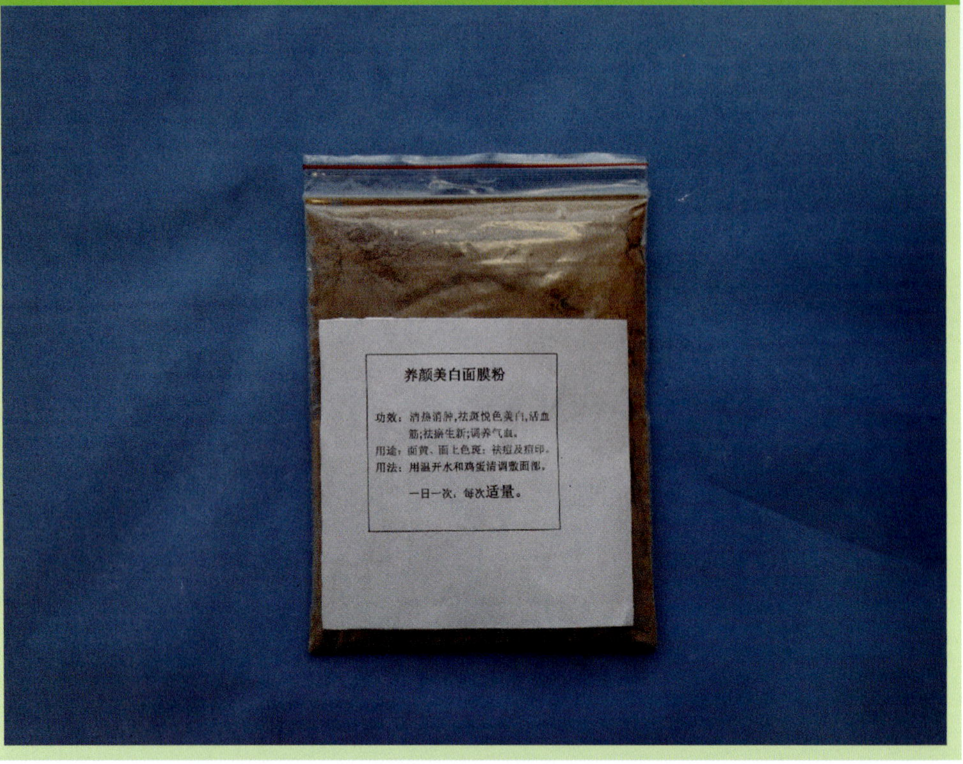

【药品名称】养颜美白面膜粉 Yangyanmeibai Mianmo Fen

【处方组成】白芷、白蔹等。

【功能主治】清热消肿,祛斑,悦色美白,舒筋活血,调养气血,祛瘀生新。用于面黄,面上色斑,祛痘及痘印。

【用法用量】取药粉10~15g,用温开水、蛋清和适量蜂蜜,调成糊状敷于面部,停留20~30分钟即可清洗面部。十次为一疗程。

【禁　　忌】(1)禁止内服。(2)面部皮肤角质层薄弱者慎用。(3)面部皮肤有炎症和药物过敏的患者禁用。

【贮　　藏】密闭、干燥处保存。

【包　　装】每包150g。

【生产单位】老拨云堂彝医馆

本制剂仅限本医疗机构使用

祛风散寒通络止痛汤

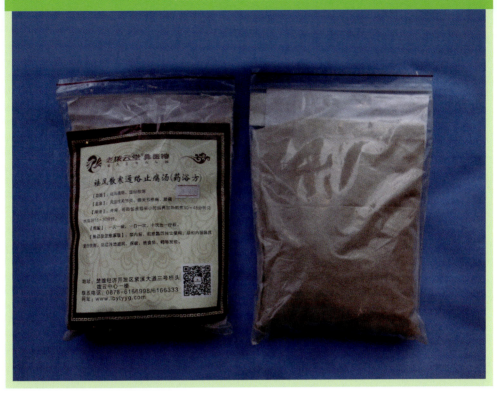

【药品名称】祛风散寒通络止痛汤 Qufengsanhan Tongluozhitong Tang

【处方组成】透骨草、海风藤、黑骨头、桂枝、春风藤等。

【功能主治】祛风通络，温经散寒。用于风湿性关节炎，膝关节疼痛，腰痛。

【用法用量】外用，将药包浸泡30分钟后再加热煎煮30～45分钟，兑水泡浴20～30分钟。一次药浴140g，熏蒸70g；一日一次，十次为一疗程。

【禁　　忌】（1）禁止内服。饭前后半小时内，饥饿、过度疲劳不宜泡浴。（2）妇女妊娠及月经期，各种严重的出血患者。（3）有开放性创口、感染病灶，年龄过大体质特别虚弱的人。（4）重症高血压，急性脑血管意外，心肌梗塞病情不稳定者。严重肾、心力衰竭、肝坏死等危重病人。（5）对药物过敏的患者。

【注意事项】（1）煎煮的器皿应独立使用，忌与内食服器皿混合使用。（2）药浴或熏蒸后应注意避风，保暖。（3）水温以40～45℃为宜。

【贮　　藏】密闭、防潮。

【包　　装】每包140g，每包70g。

【生产单位】老拨云堂彝医馆

本制剂仅限本医疗机构使用

除风止痒抗过敏汤

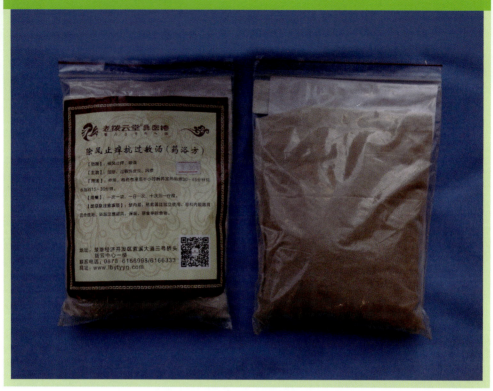

【药品名称】除风止痒抗过敏汤 Chufengzhiyang Kangguomin Tang
【处方组成】石椒草、九里光、生姜、地肤子等。
【功能主治】祛风止痒，除湿。用于湿疹，过敏性皮炎，风疹。
【用法用量】外用，将药包浸泡30分钟后再加热煎煮30~45分钟，兑水泡浴20~30分钟。
【禁　　忌】（1）禁止内服。饭前后半小时内，饥饿、过度疲劳不宜泡浴。（2）妇女妊娠及月经期，各种严重的出血患者。（3）有开放性创口、感染病灶，年龄过大体质特别虚弱的患者。（4）重症高血压，急性脑血管意外，心肌梗塞病情不稳定者。严重肾、心力衰竭、肝坏死等危重患者。（5）对药物过敏的患者。
【注意事项】（1）煎煮的器皿应独立使用，忌与内食服器皿混合使用。（2）药浴或熏蒸后应注意避风，保暖。（3）水温以40~45℃为宜。
【贮　　藏】密闭、防潮。
【包　　装】每包140g，每包70g。
【生产单位】老拨云堂彝医馆

本制剂仅限本医疗机构使用

通络降脂粉

【药品名称】通络降脂粉 Tongluo Jiangzhi Fen

【处方组成】三七、山楂、万丈深等。

【功能主治】行气散瘀，活血通络，促进代谢。

【用法用量】一次3克，早晚各服一次。

【禁　　忌】（1）孕妇、儿童慎服。（2）脾胃虚寒、虚弱而五积滞者或胃酸分泌过多者均慎用。

【贮　　藏】密封，置阴凉干燥处保存。

【包　　装】180克/袋。

【生产单位】老拨云堂彝医馆

本制剂仅限本医疗机构使用

温经散寒活血方

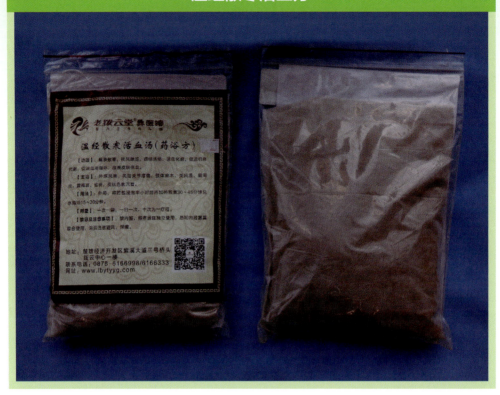

【药品名称】温经散寒活血方 Wenjing Sanhan Huoxue Fang

【处方组成】透骨草根、川芎、桂枝、海风藤、桑枝等。

【功能主治】解表散寒，祛风除湿，通经活络，活血化瘀，促进机体代谢，促进血液循环，改善皮肤供血。用于外感风寒，风湿关节疼痛，肢体麻木，类风湿，肩周炎，黄褐斑，雀斑，皮肤色素沉着。

【用法用量】外用，将药包浸泡30分钟后再加热煎煮30～45分钟，兑水泡浴20～30分钟。一次药浴140g，熏蒸70g；一日一次，十次为一疗程。

【禁　　忌】（1）禁止内服。饭前后半小时内，饥饿、过度疲劳不宜泡浴。（2）妇女妊娠及月经期，各种严重的出血患者。（3）有开放性创口、感染病灶，年龄过大体质特别虚弱的患者。（4）重症高血压，急性脑血管意外，心肌梗塞病情不稳定者。严重肾、心力衰竭、肝坏死等危重患者。（5）对药物过敏的患者。

【注意事项】（1）煎煮的器皿应独立使用，忌与内食服器皿混合使用。（2）药浴或熏蒸后应注意避风，保暖。（3）水温以40～45℃为宜。

【贮　　藏】密闭、防潮。

【包　　装】每包140g，每包70g。

【生产单位】老拨云堂彝医馆

本制剂仅限本医疗机构使用

温经散寒活血方（合剂）

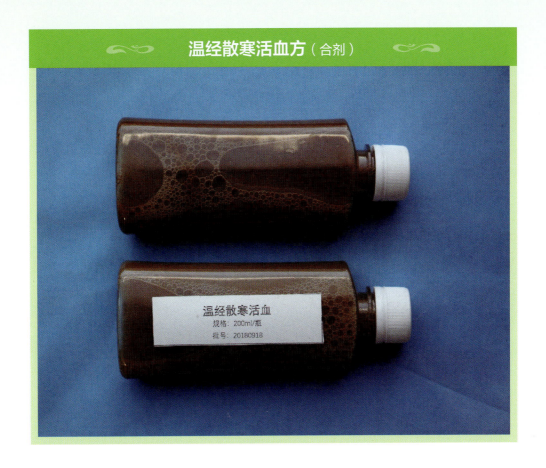

【药品名称】温经散寒活血方（合剂）Wenjing Sanhan Huoxue Fang（Heji）

【处方组成】透骨草根、川芎、桂枝、海风藤、桑枝等。

【功能主治】解表散寒，祛风除湿，通经活络，活血化瘀，促进机体代谢，促进血液循环，改善皮肤供血。用于外感风寒，风湿关节疼痛，肢体麻木，类风湿，肩周炎，黄褐斑，雀斑，皮肤色素沉着。

【用法用量】外用。

【禁　　忌】（1）禁止内服。饭前后半小时内，饥饿、过度疲劳不宜泡浴。（2）妇女妊娠及月经期，各种严重的出血患者。（3）有开放性创口、感染病灶，年龄过大体质特别虚弱的患者。（4）重症高血压，急性脑血管意外，心肌梗塞病情不稳定者。严重肾、心力衰竭、肝坏死等危重患者。（5）对药物过敏的患者。

【注意事项】（1）煎煮的器皿应独立使用，忌与内食服器皿混合使用。（2）药浴或熏蒸后应注意避风，保暖。（3）水温以40~45℃为宜。

【贮　　藏】密闭、防潮。

【包　　装】每包140g，每包70g。

【生产单位】老拨云堂彝医馆

本制剂仅限本医疗机构使用

彝人天地人三贴（天贴）

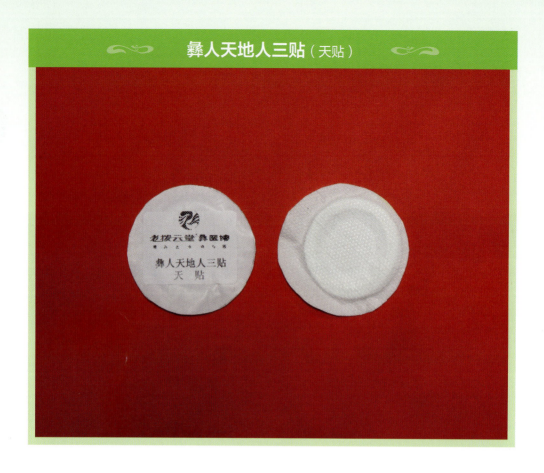

【药品名称】彝人天地人三贴（天贴） Yiren Tiandiren Santie（Tiantie）
【处方组成】松香、附片等。
【功能主治】开窍除瘀。用于治疗头痛头晕等症。
【用法用量】清洁患处，确认包装无破损后，打开包装，取出敷贴，将贴剂微加热后贴于患病穴位。贴于太阳穴。
【禁　　忌】(1) 孕妇及胃弱者慎用。(2) 阴虚阳亢者忌用。(3) 血虚者、内热实火者禁用。
【贮　　藏】密闭、置阴凉干燥处保存。
【包　　装】3贴/包。
【生产单位】老拨云堂彝医馆

本制剂仅限本医疗机构使用

彝人天地人三贴（地贴）

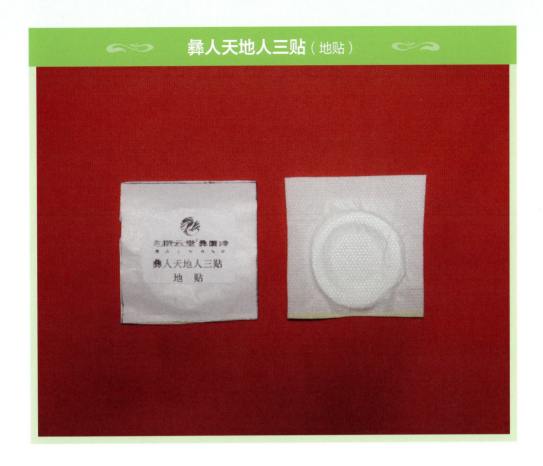

【药品名称】彝人天地人三贴（地贴） Yiren Tiandiren Santie（Ditie）
【处方组成】松香、附片等。
【功能主治】打通浊路，畅通人体血气。用于性冷淡，下焦湿热。
【用法用量】清洁患处，确认包装无破损后，打开包装，取出敷贴，将贴剂微加热后贴于患病穴位。贴于会阴穴。
【禁　　忌】（1）孕妇及胃弱者慎用。（2）阴虚阳亢者忌用。（3）血虚者、内热实火者禁用。
【贮　　藏】密闭、置阴凉干燥处保存。
【包　　装】3贴/包。
【生产单位】老拨云堂彝医馆
本制剂仅限本医疗机构使用

彝人天地人三贴（人贴）

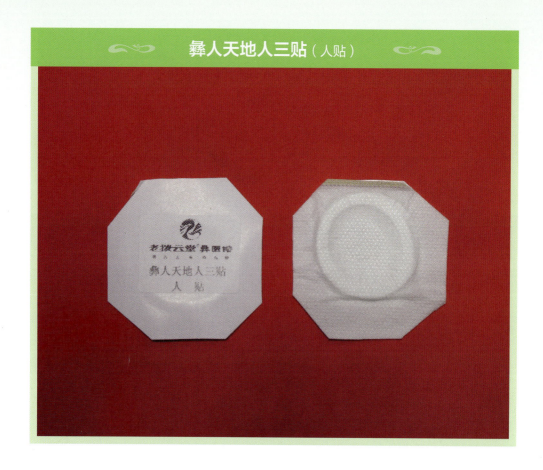

【药品名称】彝人天地人三贴（人贴） Yiren Tiandiren Santie（Rentie）

【处方组成】松香、附片等。

【功能主治】生清除浊。用于恶心欲吐，脾胃不和。

【用法用量】清洁患处，确认包装无破损后，打开包装，取出敷贴，将贴剂微加热后贴于患病穴位。贴于神阙穴。

【禁　　忌】（1）孕妇及胃弱者慎用。（2）阴虚阳亢者忌用。（3）血虚者、内热实火者禁用。

【贮　　藏】密闭、置阴凉干燥处保存。

【包　　装】3贴/包。

【生产单位】老拨云堂彝医馆

本制剂仅限本医疗机构使用

彝人回春丸（回春丸）

【药品名称】彝人回春丸（回春丸）Yiren Huichun Wan

【处方组成】淫羊藿、巴戟等。

【功能主治】补肾阳，益精血，延缓衰老。用于改善肝肾亏虚，精血不足，腰膝酸软，阳痿滑精。

【用法用量】口服；一次1丸，一日3次。

【注意事项】本品助阳、滑肠，故阳虚火旺、便溏泻、热结便秘者不宜服用。

【贮　　藏】密封、置于阴凉通风干燥处。

【包　　装】每丸9g，每瓶18丸。

【生产单位】老拨云堂彝医馆

本制剂仅限本医疗机构使用